失眠饮食
宜忌全书

温玉波 于雅婷 主编

U0393274

江苏凤凰科学技术出版社

图书在版编目（CIP）数据

失眠饮食宜忌全书 / 温玉波, 于雅婷主编. -- 南京: 江苏凤凰科学技术出版社, 2017.5

（含章. 掌中宝系列）

ISBN 978-7-5537-5847-3

Ⅰ. ①失… Ⅱ. ①温… ②于… Ⅲ. ①失眠 - 食物疗法 Ⅳ. ①R247.1

中国版本图书馆CIP数据核字(2016)第000272号

失眠饮食宜忌全书

主　　　编	温玉波　　于雅婷	
责 任 编 辑	樊　明　　葛　昀	
责 任 监 制	曹叶平　　方　晨	

出 版 发 行	凤凰出版传媒股份有限公司
	江苏凤凰科学技术出版社
出版社地址	南京市湖南路 1 号 A 楼，邮编：210009
出版社网址	http://www.pspress.cn
经　　　销	凤凰出版传媒股份有限公司
印　　　刷	北京旭丰源印刷技术有限公司

开　　　本	880mm×1 230mm　1/32
印　　　张	14
字　　　数	380 000
版　　　次	2017年5月第1版
印　　　次	2017年5月第1次印刷

标 准 书 号	ISBN 978-7-5537-5847-3
定　　　价	39.80元

图书如有印装质量问题，可随时向我社出版科调换。

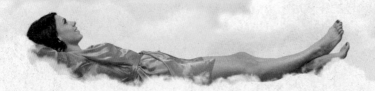

　　人的一生大约有 1/3 的时间是在睡眠中度过的，当人们处于睡眠状态时，大脑和身体可以得到充分的休息、恢复和调整。良好的睡眠是身心健康的重要保障，这是其他任何一种休息方式都不能代替的。从某种意义上讲，睡眠比食物的"功效"更强大、更珍贵。

　　在今天，睡眠的确切定义随着时代的变迁而有着不同的内涵。睡眠好比健康银行，可以常存取，却不能透支。生活中很多人都有过失眠的经历，也曾经或多或少地被失眠的问题困扰过，人们的平均入睡时间相比 30 年前延后了 1 小时左右。据世界卫生组织调查显示，全球约有 29% 的人存在各种睡眠问题，中国居民睡眠障碍的患病率高达 42.7%。好睡眠俨然成为现代都市生活的奢侈品。所以，对于睡眠障碍我们应引起足够的重视。

　　失眠是睡眠障碍的一种表现形式，在中医上来讲称为"不寐"，是指睡眠时间不足或质量差。其表现为夜晚难于入眠，白天精神不振，工作和学习效率低。偶然失眠不能算作疾病，习惯性失眠就是病态了。失眠对人体的伤害主要是精神上的，从短期来看，直接影响的是第二天的工作与学习，表现为精神萎靡、疲惫无力、情绪不稳、注意力不集中。长期失眠还会使人脾气暴躁、攻击性强，易引发焦虑症，出现情感脆弱、自我封闭、焦虑、抑郁等精神症状。失

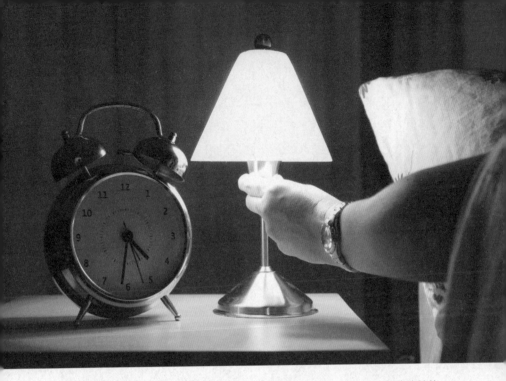

眠与躯体疾病关系密切，睡眠不足会使人体免疫力下降，抗病和康复疾病的能力低下，容易感冒、加重其他疾病或诱发原有疾病的发作，如心、脑血管疾病，高血压病，糖尿病，胃肠道疾病等身心疾病。

为了更好地关注失眠群体，本书以失眠患者的调养为核心，分为6个章节，从失眠的养生保健知识入手，将失眠的一些常识问题结合中医对失眠的认识与治疗、失眠的生活调养、饮食原则进行了介绍，帮助读者扫清知识障碍。其次，以日常生活中常见的食物为基础，收集整理出80种能防治失眠的佳品，并对每一种食物的食疗作用、搭配宜忌、助眠吃法等进行了详解，让读者吃对食物。同时，书中还整理出31道美味的蔬果汁，让失眠患者还能有更多种的选择。有相宜就有相忌，书中还收罗了62种失眠患者慎吃食物，帮助读者规避饮食误区。对于失眠，书中还介绍了中医保健的知识，对能治疗失眠的中药材和中成药都给出相应的建议，希望对失眠患者有所帮助。本书最后，还介绍了针对失眠的传统疗法，如按摩疗法、针灸疗法、点穴疗法、拔罐疗法、刮痧疗法，扩充书籍内容的同时让读者能有所启发。

编者衷心希望本书能对失眠病患者提供一定的帮助。同时，在编撰的过程中，难免出现纰漏，欢迎广大读者提出宝贵的意见，也祝愿失眠患者能早日康复，拥有健康的睡眠。

PART 1 | 失眠的养生保健知识，你知道吗

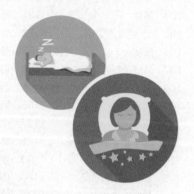

PART 2 | 80种防治失眠的食物，你吃对了吗

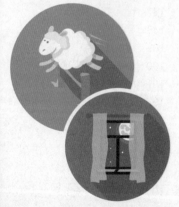

PART 3　31道辅助治疗失眠的蔬果汁

PART 4　62种失眠患者慎吃的食物，你吃错了吗

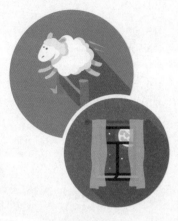

PART 5 失眠常用的31种中药材和20种中成药

PART 6　治疗失眠的传统方法

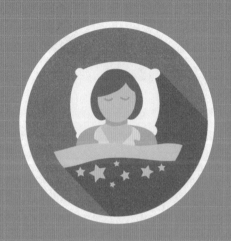

PART 1
失眠的养生保健知识，
你知道吗

　　本章从基础出发，逐一给大家介绍和失眠相关的常识，如失眠的概念、失眠的具体危害、易患失眠的主要人群、易导致失眠的睡眠习惯、预防失眠的方法等。同时，本章还从中医的角度对失眠的认识与治疗、失眠的生活调养要点、失眠的饮食调理原则等内容进行了介绍，帮助读者扫清知识障碍，了解失眠时应如何调养。

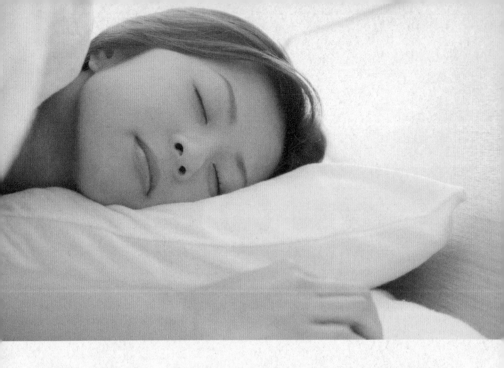

关于睡眠，你了解多少

　　睡眠是人类的正常生理需要，良好而健康的睡眠能够起到消除疲劳、缓解压力、预防疾病和保障健康的作用，但人们对睡眠的重要性普遍缺乏认识。

人睡眠的两种状态

　　人的正常睡眠状态分为两种：一是非快速眼动期，特点是脑电波呈睡眠表现，肌肉活动较清醒时减弱，不伴剧烈的眼球运动。该时期又可分为四个阶段，即Ⅰ、Ⅱ、Ⅲ、Ⅳ期非快动眼睡眠。其中Ⅲ、Ⅳ阶段又合称为慢波睡眠，因为睡眠程度很深，所以又叫深度睡眠，是十分有意义的睡眠阶段。二是较为特殊的快动眼睡眠，即 REM 睡眠期，虽然它仍属于睡眠阶段，但与非快动眼睡眠的差别不亚于睡眠与觉醒的差别。

　　人在上床以后具体的睡眠过程如下：上床以后，首先经历的是身体松弛但头脑还清醒的入睡前阶段，此时脑电活动的特征是有规律地释放 8～13 赫兹的波。其后进入 NREM 睡眠第一期。睡眠正常的人，第一期睡眠持续 0.5～7 分钟，便进入 NREM 睡眠的第二期。大多数年轻成人在入睡后 30～45 分钟进入 NREM 睡眠第三期及第四期。根据年龄的不同，睡眠持续的时间从几分钟到一小时不等，然后变浅，回到第二期睡眠。在开始入睡后 70～90 分钟，出现一夜中的第一个 REM 阶段，通常只持续 5 分钟左右。这第一个 REM 睡眠阶段的生理表现（眼球快速运动）及心理表现（做梦）的强烈程度都是一夜间各个 REM 阶段中最弱的一次。

第一个 REM 睡眠之后就进入 NREM 睡眠的第二期，意味着第二个睡眠周期的开始。第二个周期中的睡眠时间一般要比第一周期的时间短些。然后，在入睡后 3 个小时左右，便进入当晚的第二个 REM 睡眠阶段，持续约 10 分钟。从第二个 REM 睡眠起到早晨醒来为止，成人的 NREM 睡眠第二期与 REM 睡眠大约每隔 90 分钟交替一次，儿童的交替周期要短些，只有 60 分钟左右。第四期 NREM 睡眠主要发生在前半夜，后

半夜第三期及第四期睡眠时间越来越减少，到后来只有第三期睡眠而没有第四期深度睡眠。从 REM 睡眠来看，第一次 REM 睡眠阶段以后，两次 REM 阶段之间的时间间隔逐渐缩短，而每次 REM 睡眠持续时间却逐渐延长，REM 睡眠的生理及心理表现也越来越明显。一夜之内总共出现 4～6 次 REM 睡眠，一次平均约持续 15 分钟，有时可长达一小时。

总的来说，睡眠有个过程：①睡眠时先进入非快动眼睡眠期；②快动眼睡眠期与非快动眼睡眠期大约 90 分钟变换一次；③前半夜主要为非快动眼睡眠，后半夜快动眼睡眠出现得较多；④入睡后觉醒时间不应该超过总睡眠时间的 5%；⑤Ⅰ期非快动眼睡眠一般占

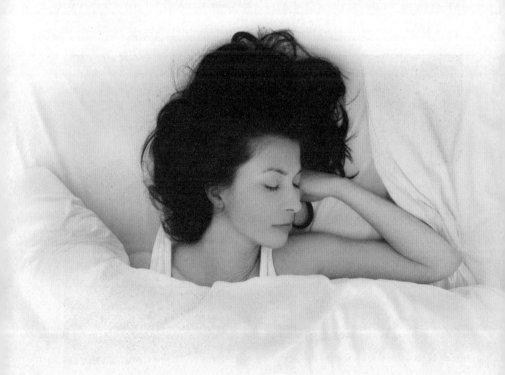

2% ~ 5%；⑥Ⅱ期非快动眼睡眠一般占45% ~ 55%；⑦Ⅲ期非快动眼睡眠一般占3% ~ 8%；⑧Ⅳ期非快动眼睡眠一般占10% ~ 15%；⑨非快动眼睡眠占整个睡眠期的60% ~ 80%；⑩快动眼睡眠占睡眠期的20% ~ 40%，每夜出现4 ~ 6次。

不同年龄段的人睡眠时间不同

人一天必须要睡足8小时？美国抗癌协会的调查表明，每晚平均睡7 ~ 8小时的人，寿命最长；每晚平均睡4小时以下的人，有80%是短寿者。但北京朝阳医院睡眠呼吸疾病诊疗中心主任郭兮恒同时指出，不同年龄段的最佳睡眠时间是不同的，应按照自己的年龄科学睡眠。

60岁以上老年人每天睡5.5 ~ 7小时。老人应在每晚12点前睡觉，晚上睡觉的时间有7小时，甚至5.5小时就够了。阿尔茨海默病协会公布的数据显示，每晚睡眠限制在7小时以内的老人，大脑衰老可推迟2年。而长期睡眠超过7小时或睡眠不足都会导致注意力变差，甚至患上阿尔茨海默病，增加早亡风险。

建议：老人最常见的睡眠问题是多梦和失眠。多梦是由于老人脑功能退化。失眠多因体内褪黑素分泌减少所致，褪黑素是体内决定睡眠质量的重要因素之一。建议晚间睡眠质量不好的老人，最好养成午休习惯，时间不要超过1小时。否则，大脑中枢神经会加深抑制，促使脑中血流量相对减少，体内代谢减慢，易导致醒来后周身不舒服，甚至更困倦。

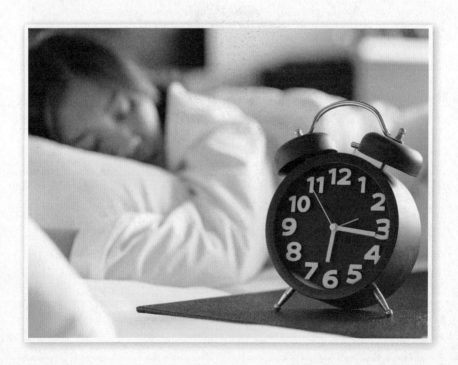

30 ~ 60 岁成年人每天睡 7 小时左右。 成年男子需要 6 小时睡眠时间，妇女需要 7.5 小时左右，并应保证晚上 10 点到早晨 5 点的优质睡眠时间，因为人在此时易达到深度睡眠状态，有助于缓解疲劳。芬兰一项针对 2.1 万名成年人进行的 22 年跟踪研究发现，睡眠不到 7 小时的男性，比睡 7 ~ 8 小时的男性死亡率高出 26%，女性高出 21%；睡眠超过 8 小时的男性，比睡 7 ~ 8 小时的男性死亡率高出 24%，女性高出 17%。

建议： 这个年龄段的人若缺乏睡眠，多与脑力减退，或压力导致的暴饮暴食等不良习惯有关，除尽可能缓解压力外，可以在就寝环境上下点功夫，如减小噪声、通风换气、适当遮光等，并选择 10 ~ 15 厘米高、软硬适中的枕头。

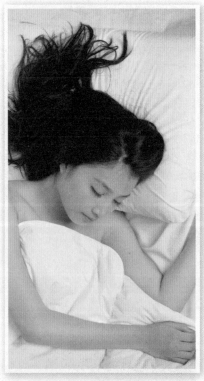

13 ~ 29 岁青年人每天睡 8 小时左右。 这个年龄段的青少年通常需要每天睡 8 小时，且要遵循早睡早起的原则，保证夜里 3 点左右进入深度睡眠。平常应保证最晚 24 点上床睡觉、早 6 点起床，周末也尽量不睡懒觉。因为睡觉时间过长，会打乱人体生物钟，导致精神不振，影响记忆力，并且会错过早餐，造成饮食紊乱等。

建议： 年轻人多习惯熬夜，这会直接影响到他们第二天的精神状态，且易使皮肤受损，出现暗疮、粉刺、黄褐斑等问题。因此，年轻人最重要的是规范自己的生活，入睡前 1 小时不要吃东西，中午小睡半小时，对身体更有益。

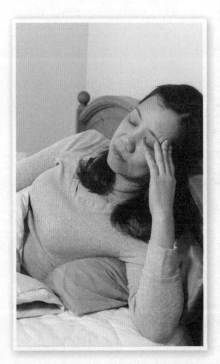

4～12岁儿童每天睡10～12小时。 4～10岁的儿童每天睡12个小时是必要的，每晚8点左右上床，中午尽可能小睡一会儿。年龄再大一些的儿童睡10小时，甚至8小时就足够了。孩子如果睡眠不足，不仅会精神不振、免疫力低下，还会影响生长发育。睡觉时间也不能过长，若超过12小时，可能会导致肥胖。

建议： 儿童基本没有睡眠障碍，只要营造良好的环境就行。睡前不要吃东西，卧室不要有过亮的灯或较刺激的音乐。最好与孩子一起定个时间表，督促他们按时睡。

1～3岁幼儿每晚睡12小时。 幼儿每天夜里要保证12小时睡眠，白天还需再补两三个小时。具体的睡眠时间，可以根据他们自己的睡眠节律而定，比如有些宝宝习惯在接近中午时和下午晚些时候各睡一觉。

建议： 这个年龄段的宝宝容易因玩得太兴奋而影响睡眠。有时候，他们进入了睡眠状态，脑子却还在活动；睡着了，还常磨牙、踢被子、尿床等。这些都会影响宝宝的大脑和身体发育。因此，建议父母在宝宝睡前1小时先给他们洗个温水澡，放松全身；讲个小故事或放一些轻松、舒缓的音乐，也有助于入眠。

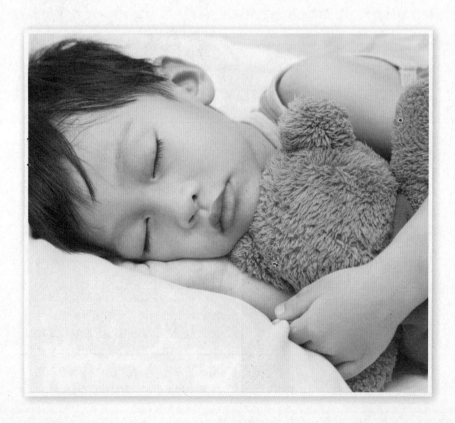

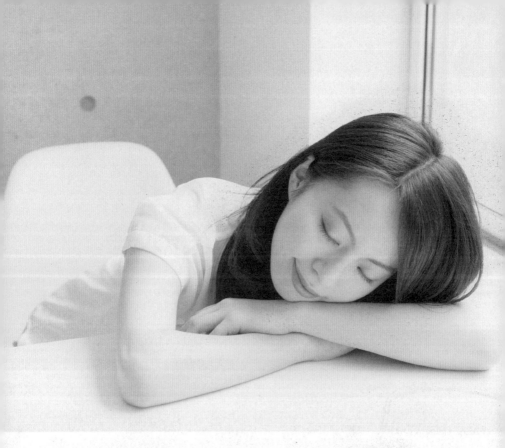

睡眠与生物钟的关系

生物钟实际上是生物体生命活动的内在节律，由生物体内的时间结构序所决定。合理地按照人的心理、智力和体力活动的生物节律，来安排一天、一周、一月、一年的作息时间，能提高工作效率和学习成绩，减轻疲劳，预防疾病，防止意外事故的发生。

人体生物钟的建立、调节与松果体有关。松果体为长5～8毫米、宽3～5毫米的椭圆形小体，形似松果，故而得名。位于大脑内的第三脑室顶，松果体又称脑上腺，能合成、分泌多种生物胶和肽类物质，主要有调节神经系统和生殖系统的功能，这种调节具有很强的生物节律性，并与光线的强度有关。

每个人都有自己的睡眠方式与习惯，有人喜欢早睡早起，有人则愿意晚睡晚起。人的情绪好坏不仅受睡眠时间长短的影响，还与是否按生物钟安排入睡和起床的时间有很大关系。研究表明，绝大多数人在下午2～4点易出现困乏现象，若想避免此现象发生，最好午睡片刻。晚上5～7点，人体体温最高，此时锻炼有助于晚上入睡，并能提高睡眠质量。晚上10～11点，人体开始准备休息，入睡后，脏器活动减慢。

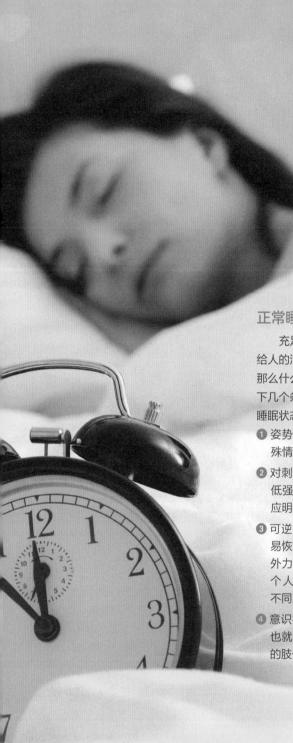

正常睡眠的评价标准

　　充足的睡眠不只是简单的休息，更给人的活动提供了充沛的能量与精力。那么什么是正常的睡眠呢？只要符合以下几个条件，就可以说是进入了正常的睡眠状态。

❶ 姿势固定。一般为仰卧、侧卧，在特殊情况下，可以趴着或坐着入睡。

❷ 对刺激反应减弱。入睡以后，人体对低强度的声音、光线或触摸等刺激反应明显减弱。

❸ 可逆性。人体受到一定刺激后，很容易恢复清醒，如声音刺激、光线刺激、外力刺激等。使人醒来的刺激程度视个人情况、入睡时间、周围环境而不同。

❹ 意识相对丧失，没有自主肌肉活动。也就是说，入睡者不可能进行有意识的肢体活动，如行走、谈话、写作等。

做梦影响睡眠质量？

做梦是人体在睡眠中某一个阶段的意识状态下所产生的一种自发性心理活动，是人体的各种刺激在睡眠时作用于大脑特定皮质，包括残存于大脑里的兴奋痕迹所引起的。几乎每个人都有做梦的体验。现代医学认为，约有80%的梦境发生于睡眠中的快波时相，而大约20%的梦境发生于睡眠中的慢波时相。一般情况下，成年人每晚做梦的间隔时间为90～100分钟，即每晚大概做梦4～5次，一共有80～120分钟。由于梦境大多数在睡眠中的快波时相中出现，而在此时相中，人很容易被惊醒。如果在快波时相中醒来，90%～95%的人会感觉到自己做梦了，甚至能不同程度地记得梦境中所发生的事；如果睡眠者从慢波时相中醒来，对夜间的梦境就一无所知了。相比之下，为什么儿童做梦的次数要少于成年人呢？这与儿童的经历较少、思想较简单有关。"日有所思，夜有所梦"的话有一定道理，梦境的内容不会远离现实生活，与做梦者的文化背景、教育程度、生活性质、心理活动、宗教信仰、身体状况、精神状态等因素有密切的关系。一些心理学家认为，梦境的内容多是以迂回、隐晦的形式表达着某种意愿。因此有些梦境，特别是短时间内重复出现的类似梦境，往往有一定意义。总之，夜间是否做梦或做梦次数的多与少，对于睡眠质量并没有实质的影响。

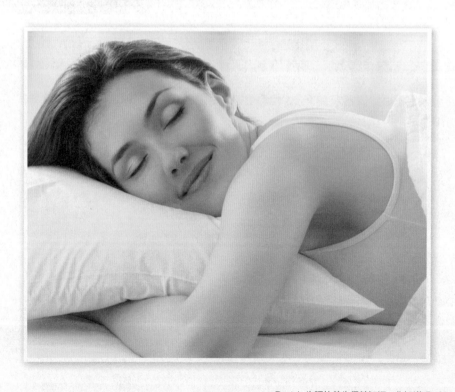

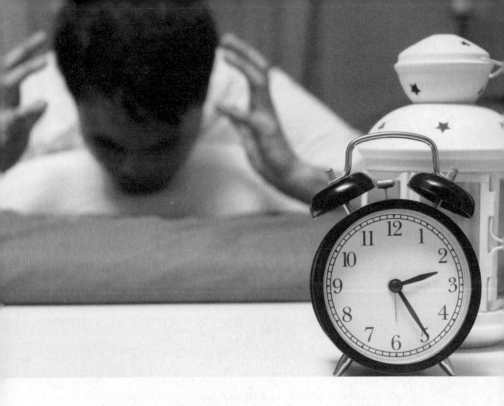

失眠的基本认识

生活中很多人或多或少地都有被失眠困扰的经历，那么，你知道多少关于失眠的常识呢？

失眠的定义

人失眠即"睡眠失常"，是指因无法入睡或无法保持睡眠状态而导致睡眠不足，又称"入睡和维持睡眠障碍"。入睡困难、睡眠断断续续不连贯、过早地醒来、醒后不能再继续睡、睡眠不足、全身乏力、感觉倦怠，多因健康情况不佳，身体疼痛、感觉不适，生理节奏被打乱，睡眠环境影响等，也有惧怕睡眠而失眠的。我们也可以说失眠是患者对睡眠时间或质量不满足，并影响白天社会功能的一种主观体验。失眠是临床常见病症之一，虽不属于危重疾病，但妨碍人们正常生活、工作、学习和健康，并能加重或诱发心悸、胸痹、眩晕、头痛、中风等病症。顽固性失眠，给患者带来长期的痛苦，甚至对安眠药物形成依赖，而长期服用安眠药物又可引起医源性疾病。

失眠的多种危害

　　社会的高速发展使得人们的压力越来越大，不少人在经过一整天的辛苦工作后晚上反而睡不着，久而久之，生活和工作效率都会下降，而且严重影响患者的健康。当人们出现失眠的早期症状，就要及时地接受正规、专业的失眠诊断和治疗。失眠是一种发病率很高危害很大的一种疾病。大多数的失眠患者都是由于心理压力过大而导致的。那么，失眠有哪些危害呢？

❶ 失眠的危害从短期效应来看，直接影响的是第二天的工作与学习，精神萎靡、疲惫无力、情绪不稳、注意力不集中。偶尔的失眠带来的是第二天的疲倦和动作不协调。长期失眠的人预示有职业行为不佳，注意力不能集中，记忆出现障碍，工作力不从心，事故发生概率较睡眠正常的人高两倍。据美国某空军基地一项纵向研究发现，

失眠的人与睡眠正常的人相比，升职比较难、工资偏低，常常不能延长服役期。

❷ 失眠的危害从长远来看更是巨大和深远的。大多数患者长期失眠，越想睡越睡不着，越急越睡不下，易引发焦虑症，出现易激惹、情感脆弱、多愁善感、自我封闭、人际关系紧张、生活缺乏兴趣、性欲减退，并伴焦虑、抑郁等精神症状。失眠人群患抑郁症的人数为正常人的 3 倍，遇有抑郁症伴严重失眠的患者，他们中的自杀率大大增加，近年来，中、青年和大学生的自杀率有增无减，成为家庭、社会不安定的重要因素。

❸ 失眠与躯体疾病关系密切，睡眠不足会使人体免疫力下降，抗病和康复疾病的能力低下，容易感冒、加重其他疾病或诱发原有疾病的发作，如心、脑血管病，高血压，糖尿病，胃肠道疾病等身心疾病。实践证明，手术后

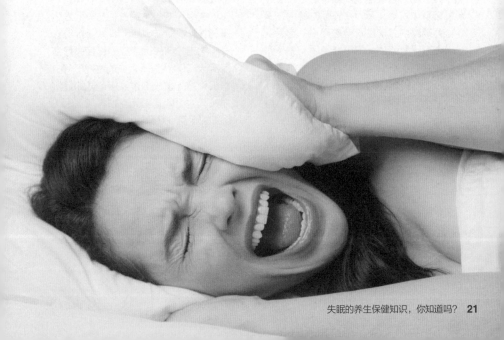

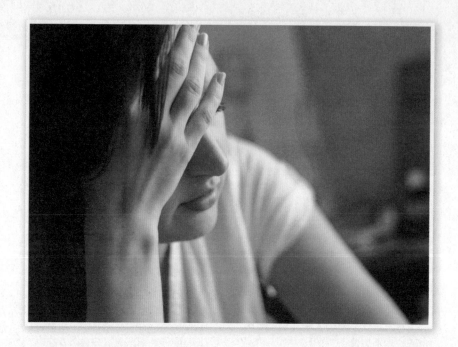

的患者睡不好，会明显延长伤口愈合的时间，如患者的基本睡眠得不到满足，他们身体康复的希望几乎微乎其微。儿童如果睡眠严重不足，可影响其身体发育，因为在睡眠时特别在深睡期脑内分泌生长激素最多，它是促进孩子骨骼生长的主要物质。生长激素还能使皮肤细胞加速新陈代谢，燃烧体内脂肪，维持人体代谢于"年轻"状态，故睡眠充足的人容颜滋润、身材匀称。

❹ 失眠对人的社会性也会造成极大的危害。由于长期陷入对于睡眠的担心与恐慌中，人会变得多疑、敏感、易怒，以及相当缺乏自信，这些势必影响其在家庭和工作中各方面的人际关系，从而产生孤独感、挫败感。

❺ 睡眠不足间接引起的经济损失和危害更是触目惊心。由于白天身体疲劳、精神萎靡，大大增加了工作时意外事故发生的概率，不仅可能导致自己丧命甚至还可能危及他人性命，对社会造成巨大损失。有资料表明，在美国，由于失眠造成的车祸占整个车祸发生率的 7%。早在 1990 年美国有统计资料指出，因失眠造成的直接医疗费用支出，以及因失眠造成的生产下降、病假和意外事故伤害等所造成的经济损失，达 154 亿美元。如再加上因失眠加重了其他疾病造成的医疗费支出，按最保守的估计，每年经济损失要高达 300 ~ 359 亿美元。在英国当时估计此项经济损失每年也要大于 300 亿美元。中国尚无这方面的资料，估计情况会更严重，特别是最近几年。这一切说明了失眠问题之严重，影响之巨大，恐怕超过了其他各种疾患。

失眠的具体症状

　　失眠症是一种十分复杂的精神类疾病，这种疾病十分危险，需要及时治疗。如果你经常失眠，一定要及时到专业医院治疗。一般来说，失眠患者的主要表现为：

❶ 入睡困难；

❷ 不能熟睡，睡眠时间减少；

❸ 早醒、醒后无法再入睡；

❹ 频频从噩梦中惊醒，自感整夜都在做噩梦；

❺ 睡过之后精力没有恢复；

❻ 发病时间可长可短，短者数天可好转，长者持续数日难以恢复；

❼ 容易被惊醒，有的对声音敏感，有的对灯光敏感；

❽ 很多失眠的人平时喜欢胡思乱想；

❾ 长时间的失眠会导致神经衰弱和抑郁症，而神经衰弱患者的病症又会加重失眠。

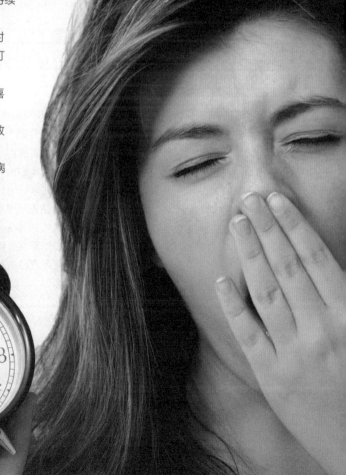

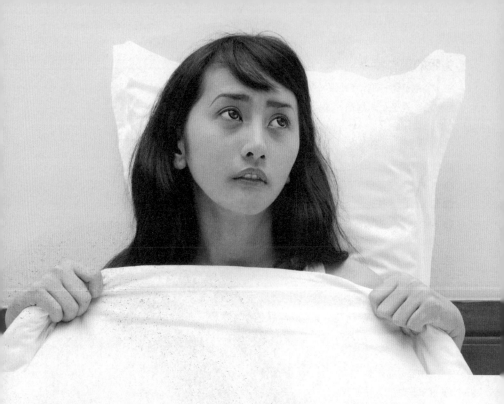

失眠的不同分类

失眠按临床表现分类：

❶ 睡眠潜入期：入睡时间超过 30 分钟；

❷ 睡眠维持：夜间觉醒次数超过 2 次或凌晨早醒；

❸ 睡眠质量：多噩梦；

❹ 早醒、醒后无法再入睡；

❺ 总的睡眠时间少于 6 小时；

❻ 日间残留效应：次日早晨感到头昏、精神不振、嗜睡、乏力等。

失眠按严重程度分类：

❶ 轻度：偶发，对生活质量影响小；

❷ 中度：每晚发生，中度影响生活质量，伴一定症状（易怒、焦虑、疲乏等）；

❸ 重度：每晚发生，严重影响生活质量，临床症状表现突出。

失眠按周期分类：

❶ 短暂性失眠（小于 1 周）。在经历到压力、刺激、兴奋、焦虑时；生病时；至高海拔的地方；或者睡眠规律改变（如时差、轮班的工作等）时都会有短暂性失眠障碍。这类失眠一般会随着事件的消失或时间的拉长而改善，但是短暂性失眠如处理不当，部分人会导致慢性失眠。短暂性失眠主要治疗原则为间歇性使用低剂量镇静安眠药或其他可助眠之药物，如抗忧郁剂和好的睡眠卫生习惯。

❷ 短期性失眠（1 周至 1 个月）。严重或持续性压力，如重大身体疾病或开刀、亲朋好友的过世，严重的家庭、工作或人际关系问题等可能会导致短

期性失眠。这种失眠与压力有明显的相关性。治疗原则是短期使用低剂量之镇静安眠药或其他可助眠之药物（如抗忧郁剂）和行为治疗（如肌肉放松法等）。短期性失眠如果处理不适当也会导致慢性失眠。

❸ 长期失眠（大于1个月）。慢性失眠，亦可维持数年之久，有些人面对压力（甚至仅为正常压力）时，就会失眠，就像有的人容易得慢性胃炎或偏头疼一样，已经形成了一种对压力的习惯性模式。

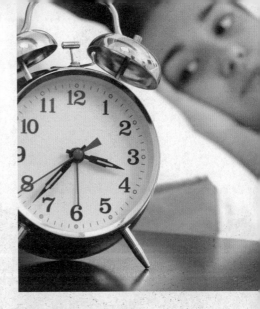

失眠按发生时间分类：

❶ 发生在睡眠初期，表现为很难入睡，也是最常见的失眠症。

❷ 表现为全夜时醒时睡。

❸ 发生在睡眠终期，患者过早苏醒，不能再入睡。这些患者的异相睡眠都少，并易诱发脑电的唤醒反应。从脑电图分析波看，他们的睡眠时间总是比主诉的多，失眠的后果并不严重，长期失眠者有时精神萎靡，可用药物治疗纠正。

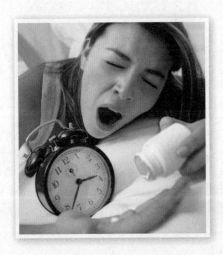

失眠按常见类型分类：

❶ 起始失眠。又称入睡困难型失眠。特点为夜晚精力充沛，思维奔逸，上床后辗转难眠，毫无困意，直至后半夜才因极度疲劳而勉强入睡。这种类型人占失眠的大多数，通常是"猫头鹰型人"，以青壮年多见。

❷ 间断失眠。又称熟睡困难型失眠。特点为睡眠程度不深，夜间常被惊醒，醒后久久无法再睡。这种类型人通常更为焦虑痛苦。常见于体弱有慢性病及个性特殊的人。

❸ 终点失眠。又称睡眠早醒型失眠。特点是早早醒来，后半夜一醒便再难入睡。白天精神状态差，常常打盹，至下午精神才好转，常见于动脉硬化患者及年迈的老人。

由于各人睡眠规律与类型的不同，因此诊断失眠还应参照睡眠质量标准。有的老年人素来醒得很早，醒后十分精神，白天不觉疲劳，此类少眠不属失眠范围。

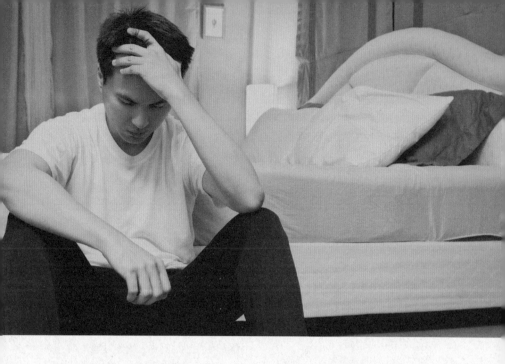

引起失眠的心理、疾病和环境因素

　　失眠是因各种原因所引起的入睡困难、睡眠深度浅和睡眠质量差等的一种常见病症。心理压力过大、迁入新环境以及服用某种药物都可能引发失眠。

常见的引起失眠的心理因素

❶ 怕失眠。怕失眠主要是一种心理上的隐忧，主要表现是晚上一上床，所有的精神集中点都在担心睡不着，或者尽量让自己尽快入睡，使本应处于抑制状态的脑细胞因思考而处于兴奋状态，结果往往适得其反。

❷ 怕做梦。不少失眠症患者不能正确看待做梦，认为做梦是睡眠不好的表现，对身体有害，有人甚至认为多梦就是失眠，这种错误观念往往使人焦虑，从而导致失眠症。

❸ 兴奋。是指因为某人或某事使大脑皮质进入兴奋状态，相应器官或身体其他部位的活动性增加，而出现迟迟难以入睡或入睡后早醒的现象。

❹ 心理创伤。有的人曾经受到某种和黑暗有关的心理创伤，会出现怕黑、夜晚难以入睡的症状。尤其是再次受到类似的刺激后，症状会更为明显。

⑤ 突发刺激。是指在受到突发事件的刺激后，不能做出正确的反应，感到手足无措，晚上睡觉时因左思右想而难以入睡。

常见的引起失眠的疾病因素

❶ 精神疾病。主要有精神分裂症、情感性精神障碍、反应性精神病、神经症中的神经衰弱、抑郁性神经症、焦虑性神经症和偏执性精神病等。

❷ 病理性疾病。如中枢神经系统疾病可以影响脑功能，造成失眠；呼吸系统、泌尿系统、消化系统疾病造成的疼痛、痒、麻、咳嗽、心慌、气短、抽搐等症状，也会干扰睡眠，造成失眠。

常见的引起失眠的环境因素

❶ 社会环境。因出差、旅游、探亲、异地求学、出国等事宜，异地的气候环境、饮食习俗以及因生活上的时差和工作上的压力而焦虑，会使失眠者处于易被打扰的睡眠环境里更加难以入睡。或者因照顾卧床病人、婴儿的缘故，

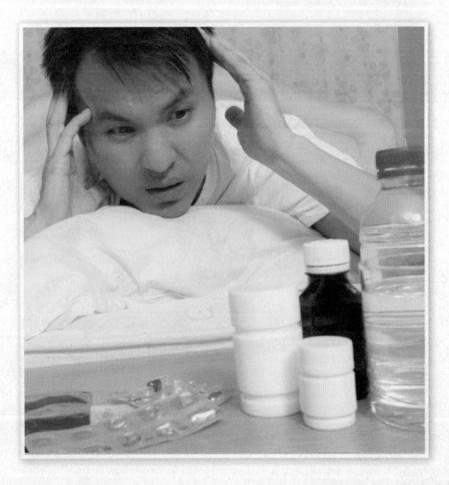

需要熬夜或者睡觉时常常被唤醒，从而造成紧张感加剧，同时生物钟失衡，久而久之便会失眠。

❷ 自然环境。气温突然升高或者降低、长时间的降雨或者持续干旱，会使人们易患各种疾病，并诱发失眠。附近高频率的机器噪声、快节奏的音乐响声，会使人们的神经始终处于紧张、兴奋的状态，影响自主神经和内分泌系统的功能，从而出现不同程度的头痛、头晕、耳鸣和失眠。此外，在卧室内摆放不利于睡眠的植物花卉、同时又不习惯其特殊香味，房间装修色彩，饰品色彩过于鲜艳、搭配不协调，未拉窗帘、彻夜开灯等造成光线过强，通风不畅，床垫过于软或者过于硬，枕头高度过高或者过低，都会引起人体的紧张不适感，进而造成入睡困难，睡中常常醒来等的环境性失眠。

需要注意的是，不同的人对环境的适应性也不同，有的人环境适应性强，有的人则非常敏感，反应强烈。其中，老年人对环境的改变比年轻人更敏感，因此，老年人比较容易受到上述因素的影响，从而引起失眠或加重失眠。

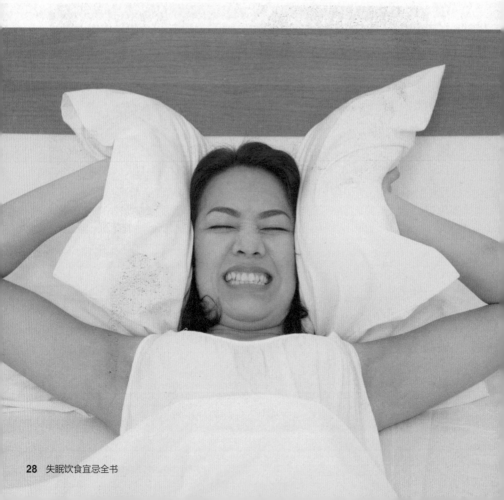

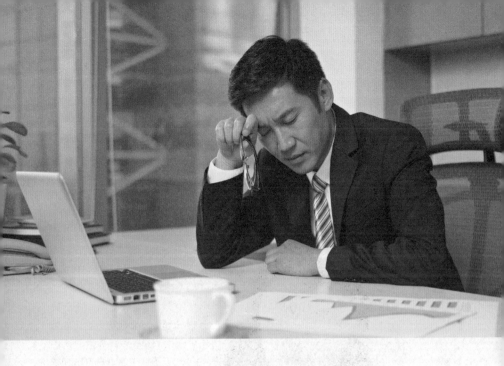

科学地认识复杂的失眠

随着人们工作生活的节奏不断加快，所面临的各种压力越来越大，失眠已经成为许多人的一种困扰。引起失眠症的因素多种多样，失眠症的症状也各不一样，失眠的复杂性不言而喻。下面为您——介绍"复杂"的失眠。

诊断失眠的科学标准

失眠是现代生活中最常见的问题。失眠通常指患者对睡眠时间或质量不满足并影响白天社会功能的一种主观体验，包括入睡困难、时常觉醒或晨醒过早。失眠可引起人的疲劳感、不安、全身不适、无精打采、反应迟缓、头痛、记忆力不集中等症状，它的最大影响是精神方面的，严重一点儿会导致精神分裂。常见临床类型有：原发性睡眠障碍、继发性睡眠障碍、假性失眠。失眠的诊断要点主要有以下几点。

① 失眠引起显著的苦恼或精神活动效率下降或妨碍社会功能。

② 不是任何躯体疾病或从属于精神障碍症状的部分。

③ 以睡眠障碍为唯一的症状，其他症状均继发于失眠，包括难以入睡、睡眠不深、易醒、多梦、早醒、醒后不易再睡、醒后感觉不适、疲乏或白天

困倦。

❹上述睡眠障碍每周至少发生3次并持续1个月以上。

失眠≠失眠症

生活中，人们一般认为睡眠质量不好就是患上了失眠症，其实这种看法并不是完全正确的。失眠通常是指由各种原因引起的睡眠不能满足机体正常生理需求的现象，包括入睡困难（入睡时间超过30分钟）、睡眠维持障碍（夜间觉醒次数超过3次或凌晨早醒）、多梦和睡眠质量下降等。次日白天伴有疲乏、警觉性降低、精力下降，以及行为、情绪不佳等。人的一生中或多或少都会出现失眠，一般无须治疗即可很快恢复正常，因此不必过分担心。只有发生频率较高及持续时间较长的失眠，才可以称为"失眠症"。"失眠症"通常是指每周至少发生3次，持续4周或更长时间的睡眠时间不足（每晚总睡眠时间比平时睡眠时间少2小时以上）或睡眠质量不高，并且影响白天正常生活。一旦出现这种情况，就应当及早去医院治疗。

失眠的医学分类类型

目前，医学研究者根据不同表现将失眠分为以下类型：

❶ 按失眠时间，可分为起始失眠、间断性失眠、终点失眠。

❷ 按失眠性质，可分为真性失眠、假性失眠。

❸ 按失眠程度，可分为轻度失眠、中度失眠、重度失眠。

❹ 按失眠时间长短，可分为一过性失眠、短期失眠、慢性失眠。

❺ 按发生原因，有三种不同分类。第一种可分为内因性失眠、外因性失眠、生理节律性失眠；第二种可分为原发性失眠、继发性失眠；第三种可分为生理性失眠、病理性失眠。

需指出的是，已确诊为失眠症的患者应在医生的指导下，填写相关的失眠测评量表，再结合多种手段，确定自己患的究竟是哪一种类型的失眠症，不可盲目医治，以免适得其反。而对于偶尔有失眠经历者，应放松心情，不要胡乱猜测自己的失眠属于何种类型，否则会加重失眠症状。

失眠与多梦的关系

清晨醒来，有的人神清气爽，有的人却抱怨晚上做梦太多，影响了睡眠，导致白天学习、工作精力不足，其实这种看法是错误的。做梦并能回忆梦境并不是睡眠不深的标志，也不能说做了梦就是夜间没有睡好。因为不管有无做梦的感觉，每个人在夜间睡眠时都必定做梦 4 ~ 5 次，属于正常现象。

通过监测做梦多的慢性失眠患者的脑电图，可以发现他们的睡眠周期和普通人并无差别。因此，长期失眠患者的述说是不可靠的，他们往往对睡眠时间期望过高，而对实际睡眠时间估计过低。心理测试发现，这类体验者同性格有直接的关系。因此，以是否多梦来判断是否失眠和失眠的程度是毫无根据的。

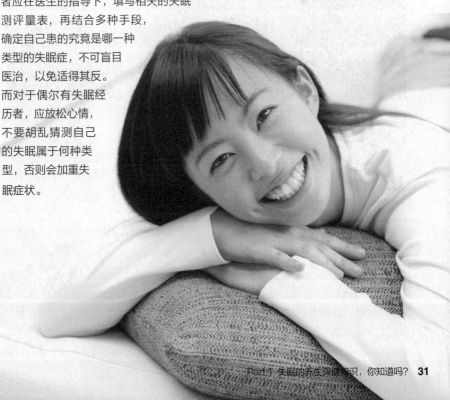

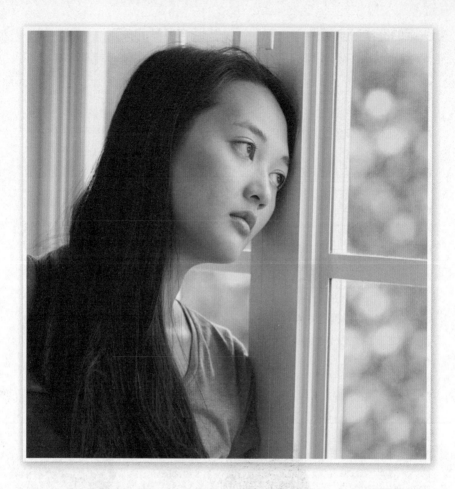

失眠与情绪过激的关系

当一件令人振奋的事突然降临，人们可能会激动不已；当遇到令人十分痛苦的事情，人们可能会忧心忡忡或愤恨不已；而当被一件使人百思不解的事情所困扰时，人们通常冥思苦想，以致辗转反侧，夜不能寐。以上情况均属于情绪过激。中医理论认为，所谓情绪过激，是指喜、怒、忧、思、悲、恐、惊七种激烈的情绪，而且是长期的变化；还认为这七种情绪活动由五脏分主，如果情

绪过激，则影响脏腑功能。如过喜则伤心，使心气涣散；忧悲则伤肺，悲则气消；过思则伤脾，气机结滞；怒则伤肝，血气上逆；惊恐则伤肾，惊则气乱，恐则气下。

由情绪过激导致的失眠，初期表现为气机紊乱、心神不宁。若气机郁结日久，则化生火热、灼伤气血；气血不足，则心神失养，势必加重失眠，反过来又造成情绪过激，如此便形成了恶性循环。

失眠与神经衰弱的关系

　　日常生活中，失眠与神经衰弱密切相关。

❶ 失眠属于神经功能性疾病，而神经衰弱虽不属于神经系统器质性疾病，但也是一种神经功能疾病，是由精神因素引起的，主要症状表现为容易激动，对声、光、冷、热等刺激极为敏感，并经常伴有头晕、心慌、厌食、性功能异常、失眠、多噩梦、无精打采、思维迟钝、记忆力减退等。

❷ 神经衰弱患者在各种刺激因素的影响下，可造成神经活动过度紧张，使神经细胞康复能力下降，大脑皮质功能紊乱，皮质下功能调节障碍，最后导致自主神经功能紊乱，最早出现的症状和最典型的症状就是失眠，主要症状有睡不着、浅睡、早醒、醒后不易再睡、多梦、白天感觉疲劳、头晕、头疼、感觉过敏等。

❸ 有失眠症状的人不一定是神经衰弱者，但绝大多数神经衰弱患者都有失眠症状。

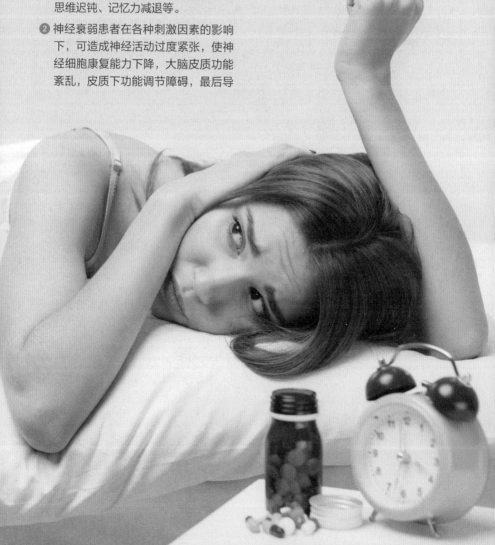

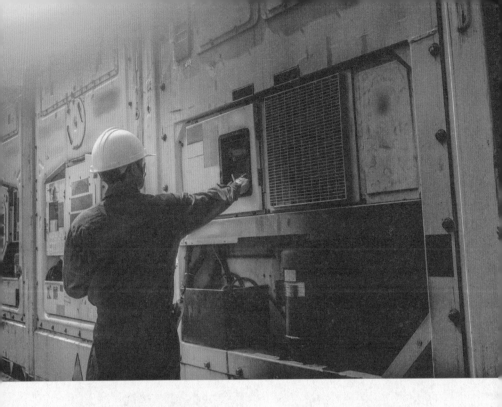

易患失眠的主要人群和原因

　　适量的运动、合理的饮食、规律的睡眠有助于远离失眠的困扰。而高强度的脑力劳动、睡眠透支等都是导致失眠发生的因素，因此失眠的发生具有代表性、群体性。

易患失眠的人群

❶ 吸烟、喝酒者。即使很少量的酒精，也会对人的睡眠产生影响。多数在晚上喝酒后入睡的人，往往在后半夜2～3点醒来，之后便再也无法入睡。这是由于酒精激活交感神经，使深度睡眠期的时间减少。烟草中的尼古丁有类似于咖啡因的兴奋作用，可增加肾上腺素的释放，刺激中枢神经系统，唤醒身体。尤其是睡觉前1小时吸烟，

后半夜往往醒来，难以再入睡。

❷ 倒班工作者。大多数人对于倒班工作很不适应，因工作时间和正常的作息时间不一致而产生的失眠称为"倒班工作睡眠障碍"。人体的生物钟不能自动适应倒班日程，其调节过程比较缓慢，至少要一周的时间。

❸ 出差、旅游者。出门在外，饮食、作息时间往往没有规律，生活节奏被打乱，会导致原来的睡眠节律紊乱，很

容易导致想睡觉的时候睡不着，而不该睡觉的时候想睡觉，因此，罹患失眠症的概率便大大增加。

此外，由于职业的原因，白领、脑力劳动者的失眠发病率也比其他人群高。

老年人易患失眠的原因

年龄因素和失眠有一定关系，但没有必然联系。一般来说，人进入老年阶段后，睡眠模式逐渐发生变化，表现为夜间睡眠浅而容易惊醒，睡眠中多次出现短暂的觉醒或早醒，睡眠质量下降；有的老年人出现睡眠时间提前，表现为早睡早醒；也可能出现分阶段睡眠模式，即睡眠时间在昼夜之间重新分配，夜间睡眠减少，白天瞌睡增多，经常小睡，因此在 24 小时内的总睡眠时间并不减少。这说明老年人获得深度睡眠和长时间睡眠的能力下降，而不是睡眠时间减少。

老年人的失眠比例比较高，就是由于老年人的深度睡眠时间减少和多梦，造成睡眠质量下降所致。但不是所有老年人都失眠，这可能与其他因素（如生活方式、心理状态、健康情况）有关，应积极寻找失眠的原因，对症治疗，而不要一味归咎于年龄。

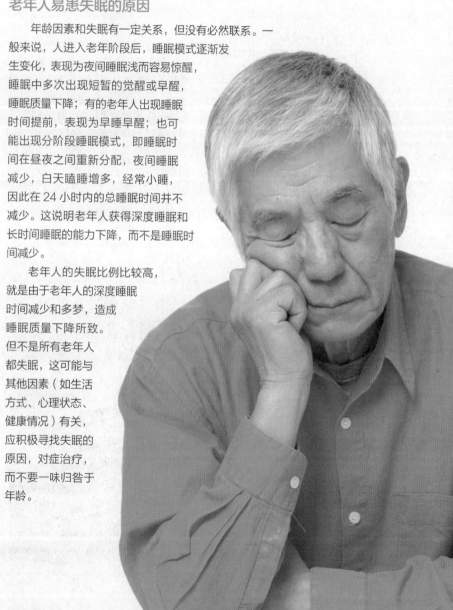

脑力劳动者易失眠的原因

　　白领、脑力劳动者由于职业的关系，容易患失眠症，失眠人数占我国总失眠人数的60％以上。其主要原因有以下几点。

❶ 用脑时间过长。由于神经系统长时间处于紧张状态，大脑释放的兴奋物质过多，脑细胞过于兴奋而导致神经系统超负荷工作，这种兴奋状态使大脑难以得到正常的修复和抑制，因此容易患上神经衰弱和失眠症。

❷ 深夜工作的习惯。不少白领还有深夜工作的习惯，甚至为了工作而通宵达旦。长期晚睡早起，加之中午又没有午睡时间，使生物钟紊乱，更容易导致失眠。

❸ 饭后立即投入工作。这种做法是不符合用脑卫生的。这是因为饭后胃肠道的血液供应增加，脑部的血液供应便相对减少，而大脑对血液供应十分敏感，所以饭后立即用脑容易引起失眠症。

❹ 工作压力过大。紧张而繁重的工作任务使白领们经常需要加班加点地完成，导致不能正常休息。所以第二天困倦不已，不愿起床，又常常为怕上班迟到而不吃早饭，这样临近中午时往往感到浑身无力，注意力分散，久而久之，会因脑部糖原及氧气供应不足而导致失眠。

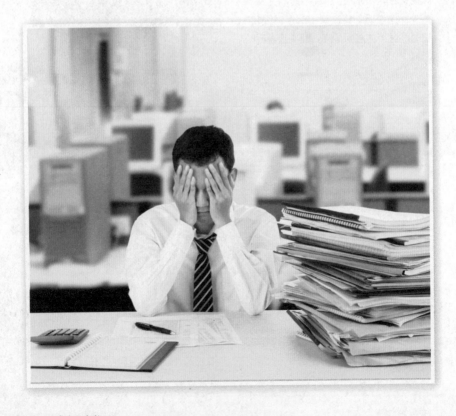

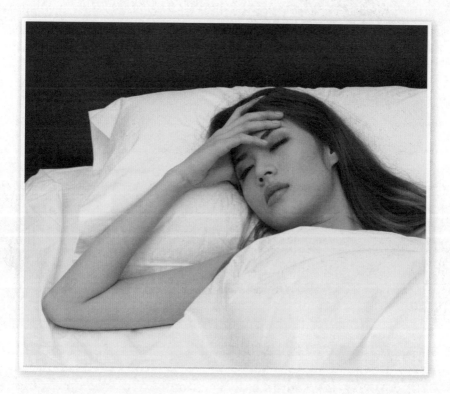

女性比男性易失眠的原因

据统计，女性失眠的次数约为男性的两倍。女性在睡眠程度、质量、时间上多与生理因素有直接关系。

❶ 女性在月经来潮前，卵巢停止分泌雌激素和孕激素，体内激素水平下降，致使情绪烦躁不安、易怒或抑郁。因此，女性通常在月经来潮前一周出现失眠，以入睡困难为主要特征，这是经前综合征患者抱怨最多的问题。

❷ 妊娠期女性的睡眠障碍开始多表现为嗜睡，进而逐渐发展成为严重失眠，一般都与睡眠姿势不当、腰痛、尿频、胎动有关。一般失眠症状在分娩后依然持续存在，主要与夜间照顾婴儿有关，以后逐渐会恢复正常。

❸ 女性在绝经前后的更年期时间段里，激素分泌水平下降，褪黑素减少，容易出现慢性抑郁、焦虑等症状，引发失眠。一般情况下，绝经期失眠症经过数月或数年后可自行缓解。

❹ 对于既要照顾家庭，又要兼顾工作的女性来说，家庭的琐事和工作的压力都有可能导致失眠。

相比之下，男性不管在事业上还是家庭上，应对能力和承受能力都要比女性强，而且男性又不必经历月经、妊娠、分娩等痛苦，不会因此而产生失眠，所以男性失眠症患者明显少于女性。

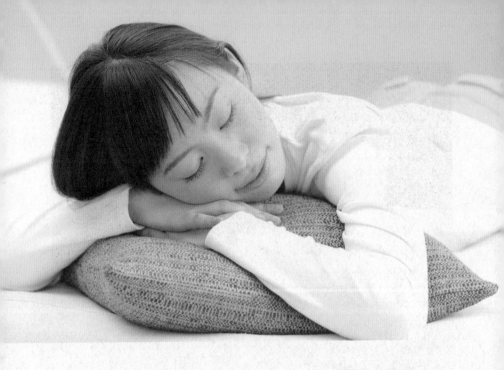

养成良好的睡眠习惯，
远离失眠困扰

　　良好的睡眠能够使大脑得到充分的休息、储蓄力量，为第二天的工作生活提供保障。消除失眠、获得良好的睡眠有赖于健康的睡眠习惯的培养；反之，不良的睡眠习惯则容易导致失眠的产生和加重。

易导致失眠的不良睡眠习惯

❶ 睡前生气。人发怒时，往往会使心跳加快、呼吸急促、神经紧张，处于这样的生理和心理状态下便难以入睡。

❷ 睡前饱餐。睡前吃得过饱，胃肠的消化负担加重，胃部神经信号会不断刺激大脑，使人难以安睡。

❸ 睡前饮茶。茶叶中的咖啡因等物质会刺激中枢神经，使人兴奋而无睡意。

尤其是睡前喝浓茶，对身体健康危害极大。

❹ 剧烈运动。睡前剧烈活动，会使大脑内控制肌肉活动的神经细胞呈现极强烈的兴奋状态，不能很快入睡。

❺ 枕头过高。枕头的高度以 8 ~ 12 厘米为宜，过高则会影响呼吸，易打呼噜，导致颈部不适或失眠。

❻ 枕手睡眠。两手枕于头下睡觉，会影

响血液循环，引起上肢麻木酸痛，还易使腹压升高，诱发反流性食管炎。

⑦ 被子蒙头。以被蒙头易引起呼吸困难，吸入自己呼出的二氧化碳，不但容易做噩梦，而且有窒息的危险。

⑧ 张口呼吸。这样不但会吸进灰尘，且极易使气管、肺受到冷空气的刺激。

⑨ 迎风而睡。睡眠时，人体适应能力降低，迎风而睡易受凉生病。

⑩ 坐着睡眠。这样会使心率减慢，血管扩张，减少流到各脏器的血液，加重脑缺氧，导致失眠、头昏、耳鸣。

睡眠"十一忌"

不良的睡眠习惯会降低人们的睡眠质量，以下"十一忌"应注意规避。

① 晚饭吃饱后，不能马上睡觉。

② 服用药物后，不能马上睡觉，以免药物破坏食道黏膜。

③ 早晨起床后，不要再睡回笼觉，因为人体不能"储蓄"睡眠。

④ 晚上睡觉前喝酒会伤身。

⑤ 晚饭吃得太咸，容易患"睡眠死亡症"。

⑥ 坐着睡觉会患"脑缺血"。

⑦ 开灯睡觉会破坏人体免疫功能。

⑧ 心脏病患者不宜睡觉太多，否则容易增加血凝危险。

⑨ 睡觉时不要抬手臂，否则会使肩臂酸痛，诱发反流性气管炎。

⑩ 睡觉前要慎用止咳药，以免抑制咳嗽反射。

⑪ 周末、假日睡觉不要赖床，睡懒觉对身体健康有害。

另外，根据不同季节，还应遵循四季睡眠规律：春、夏季节应晚卧早起，秋季应早卧早起，冬季应早卧晚起。

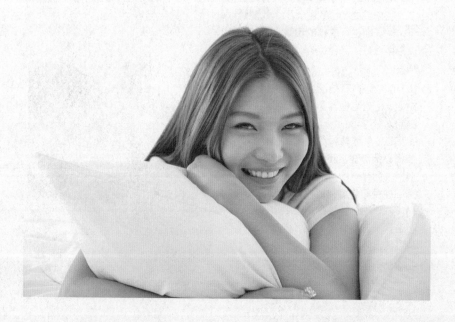

防治失眠的方法

自古至今防治失眠方法很多，一般可概括为病因防治、心理防治、体育防治、食物防治以及调息按摩法等几方面。

❶ 病因防治。对于身体因素、起居失常、环境因素等造成的失眠，宜采用病因疗法，即消除失眠诱因。对身患多种疾病从而影响睡眠的患者，应当首先治疗原发病，再纠正继发性失眠。

❷ 心理防治。平时宜加强精神修养，遇事乐观超脱，不过分追求能力以外的名利，是避免情志过极造成失眠的良方。青年人则应学会驾驭自己的情感，放松思想；老年人则要学会培养对生活的浓厚兴趣，每天对生活内容进行紧凑的安排，防止白天萎靡不振。心理治疗常用的方法有自我暗示法，如上床前放松精神，建立自信心，并对自己说："今晚我一定能睡着。"躺好后默念："我头沉了，我疲劳了；我肩沉了，我很累了；我臂沉了，工作完成了；我腿沉了，我要睡了。"长期进行这样的自我训练，可以形成良好的条件反射，乃至上床就睡着。

❸ 体育防治。体育防治也可以说是运动防治，《老老恒言》中说："盖行则身劳，劳则思息，动极而反于静，亦有其理。"体育锻炼不仅改善体质，加强心肺功能，使大脑得到更多新鲜血液，而且有助于增强交感神经和副交感神经的功能稳定性，对防治失眠有良好作用。一般在睡前2小时左右可选择一些适宜项目进行锻炼，以身体发热出微汗为度。

❹ 药物防治。安眠药治疗失眠应用面最广，但一般说，不到不得已时不宜使用，或尽量少用。安眠药一经服用往往产生依赖性、成瘾性，对肝、脑以及造血系统有不良作用，易发生药物中毒反应。安眠药还打乱了睡眠周期节律，影响脑力恢复。所以安眠药偶尔服、短期用较好，对于中老年人以及失眠不严重的人宜选中成药为佳。

❺ 食物防治。失眠者可适当服用一些有益睡眠的食物，如蜂蜜、桂圆、牛奶、红枣、黑木耳等，还可配合药膳保健。药膳种类很多，可根据人的体质和症状辨证选择。常用药膳有茯苓饼、银耳羹、百合粥、莲子粥、山药牛奶羹等。此外，猪脊骨汤效果也不错。

❻ 调息按摩法。失眠者可于睡前摆卧功姿势，然后行放松功。调节呼吸，全身放松，排除杂念，可帮助入静安眠。失眠者亦可躺在床上进行穴位按摩，如按揉双侧内关穴、神门穴、足三里穴及三阴交穴，左右交替揉搓涌泉穴等都有助于催眠。在按摩过程中要尽量做到心平气和，思想放松，如此效果才好。

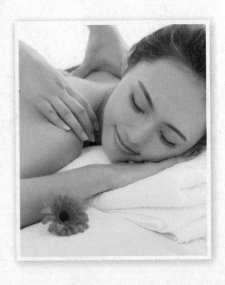

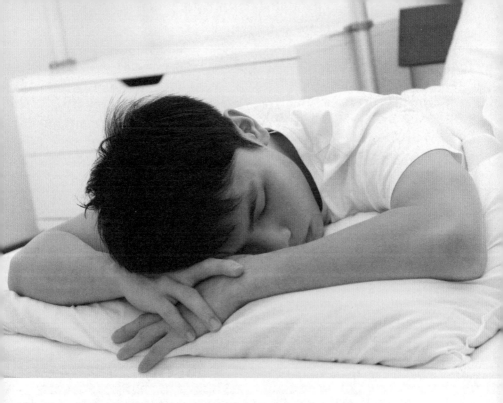

中医对失眠的认识与解析

自古以来，中医对失眠就有深入而细致的认识，对造成失眠的原因有较具体的研究，并依据具体的病因对失眠进行分类，同时提出独特的中医养生之道进行预防与防治。

中医对失眠的解析

失眠是指无法入睡或无法保持睡眠状态，导致睡眠不足。失眠在中医上称为"不寐"。不寐是指"不得眠、不得卧、目不瞑"，即指入睡困难、睡而不酣、时醒时睡、醒后再无法入睡、整夜不能入睡。病位主要在心，脾、胃、肝、肾等脏腑相关；病因多为心神失养或邪扰心神；脏腑功能失调，主要病机是阴阳失衡。若暴怒、思虑、忧郁、劳倦等

伤及诸脏，精血内耗，彼此影响，多形成顽固性不寐。临床上以虚证或虚实夹杂者居多，亦有为淤血所致者，相当于现代医学的神经官能症等疾病。

"不寐"在中医上的诊断要点上主要分三类。

第一类，郁病。郁病多属情志所伤，发病与肝最为密切，主症与情绪变化相关，睡眠异常多为兼次症。而不寐多由

心神失养或邪扰心神所致，病位主脏在心，以入睡困难，或睡不酣，或时睡时醒，或醒后不能再睡，或整夜不能入睡等为主要表现。若郁病、不寐主症相同或者差不多，则应辨别轻重，依主病辨证论治。

第二类，脏躁。"脏躁"乃脏阴不足，有躁动之象，多由情志不舒或思虑过度、肝郁化火、伤阴耗津、心脾两虚所致。其中睡眠不安为次要表现，以睡眠异常为主要表现，且此类患者无明显的情志异常。

第三类，与躯体严重不适有关的睡眠障碍。由于躯体疾病，如疼痛等，引起失眠，应与"不寐"有所鉴别。一般由原发病引起的失眠，在治疗原发病后，睡眠异常情况都会随之改善，而"不寐"则无明显原发病。

失眠的中医养生之道

不寐在中医上的辨证论治，主要病机是阳不入阴、阴阳失调。其主要病位在心，与肝、胆、脾、胃、肾等脏腑相关。

虚证不寐多属阴血不足，心失所养；实证不寐多为火盛扰心，心神受扰。治疗不寐，应遵循"虚则补之，实则泻之""阴平阳秘"的原则，通过调和脏腑最终达到宁心安神的目的。

虚者宜补其不足；实者宜泻其有余；虚实夹杂者，应补泻兼顾。在泻实补虚的基础上安神定志，如养血安神、镇静安神、清心安神，配合心理调适，消除紧张焦虑，保持精神舒畅。

中医养生之道的提示：

子时（23：00～1：00）胆经最旺，我们要平躺在床上睡觉。失眠患者可在白天多食酸枣仁、牡蛎等食物以帮助睡眠。

丑时（1：00～3：00）肝经最旺，我们要熟睡。建议失眠患者食用桂圆、

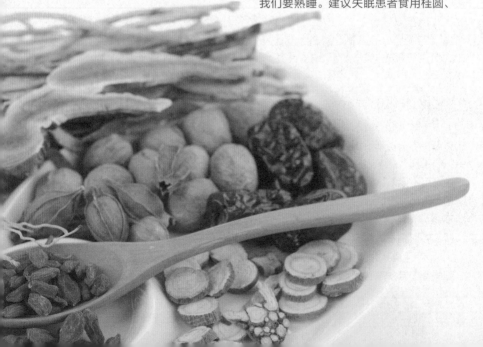

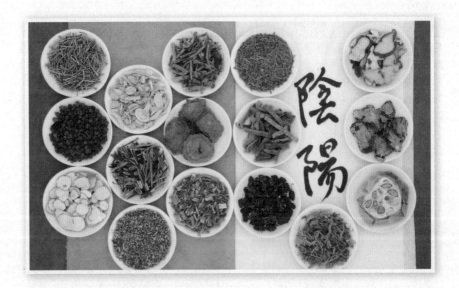

酸枣仁、枸杞、猪脑、猪肝、鸽肉、黄鱼、草鱼、鱿鱼、鲈鱼、牡蛎、淡菜、海藻、黑芝麻、黄花菜、生菜、荔枝、米醋等。

寅时（3：00 ~ 5：00）肺经最旺。失眠者可食用茯苓、百合、山药、雪蛤、糯米、黑芝麻、核桃仁、西葫芦、口蘑、梨、柑橘等以养肺。

卯时（5：00 ~ 7：00）大肠经最旺，这时早起活动一下方便排便，肺气足了才有大便。失眠患者可多食蜂蜜、豆腐、马蹄以养大肠经。

辰时（7：00 ~ 9：00）胃经最旺。失眠者可多食莲藕、香菇、红枣、猪蹄、鸡肉等养胃食物。

巳时（9：00 ~ 11：00）脾经最旺。"脾主运化，脾统血"，失眠者可食用鸡肉、莲子、酸枣仁、桂圆、红枣、山药、豆腐、牛奶以养脾。

午时（11：00 ~ 13：00）心经最旺。"心主神明，开窍于舌，其华在面"，失眠者可食用莲子、桂圆、酸枣仁、茯苓、

小麦、燕麦、红豆、苦瓜等。

未时（13：00 ~ 15：00）小肠经最旺，小肠分清浊，把水液归入膀胱，糟粕送入大肠，精华输送至脾。失眠患者可食用红豆、山药、银耳等食物。

申时（15：00 ~ 17：00）膀胱经最旺，膀胱贮藏水液和津液，水液排出体外，津液循环在体内。失眠患者可食用莴笋、芦笋、黑木耳、猕猴桃、米醋等食物从而改善失眠。

酉时（17：00 ~ 19：00）肾经最旺，"肾藏生殖之精和五脏六腑之精。肾为先天之根"，失眠患者可食用莲子、桂圆、柏子仁、茯苓、山药、枸杞、田鸡、虾、小麦等食物。

戌时（19：00 ~ 21：00）心包经最旺。"心包为心之外膜，附有脉络，气血通行之道。邪不能容，容之心伤"，心包是心的保护组织，又是气血通道。

亥时（21：00 ~ 23：00）三焦经最旺，能通三脉。三焦是六腑中最大的腑，

具有主持诸气、疏通水道的作用。

失眠的中医分型

2008 年 7 月中国中医药出版社出版的《中医内科常见病诊疗指南·中医病证部分》将不寐分成六种类型，即心火炽盛型不寐、肝郁化火型不寐、痰热内扰型不寐、阴虚火旺型不寐、心脾两虚型不寐和心胆气虚型不寐。而今，在社会大众中，不寐已经有了更细的分型：

心脾两虚型：心脾两虚型失眠患者症状为难以入眠，多梦易醒、醒后不易再睡；常伴有心慌心悸不安，容易受惊，健忘，精神疲惫，口淡无味，食后腹胀，便溏，舌淡胖，苔薄白，脉细弱。该型失眠患者多见于久病、失血、年老体弱之人。失眠患者应注意益气健脾、养心安神，方选归脾汤。

阴虚火旺型：阴虚火旺型失眠患者症状表现为失眠心烦，兼见手足心热，夜眠盗汗，口干，咽燥，耳鸣健忘，腰酸，口舌容易生疮，舌尖红，少苔无苔，脉细数。失眠患者应以滋阴降火、清心安神为主，方选知柏地黄汤或黄连阿胶汤。

心肾不交型：心肾不交型失眠患者症状表现为心烦失眠，五心烦热，头晕耳鸣，口舌生疮，口干腰酸，遗精早泄，舌红，脉细数。失眠患者应以协调阴阳、交通心肾为法，方选交泰丸加味。若心阴虚为主者，可用天王补心丹；若肾阴虚为主者，可用六味地黄汤加夜交藤、酸枣仁、合欢皮、茯神之类。

心虚胆怯型：心虚胆怯型失眠患者症状为虚烦不得眠，入睡后又易惊醒，终日惕惕，心神不安，胆怯恐惧，遇事易惊，并有心悸、气短、自汗等症状，舌质正常或淡，脉弦细，方用安神定志丸。

肝胆两虚型：肝胆两虚型失眠患者症状为肝病日久，身体亏虚，虚烦而难

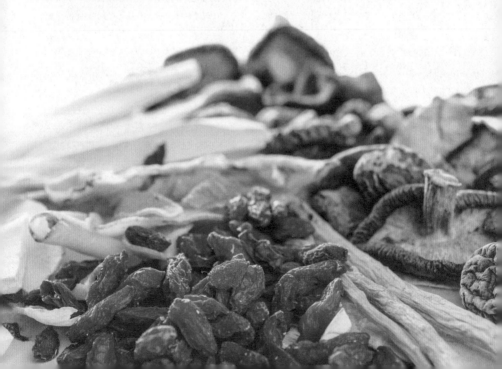

以入睡或入睡后容易惊醒，终日惕惕，胆怯恐惧，遇事易惊，舌淡，脉细弦等。失眠患者应补益肝胆、养血安神，可用酸枣仁汤合珍珠丸。若由于胆气虚弱所致，则可选用参胡温胆汤加减。

肝郁血虚型： 肝郁血虚型失眠患者症状为难以入睡，即使入睡，也多梦易惊，或胸胁胀满，平时性情急躁易怒，舌红，苔白或黄，脉弦数。治法宜疏肝养血安神，可选酸枣仁汤加柴胡。若病后血虚肝热而不寐者，宜用琥珀多寐丸；若肝郁化火者，宜用丹栀逍遥散加忍冬藤、夜交藤、珍珠母、柏子仁之类。

心肝火旺型： 心肝火旺型失眠症患者如突受情绪刺激，多表现为烦躁不安，久久不能入睡，心烦口苦，舌红苔黄腻，脉弦数等症，故应清肝泻火，可选龙胆泻肝汤、左金丸。若老年患者素体肝阳偏亢，入夜难以入寐，易于惊醒，可用大定风珠加减以平肝镇静；若患者平时多疑善虑，多愁善感，为肝郁之体，常见夜间难以入睡，即使入睡也多梦易惊，当疏肝解郁为主，宜用丹栀逍遥散加柏子仁、远志、夜交藤、合欢皮。

肝郁化火型： 肝郁化火型失眠患者症状为失眠的同时还伴有性情急躁易怒，不易入睡，多梦易醒，胸胁部胀满不适，喜欢叹气，口苦口渴，小便黄，大便干，舌红，苔黄，脉弦数。治疗时应疏肝泻热佐以安神，方选龙胆泻肝汤或丹栀逍遥散。

痰热内扰型： 痰热内扰型失眠患者症状为失眠、心烦、噩梦连连，容易惊醒，胃脘部痞闷堵胀，口苦恶心，头晕目眩，食欲不振，舌红，苔黄腻或厚腻，脉滑数。失眠患者应注意化痰清热、养心安

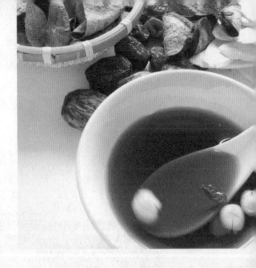

神，可选清火涤痰汤，轻证者可用温胆汤，若痰热扰心，气血不足证者，可用十味温胆汤。若痰涎沃心，淤阻血脉者，则可在十味温胆汤基础上加菖蒲、远志、郁金、杏仁、丹参以祛淤并治，清心安神；如果痰火较盛者，可用除痰降火汤。

胃气不和型： 胃气不和型失眠患者症状为失眠，兼胃脘痞满，打嗝，有酸腐气味，大便异臭，或腹痛，便秘，纳差，舌苔垢浊或厚腻，脉弦或滑数。失眠患者应注意消食导滞、和胃安神，方选保和丸化裁；呕吐及恶心者加黄连、苏叶；腹胀、腹痛者加厚朴、元胡、陈皮；重证者用调胃承气汤；如积滞已消而胃气未和者，仍不能入睡，可用半夏秫米汤。

淤血阻络型： 淤血阻络型失眠患者症状为失眠久治不愈，入睡困难，易于惊醒，噩梦纷扰，烦躁不安，面部皮肤黧黑，肌肤甲错，舌质紫暗，脉来不畅。所以应以活血化淤、养心安神为治疗原则，方选血府逐淤汤。

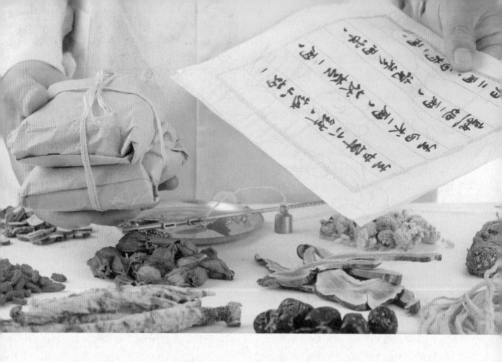

中医对不同类型失眠症的辨证论治

造成失眠的原因有多种，同时每个人失眠的症状也各不一样，中医不同于现代医学一概使用中枢抑制类药物，而是辨明病症类型，因病施治调理失眠。

心脾两虚型失眠症的中医辨证论治

心脾两虚型失眠病状表现为患者不易入睡，或睡中多梦，易醒，醒后再难入睡，或兼心悸、心慌、神疲、乏力、口淡无味，或食后腹胀，不思饮食，面色萎黄，舌质淡，舌苔薄白，脉象缓弱。此种不寐临床上比较多见。由于心脾两虚，营血不足，不能奉养心神，致使心

神不安，而生失眠、多梦、醒后不易入睡；血虚不能上荣于面，所以面色少华而萎黄；心悸、心慌、神疲、乏力均为气血不足之象；脾气虚则饮食无味，脾不健运则食后腹胀，胃气虚弱则不思饮食，或饮食减少；舌淡、脉缓弱，均为气虚、血少之征。本型患者多为劳心过度，伤心耗血，或妇女崩漏日久，产后失血，患者体衰或行大手术后以及年老气虚血少等，引起气血不足，无以奉养心神而

致不寐。有的患者则饮食劳倦伤及脾胃、胃气不和，脾阳不运，食少纳呆，气血化生来源不足，无以养心，而致心脾两虚。心脾两虚型失眠患者的日常饮食宜清淡、易消化，多食谷物、豆类食物、蔬菜、水果、鱼类、瘦肉及牛奶等。平时可选用百合、莲心、核桃仁、芹菜等有利于改善睡眠的食物。

心脾两虚型失眠患者应注意补益心脾、养血安神。如归脾汤，中成药有归脾丸。归脾汤主要由党参、黄芪、当归、龙眼肉、白术、木香、陈皮、茯神、酸枣仁、远志组成。方中党参、黄芪补心脾之气；当归、龙眼肉养心脾之血；白术、木香、陈皮健脾畅中；茯神、酸枣仁、远志养心安神；共奏补益心脾、养血安神之功效。

在归脾汤的基础上，如心血不足者，可加白芍、熟地、阿胶，以养心血。如不寐较重者，酌加五味子、柏子仁，有助于养心安神；或加合欢皮、夜交藤、龙骨、牡蛎，以镇静安神。如兼见脘闷纳呆，苔滑腻者，加半夏、厚朴、陈皮、茯苓，以健脾理气化痰。

脾虚便溏者，宜温脾安神，可选用景岳寿脾煎：人参、白术、山药、干姜、炒枣仁、远志、莲肉、炙甘草。

偏于气虚者，可选用六君子汤：人参、炙甘草、茯苓、白术、陈皮、半夏、炒枣仁、黄芪。

偏于血虚者，宜养血安神，可选用茯神散：茯神、熟地黄、白芍、川芎、当归、白茯苓、桔梗、远志、党参、红枣。

若偏于心气亏虚者，宜益气镇静为主，可用安神定志丸：人参、茯苓、茯神、远志、石菖蒲、龙齿。偏于心血虚者，可用甘麦大枣汤：甘草、小麦、大枣。

阴虚火旺型失眠症中医辨证论治

阴虚火旺型失眠患者症状为心烦，失眠，入睡困难，同时兼有手足心发热，盗汗，口渴，咽干，或口舌糜烂，舌质红，或仅舌尖红，少苔，脉象细数。由于心阴不足，阴虚内热，心神为热所扰，所以心烦、失眠、手足心发热；阴虚津液不能内守，所以盗汗；心阴不足，则虚火上炎，所以口渴、咽干、口舌糜烂；舌质红，脉象细数，为阴虚火旺之征，舌尖红为心火内炽之象。在临症之时，要对其症状出现的病机全面分析。心情烦躁，心悸不安等症，是由于肾阴不足，不能上交于心，心肝火旺，虚热扰神所致；肾经亏耗，髓海空虚，故还常伴有头晕耳鸣、健忘等症；而其他症状则为阴虚火旺之共症。

阴虚火旺型失眠患者应多食滋阴安神的食物。如枣仁地黄粥：酸枣仁、生地黄、粳米，煮粥食用。亦可尝试桂圆红枣粥：桂圆肉、红枣、粳米煮粥食用。

心脾两虚型失眠患者应注意滋阴降火，清心安神。如黄连阿胶汤、天王补心丹、六味地黄丸加减、朱砂安神丸。黄连阿胶汤由黄连、黄芩、白芍、阿胶、

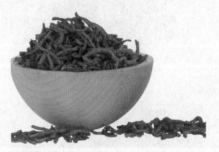

※ 远志

鸡子黄组成。方中黄连、黄芩降火；白芍、阿胶、鸡子黄滋阴；而共达清心安神之功。

阴虚明显而心火不甚旺者，可用中成药天王补心丹：人参、玄参、丹参、茯苓、远志、桔梗、生地黄、当归、五味子、天门冬、麦门冬、柏子仁、酸枣仁。

若宜阴虚为主，则可用六味地黄丸：熟地黄、山萸肉、山药、泽泻、牡丹皮、茯苓，加夜交藤、酸枣仁、茯神、合欢皮等。

若觉上方药力不足者，可用朱砂安神丸：黄连、生地黄、甘草、当归、朱砂。

心肾不交型失眠症中医辨证论治

心肾不交型失眠患者症状为心烦不寐，头晕耳鸣，烦热盗汗，咽干，精神萎靡，健忘，腰膝酸软；男子滑精阳痿，女子月经不调；舌尖红，苔少，脉细数。心主火在上，肾主水在下，在正常情况下，心火下降，肾水上升，水火既济，得以维持人体正常水火、阴阳之平衡。水亏于下，火炎于上，水不得上济，火不得下降，心肾无以交通，故心烦不寐。盗汗、咽干、舌红、脉数、头晕耳鸣、腰膝酸软，

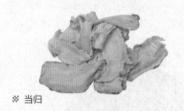

※ 当归

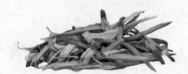

※ 甘草

均为肾精亏损之象。

心肾不交型失眠患者饮食应该清淡，比如鱼、瘦肉类食物，低盐低脂，避免辛辣刺激、油腻生冷、不易消化的食物，补充丰富的营养，多吃水果蔬菜。

心肾不交型失眠患者应注意交通心肾，可用交泰丸、黄连阿胶汤。

交泰丸由黄连、肉桂组成。方中黄连清心降火，少佐肉桂，以引火归元，共达水火既济、心肾交通之功。上方若觉药力不足者，可合用黄连阿胶汤：黄连、黄芩、白芍、阿胶、鸡子黄。

若以心阴虚为主者，可用天王补心丹：人参、玄参、丹参、茯苓、远志、桔梗、生地黄、当归、五味子、天门冬、麦门冬、柏子仁、酸枣仁。

如以肾阴虚为主者，可用六味地黄汤加夜交藤、酸枣仁、合欢皮、茯神之类。

此外，有人根据"半夏得阴而生，夏枯草得阳而长"之论，运用半夏、夏枯草，常能达到协调阴阳，交通心肾之效。

心虚胆怯型失眠症的中医辨证论治

心虚胆怯型失眠患者症状为：虚烦不得眠，入睡后又易惊醒，终日惕惕，心神不安，胆怯恐惧，遇事易惊；并有心悸、气短、自汗等症状。舌质正常或淡，脉弦细。心气虚则心神不安，终日惕惕，虚烦不眠，眠后易惊醒，心悸、气短、自汗；胆气虚则遇事易惊，胆怯恐惧；舌质淡，脉弦细，为心胆气虚、血虚的表现。本型不寐定位在心、胆，证性属虚。

心虚胆怯型失眠患者宜食益气补血、养心安神、清淡易消化的食物，可选用含钾高的蔬菜，如菠菜、油菜、黑木耳、

香菇等。

心虚胆怯型失眠患者应注意益气镇惊，安神定志。方可选用安神定志丸。

安神定志丸由茯苓、茯神、远志、人参、龙齿、石菖蒲组成。方中人参益气，龙齿镇惊为主，配茯苓、茯神、石菖蒲补气益胆安神，共奏益气镇惊、安神定志之功效。上方若药力不足，可加炒枣仁、夜交藤、牡蛎。

若血虚阳浮，虚烦不寐者，也可用酸枣仁汤：酸枣仁、川芎、茯苓、知母。证情较重者，二方可合用。

亦可选用温胆汤：半夏、橘皮、茯苓、竹茹、枳实、甘草、生姜、大枣、党参、远志、五味子、炒酸枣仁。

心虚胆怯，昼夜不睡，证情重者，可选用高枕无忧散：人参、石膏、陈皮、半夏、茯苓、枳实、竹茹、麦冬、桂圆肉、甘草、酸枣仁。

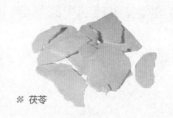

※ 茯苓

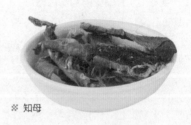

※ 知母

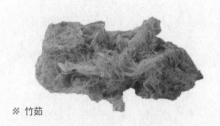

※ 竹茹

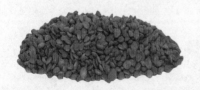

※ 酸枣仁

肝胆两虚型失眠症的中医辨证论治

《本草经疏》中记载："病后不得眠，属胆虚"。肝胆两虚型失眠患者，多为肝病日久，身体亏虚，表现为虚烦、难以入睡或入睡后容易惊醒，心神不宁，终日惕惕，胆怯恐惧，遇事易惊，舌淡，脉细弦等。调理应以补益肝胆、养血安神为原则。方可用酸枣仁汤合珍珠丸。

酸枣仁汤合珍珠丸：酸枣仁9克，茯苓9克，知母9克，川芎9克，甘草3克，珍珠母12克，龙齿12克，柏子仁12克，当归9克，地黄9克，人参3克，犀角3克，沉香3克。酸枣仁汤补益胆虚之效，珍珠丸具有镇胆虚之惊，二方共达补益肝胆、养血安神之功用。而方中之酸枣仁一味，既能安神定志，又具补养之功，对肝血亏虚之失眠尤为适用。若由于胆气虚弱所致，则可选用参胡温胆汤（党参、柴胡、麦冬、茯苓、桔梗、橘红、香附、半夏、枳实、竹茹）。

肝郁血虚型失眠症的中医辨证论治

肝性喜条达、恶抑郁，为藏血之脏，体阴而用阳。若情志不畅，则肝体失于柔和，以致肝郁血虚。肝郁血虚型失眠者，通常为郁怒伤肝，肝气郁结，并耗伤阴血导致精血亏虚，郁热内扰所以难以入睡，即使入睡，也多梦易惊。肝气不得疏泄，所以胸胁胀满、急躁易怒、常叹息，舌红、苔白或黄，脉弦数。而肝木为病易传脾，脾胃虚弱故神疲食少，气血化生减弱，加重血虚。脾为营之本，胃为卫之源，脾胃虚弱则营卫之气受损，不能调和而出现往来寒热症状。

肝郁血虚型失眠者，日常宜常吃一些具有疏肝理气、健脾养血功效的食物。中医认为"久视伤血"，故血虚者应避免过度用眼，注意劳逸结合。

治疗肝郁血虚型失眠，应以疏肝、养血、安神为原则，可选用逍遥丸、酸枣仁汤加柴胡等方。

逍遥散主要成分为柴胡、当归、白芍、白术（炒）、茯苓、炙甘草、薄荷、生姜。君药柴胡疏肝解郁，使肝气条达；当归甘苦温养血和血、白芍养血柔肝，共为臣药；木郁不达致脾虚不运，故以白术、甘草、茯苓健脾益气，既能实土以御木侮，又能使营血生化有源；薄荷疏散郁遏之

气，透达肝经郁热；煨生姜温胃和中，且能辛香达郁，共为佐药。诸药合用，可收疏肝健脾，气血兼顾的效果。凡属肝郁血虚，脾胃不和者，如月经不调、胸胁胀痛、头晕目眩、食欲减退、失眠等症状，皆可应用。

酸枣仁汤加柴胡：酸枣仁 9 克，甘草 3 克，知母 9 克，茯神 12 克，川芎 6 克，柴胡 12 克。方中酸枣仁养肝血、安心神；川芎调畅气血，疏达肝气；茯神、甘草宁心；知母清热除烦；酌加柴胡以加强疏肝的作用。若病后血虚肝热而不寐者，宜用琥珀多寐丸（琥珀、党参、茯苓、远志、羚羊角、甘草）。若肝郁化火者，宜用丹栀逍遥散（当归、白芍、白术、柴胡、茯苓、甘草、煨姜、薄荷、丹皮、山栀）加忍冬藤、夜交藤、珍珠母、柏子仁等。

心肝火旺型失眠症的中医辨证论治

肝火旺就是肝的阳气亢盛表现出来的热象，多因肝阳化火或肝经蕴热所致。肝主"疏泄"，七情过极、情志所伤，每致肝气郁结，"木能生火"，故受惊恐之后，必至肝木之火有余，而致心火亢进，心肝火旺，内扰心神，心神不宁，故而烦躁不安、难以入睡，以及倦怠、头晕、头痛、面目红赤、红潮难退、易暴怒、

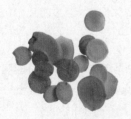

※ 白芍

※ 白术

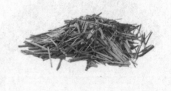

※ 柴胡

口干舌燥、口苦、口臭、舌红苔黄腻、脉弦数等，重者会晕厥、呕血等。

日常生活中，心肝火旺型的失眠患者应注意饮食调理，戒烟禁酒，少吃辛辣、油腻的食物，适当进行户外运动，保持愉快的心情，尽量控制情绪。宜多吃些凉性的、具有疏肝清热功能的食物。

可常饮清肝茶，包括夏枯草 12 克，菊花 10 克，桑叶 10 克。将夏枯草、桑叶洗净，浸泡 30 分钟，放入砂锅加适量清水，煎煮 30 分钟，再放入菊花闷 5 分钟即可饮用。夏枯草具有清泄肝火、散结消肿、清热解毒、祛痰止咳、凉血止血的功效；桑叶可疏散风热、清肺润燥、平肝明目、凉血止血；菊花则能疏风、清热、明目、解毒。此茶不仅能调理心肝火旺引起的失眠、烦躁等症状，还可降血压、降血脂，具有一定的抗菌消炎作用。

莲子心有清心火，止遗精的作用，心肾不交、阴虚火旺的失眠患者，食之最宜。从临床应用上看，莲子心适用于轻度失眠人群。

莲心栀子茶：莲子心 3 克，栀子 9 克，甘草 6 克。将莲子心、栀子、甘草分别洗净放入杯中，用开水冲泡、代茶饮用。本品可清心泻火，适于调理心烦失眠、燥热、高血压、高脂血症等症。也可加夜交藤、茯苓宁心安神。

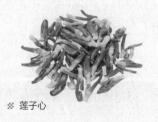

※ 莲子心

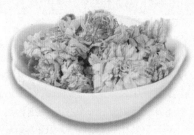

※ 菊花

肝郁化火型失眠症的中医辨证论治

肝气郁结多由情志抑郁、气机阻滞所致。肝有疏泄的功能，喜升发舒畅，如因情志不舒，恼怒伤肝，或因其他原因影响气机升发和疏泄，就会引起肝郁的病症。其表现主要有两胁胀满或窜痛，胸闷不舒，且胁痛常随情绪变化而增减。肝气上逆于咽喉，使咽中似有异物梗阻的感觉；肝气横逆，侵犯脾胃，胃失和降而脘痛、呕逆、吐酸水、饮食不佳；脾气失和就发生腹痛、腹泻。肝气郁结而致气滞血淤，则胁部刺痛不移，或逐渐产生癥瘕积聚。此外，如月经不调、神经官能症、慢性肝脏疾患、肝脾肿大、消化不良等病症也常和肝气郁结有关。肝气郁结，肝郁化火，邪火扰动心神，心神不安而引起失眠。失眠的同时还有性情急躁易怒，不易入睡，入睡后则多梦易惊醒，胸胁胀满，善太息，易生气，口苦目赤，不思饮食，口渴喜饮，小便黄赤，大便秘结，舌质红，苔黄，脉弦而数。

肝郁化火型失眠者，应注意平时的保养。饮食宜清淡，少吃煎炸的食物；保持心情舒畅，不要劳累；适当运动有助于疏发肝气，调畅气机。日常可以选茉莉花、玫瑰花、菊花、金银花、柠檬草等有疏肝清心效果的材料泡茶饮用。

治疗肝郁化火型失眠应疏肝泻热，佐以安神。如丹栀逍遥丸、龙胆泻肝丸对治疗肝郁化火效果都很好，尤其是丹栀逍遥丸。因中成药不如中药汤剂药量大，所以见效比较慢，一般服药1周左右见效。

丹栀逍遥丸主要成分为：牡丹皮、栀子（炒焦）、柴胡（酒制）、白芍（酒炒）、当归、茯苓、白术（土炒）、薄荷、甘草（蜜炙）。可疏肝解郁，清热调经。用于肝郁化火，胸胁胀痛，烦闷急躁，颊赤口干，食欲不振或有潮热，以及妇女月经先期，经行不畅，乳房与小腹胀痛。

龙胆泻肝汤加味：木通、黄芩、栀子、泽泻、龙胆草、柴胡、当归、车前子、甘草、生地、酸枣仁、龙齿、磁石。方中龙胆草、黄芩、栀子清肝泻火；泽泻、木通、车前子清利肝经湿热；当归、生地养血和肝；柴胡能使肝胆之气舒畅；甘草和中；酸枣仁、龙齿、磁石镇心安神；全方共奏疏肝泄热、镇心安神之功效。

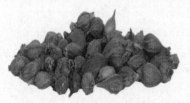

※ 栀子

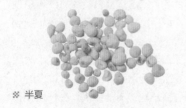

※ 半夏

痰热内扰型失眠症的中医辨证论治

痰既是一种机体代谢的病理产物，又是一种有形之邪，留滞体内，成为致病因素，可变生百病。痰可随气升降，循经流窜，无处不到，以致出现心神逆乱、经脉痹阻之证。痰证既成，气机失调，郁久化热，可出现痰热内扰的各种征象。如心烦，口苦，目眩，头重，胸闷，恶心，嗳气，痰多，舌质偏红，舌苔黄腻，脉象滑数。痰火内盛，扰乱心神，所以心烦、失眠；痰热郁阻气机所以头重、胸闷、恶心、嗳气；舌质红，舌苔黄腻，脉象滑数，为痰热之象。

痰热内扰型失眠者，日常饮食宜偏凉，不宜进补，因为过食肥甘厚味之品可助湿生痰。宜食用藕粉、绿豆汤、黑木耳粥、新鲜果汁等。每日睡前可用温水泡脚15分钟，然后用右手大鱼际或小鱼际按摩百会、足心（涌泉穴）5分钟。睡前调整呼吸，安定心神，不要胡思乱想。

治疗痰热内扰型失眠应清热化痰，养心安神。方可选竹皮温胆汤、清火涤痰汤、黄连温胆汤等。

竹皮温胆汤主要成分为竹茹、半夏、白薇、石膏、茯苓、陈皮、枳实、甘草、生姜、大枣、柏子仁、桂枝。

清火涤痰汤：胆南星、黄连、生姜、茯神、贝母、竹沥、麦冬、柏子仁、丹参、僵蚕、菊花、橘红、杏仁、栀子。方中用胆南星、贝母、竹沥、生姜化痰泄浊；柏子仁、茯神、麦冬、丹参养心安神；僵蚕、菊花息风定惊；杏仁、橘红豁痰利气。全方共达化痰清热、养心安神之功效。

黄连温胆汤主要成分为川连、竹茹、

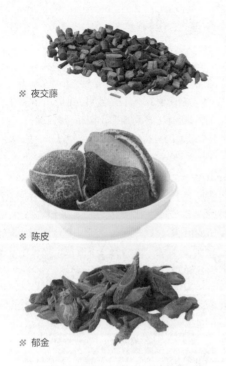

※ 夜交藤

※ 陈皮

※ 郁金

枳实、半夏、橘红、甘草、生姜、茯苓。此方可清热燥湿理气化痰，和胃利胆。一般轻症，可用温胆汤（半夏、橘皮、茯苓、竹茹、枳实、甘草、生姜、大枣）；若痰热扰心，气血不足证者，可在温胆汤基础上加远志、人参、熟地、枣仁，名为十味温胆汤；若痰涎沃心，淤阻血脉者，则可在十味温胆汤基础上加菖蒲、远志、郁金、杏仁、丹参以痰淤并治，清心安神；如果痰火较盛者，可用除痰降火汤（柴胡、黄芩、半夏、青皮、枳壳、竹茹、珍珠母、龙胆草、山栀子、夜交藤）。

胃气不和型失眠症的中医辨证论治

胃气不和泛指胃受纳、腐熟水谷功能失调的病证。饮食入胃，经胃腐熟之后，下行进入小肠作进一步消化吸收，并将食物残渣下输于大肠，这个过程依赖于胃气通降功能的推动。若饮食不节、食滞胃中，或胃阴不足、邪热扰胃，或肝郁气滞、横逆犯胃，都会致使胃失和降，影响胃气正常功能，出现胃气不和，重者出现胃气上逆。症见厌食或食后痞胀、恶心欲吐、呃逆、口臭、失眠、大便失调、舌苔腻、脉滑等。胃有食滞未化，胃气不和，升降失调，故脘腹胀痛、恶心、呕吐、嗳腐吞酸以致不能安睡，即所谓："胃不和则卧不安"；热结大肠，大便秘结，腑气不通，所以腹胀，腹痛；舌苔黄腻或黄燥，脉弦滑或滑数，均系胃肠积热的征象。本型失眠属于实证，特点是胃气失和、夜卧不安。应针对病因、病情分别采用滋阴和胃、消食和胃、疏肝和胃、温中散寒等方法。如保和丸、疏肝和胃丸等。

保和丸，主要成分为神曲、半夏、陈皮、莱菔子、山楂、茯苓、连翘。方中山楂、神曲助消化，消食滞；半夏、陈皮、茯苓降逆和胃；莱菔子消食导滞；连翘散食滞所致的郁热。可加远志、柏子仁、夜交藤以宁心安神。便秘者，可加用酒军6克，芒硝10克；呕吐及恶心者，加黄连、苏叶各6克；腹胀、腹痛者，加厚朴、元胡各10克，陈皮可用至20克。重证者用调胃承气汤（大黄、芒硝、生甘草），胃气和，腑气即通而止，不可久服。

疏肝和胃丸主要成分为香附（醋制）、白芍、佛手、木香、郁金、柴胡、白术（炒）、陈皮、广藿香、槟榔（炒焦）等13味。此方可疏肝解郁，和胃止痛。用于肝胃不和，两胁胀满，胃脘疼痛，食欲不振，呃逆呕吐，大便失调。

淤血阻络型失眠症的中医辨证论治

淤血阻络型失眠者通常入睡困难，易于惊醒，噩梦纷扰，或彻夜不寐，久治不愈，伴有烦躁不安，面色黧黑，肌肤甲错，舌质紫暗，脉来不畅。对于顽固性失眠症，气血失调是一个重要因素。大致可分为因淤致病和因病致淤两大类。因淤致病，多由血络淤滞，心脉受阻，心神失养，阳不入阴，神不守舍，而致入眠不易，梦中惊魇；因病致淤，多为顽固性不寐迁延日久，邪气扩散，由气传血，由经入络，此即"久病必淤"。淤阻已成，内扰心神，外现血淤之征象。淤血阻络型失眠，应活血化淤，通窍醒神。

方可选血府逐淤汤等。

血府逐淤汤：红花、生地、当归、牛膝各9克，桃仁12克，枳壳、赤芍、甘各6克，柴胡3克，桔梗、川芎各4.5克。方用桃仁、红花、当归、生地、川芎、赤芍活血化淤而养血，柴胡行气疏肝，甘草缓和药性，缓急止痛，桔梗开肺气，枳壳行气宽中，牛膝通利血脉，引血下行。由于肝郁气滞、气滞血淤所致头痛、胸痛、憋闷、急躁、肝气病及用归脾治疗无效的心跳心忙、胸不任物或胸任重物、夜睡多梦、失眠不安、发热、饮水即呛、干呕、呃逆、食从胸后下等症，均可用本方治疗。

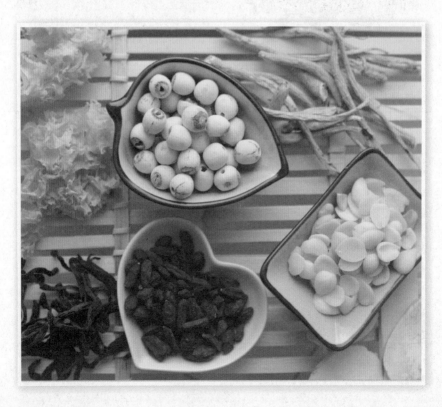

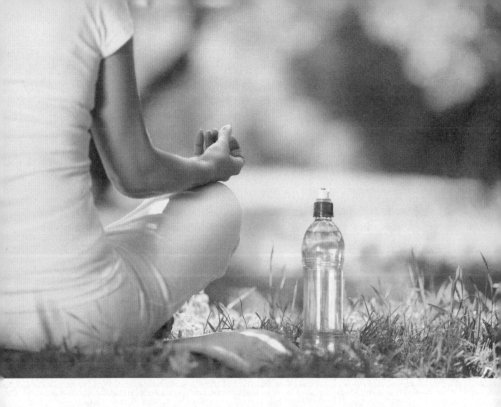

失眠的生活调养要点

　　失眠问题困扰着无数朋友，这里我们从简单的生活调养开始，帮助更多失眠患者调整好自己的生活习惯，从而改善失眠状况。

生活有规律，改善不良生活习惯

　　每个人都有自己特定的睡眠周期，选择最合适的睡觉时间及方式，做到每天按时睡觉，按时起床，养成良好的生活习惯，注意饮食营养，劳逸结合，增强体质。专家指出，环境因素和精神因素都会影响到人们的睡眠，如工作生活的变化、上夜班、乘坐车船、旅行时差，以及亮光、噪声等都会影响睡眠；兴奋、焦虑、恐惧等精神方面的因素，最易造成入睡困难等失眠现象；长期失眠的人常伴有忧郁、烦恼和神经衰弱等现象。另外，工作压力、学业任务、家庭纠纷、生理上出现内分泌失调或者处于更年期，也容易引起睡眠障碍。而不良生活习惯，如躺在床上看书、看电视，坐在床上吃夜宵等也会导致失眠症更加严重。睡眠是一种主动休息、恢复体力的过程，每天所需的休息时间因人而异，有人每天需要保证 7 ～ 9 小时的睡眠，也有人一天仅需休息 2 ~ 3 个小时。因此，只要不影响正常生活，睡眠少也不必一味治疗。想要改善睡眠，专家提醒，可从调整生活习惯和心理状态两方面入手。首先，要选择相对舒适的睡眠环境，在睡前洗个热水澡或喝杯热牛奶；要注意调整生物钟变化，注意生活规律，使睡眠生物钟尽量与自然周期同步化；适当参加一些劳动、体育锻炼，注意劳逸结合；清淡饮食，多吃容易消化的食物，也有助于改善睡眠；睡前不要喝可乐、咖啡、茶叶、酒等可以兴奋神经的饮料。其次，失眠患者在睡前要调整好自己的心态，不要因为失眠而过分紧张，睡眠的改善需要一个过程。而长期被睡眠障碍所困扰的患者，应积极寻求治疗。

适量运动，加强锻炼

适量运动可以缓和交感神经系统，是改善睡眠障碍的良方。运动能产生内啡肽，内啡肽是一种比吗啡还强的镇静物质，它可以产生催眠作用。规律运动可以调节生物周期节律，也就是所谓的生物钟，这种影响与光线对睡眠的影响一样强烈。运动会增加体温，睡前做一些快速散步之类的轻微运动，可以促进体温升高；散步会使身体微微出汗，停止以后体温则开始下降，睡觉前再洗个热水澡，人将很容易进入深度睡眠，提高睡眠质量。

定期运动能使人心情愉快，有助于缓解压力，减少梦中惊醒，减轻失眠症状。运动对睡眠的影响还与运动量有关，中等程度以下的运动能使人产生轻度的疲劳感，加快入睡时间，并加深睡眠深度。运动时间最好选择在下午 4 ~ 5 点或者早晨，睡前不适宜做剧烈运动，临睡前的过量运动，会令大脑兴奋，不利于提高睡眠质量。运动助眠的项目有多种，如跑步、竞走、滑冰、游泳、做操、骑自行车、打羽毛球等，可根据自己的具体情况进行选择。运动很可能会影响体内多种激素的分泌。

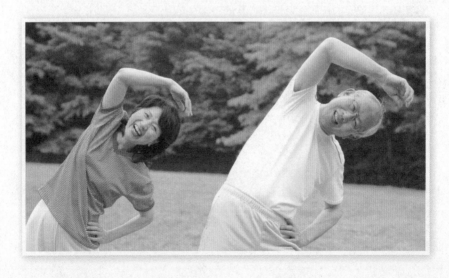

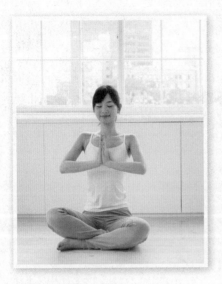

头颈部注意防风保暖

失眠患者应时刻警惕受凉、受潮，尽量不在阴暗潮湿的环境中逗留久坐。劳动或运动出汗后不用冷水冲洗，也不要用电风扇吹，室内空调温度不宜过低。注意头颈部及身体的保暖，是防止失眠、促进疾病康复的重要手段。从事久坐体位的工作者，应注意减少久坐和连续工作的时间和强度，适当活动一下头颈部及肢体，自我按摩头部各处片刻。尽量避免因头颈部劳累引发失眠。

调整心态，解除焦虑情绪

出现焦虑情绪的时候，可以适当地做一些放松训练，如深呼吸，逐步肌肉放松法等。正确的深呼吸方式要点是：保持一种缓慢均匀的呼吸频率，如缓慢吸气，稍稍屏气，将空气深吸入肺部，然后缓缓地把气呼出来。当然，压力并不全是坏事，以一颗平常心去对待，把它当作一个提升自己的机会。另外多听一些舒缓流畅的音乐，参加一些户外活动，亲近大自然，培养琴棋书画等爱好，可陶冶性情，这些方法都可以帮助我们缓解自身的焦虑情绪。长期以来的研究证实，肢体活动对于缓解焦虑大有裨益。对平时容易急躁的人来说，多参加慢跑、打太极拳、下棋、游泳等运动，可以增强自我控制能力、稳定情绪。给自己的时间制订一个计划，对没有处理完的事务不能拖延，给自己一定的放松时间来调理，这样可以消除焦虑情绪。

创造优质的睡眠环境

创造优质的睡眠环境不仅可以改善失眠情况，还能使人在第二天精神饱满，心情愉悦。营造舒适的睡眠环境，首要条件是卧室的温度要适中，不宜太冷也不宜太热；习惯开灯睡觉的人，光线不能太亮，以免影响睡眠；保持良好的通风，室内氧气浓度才不会下降。其次是保持规律的睡眠时间，生活作息要规律，即使前一天没睡好，隔天仍要按时起床，以免影响晚上的睡眠；要严格限制在床上的时间，白天尽量不要待在床上，只有在晚上想睡觉时才上床睡觉。再者，选择适合自己的枕头，保证高质量睡眠。另外，要避免在床上做睡觉以外的事，如看书、看电视、吃东西，若躺在床上20至30分钟仍无法入睡，应立刻起床做一些可以放松心情的事，听听音乐、看看书等，待有睡意时再去就寝，较容易进入梦乡。有些人喜欢睡前泡热水澡、喝杯热牛奶、蜂蜜之类的来帮助睡眠，但专家建议最好不要吃太饱，以免肠胃消化不良影响睡眠。

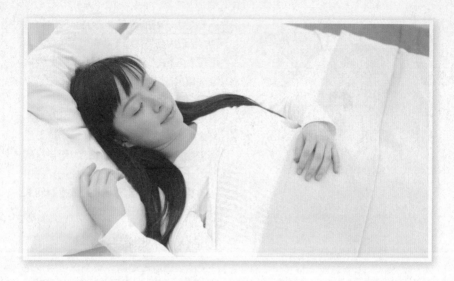

关注入睡前的姿势

睡眠姿势不外乎俯卧、仰卧、侧卧这几种。各人的习惯不同，有统计资料表明，在各种睡眠姿势中，侧卧占35%，仰卧占60%，有5%的人为俯卧。从睡眠卫生的要求来说，以双腿变屈朝右侧卧的睡眠姿势最合适。这样，能使全身肌肉松弛，有利于肌肉组织休息、消除疲劳；心脏在胸腔内位置偏左，右侧卧心脏受压少，可减轻其负担，有利于排血；胃通向十二指肠以及小肠通向大肠的口都向右侧开，有利于胃肠道内容物的顺利运行；肝脏位于右上腹部，右侧卧时它处于低位，因此供应肝脏的血多，有利于对食物的消化、体内营养物质的代谢及药物的解毒、肝组织本身的健康等。从生理学观点看，右侧卧是比较科学的。右侧卧时，右肺空气吸入量占全肺的59%，右肺循环血量占全肺的68%（由于重力作用，下肺的肺血流量肯定多）。而左侧卧时，左肺的上述两

项指标相应为38%和57%。空气吸入量所占百分比与血流量所占百分比相比，右侧卧时较为接近（相差9%），左侧卧时相差较大（相差19%），而人体需要的氧经气体交换后是靠血液来运输的，由此看右侧卧优于左侧卧。左侧卧时心脏易受挤压，易增加心脏负担，故正常人侧卧时以右为合理。但侧卧要注意睡的枕头不宜太低，否则会使颈部感到不适。实际上，人们在整夜的睡眠过程中，不可能固定在一个姿势，到一定时候就自行翻身或改变四肢的位置，以求得舒适的体位。人在睡眠过程中，只要能迅速入睡，没有不舒服的感觉，任何睡眠姿势均可，不必太拘泥。但总的说来，侧卧、仰卧的睡姿较好，尤其以右侧卧位为佳。在我国有多尊卧佛，佛祖是右侧卧姿势，可见古人已做出了明确的选择。

是药三分毒，慎服安眠药

现代社会人们易因工作学习压力大、习惯性熬夜导致睡眠不足、睡眠质量差，这些问题困扰着各类人群，使得他们原本有规律的生物钟逐渐失衡，由于生物钟紊乱致使体内的褪黑素（大脑的松果体分泌的一种类固醇激素）浓度下降，引起松果体的分泌功能失调。

美国哈佛大学剑桥医学研究中心神经生理学教授迪尔尼经过长期的研究试验表明，体内的褪黑素浓度下降，消耗过大是引起失眠的根本原因。因此很多失眠者会选择服用安眠药，市场现在常见的安眠药是安定、苯巴比妥、水合氯醛、三溴合剂、佐匹克隆等。安眠药作为一种处方药，适合身体有疾病的失眠患者。但专家通过数千次的临床试验证明，失眠药不适合工作压力大、习惯性熬夜而

导致失眠，以及随着年龄的增长，大脑的松果体分泌的褪黑素足而引起的失眠的朋友。安眠药帮助解决失眠的机理是直接抑制大脑神经，大脑急刹车，大脑处于"假睡"状态。简单说就是，大脑没有得到充分休息，只是通过药物抑制大脑神经。并且据调查发现，患者服药后，药物进入血液及作用部位，在一定的药物浓度下发挥催眠作用，但是这些药物在肝药酶的作用下发会生分解、破坏，这样它的作用就消失了。

如果因长期工作压力大、习惯性熬夜导致失眠和年龄的增长，大脑分泌褪黑素减少导致失眠的患者经常服用安眠药，会逐渐对安眠药产生依赖性，以致剂量不断增加，效果越来越差。所以，是药三分毒，安眠药需在医药学专家指导下慎服。

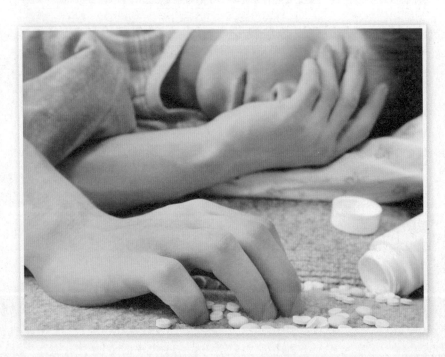

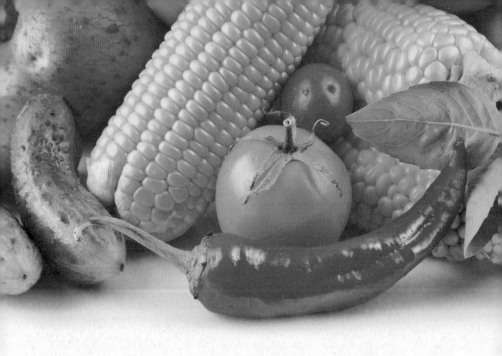

失眠的饮食调理原则

对于失眠的调理除了从生活方面入手外，还需要针对造成失眠的不同原因，从饮食上入手，调整膳食结构，培养良好的饮食习惯。

饮食以清淡易消化为主

中医常言道"胃不合则卧不安"，饮食结构不合理也是失眠的原因之一。

失眠患者要使自己保持比较安定的情绪，饮食宜以平补为主，如：豆类、奶类、谷类、蛋类、鱼类、冬瓜、菠菜、苹果等。且尽量不要吃火腿、热狗、茄子等食物，因为这些食物中含有一种能刺激肾上腺素分泌的干酪胺，这种物质会使大脑兴奋，降低睡意。

失眠患者要注意晚餐不可过饱，应

该以清淡为主，不要吃大鱼大肉那种难以消化的食物，免得增加肠胃负担，使入睡困难。睡前不宜进食，不宜大量饮水，避免因胃肠的刺激而兴奋大脑皮质，或夜尿增多而入睡困难。

另外，失眠患者要少吃油腻、煎炸、熏烤食品。避免吃辛辣有刺激性的温燥食品，如：胡椒、葱、蒜、辣椒等。忌喝含咖啡因的饮料，如咖啡、浓茶等。这些食物尤其都不要在晚上食用。这是失眠患者饮食护理很重要的方面。

合理摄取镁元素

镁能调节神经肌肉兴奋性，血中镁含量增高，镇静作用随之增强。镁缺乏在临床上主要表现为情绪不安、容易激动、手足抽搐、反射亢进等。

中国营养学会建议，成年男性每天约需镁 350 毫克，成年女性约需 300 毫克，孕妇以及哺乳期女性约需 450 毫克，2 ~ 3 岁儿童约需 150 毫克，3 ~ 6 岁儿童约需 200 毫克。可耐受最高摄入量（UL）定为 700 毫克 / 天。在正常情况下，由于肾的调节作用，口服过量的镁一般不会发生中毒。但当肾功能不全时，大量口服镁可引起镁中毒，表现为腹痛、腹泻、呕吐、烦渴、疲乏无力，严重者会出现呼吸困难、瞳孔散大等。镁主要存在于叶绿素当中；如蔬菜类的油菜、慈姑、茄子、萝卜；水果中的葡萄、香蕉、柠檬、橘子；谷物中的糙米、小米、玉米、小麦；豆类中的黄豆、豌豆、蚕豆；水产品中的紫菜、海参、鲍鱼、墨鱼、鲑鱼、沙丁鱼、蛤蜊等都是含镁丰富的食物。

另外，松子、榛子、西瓜子也是高镁食物。因而，合理摄取镁可协助夜里停止产生紧张激素（ACTH），有助于睡得更加宁静安稳。

补充 B 族维生素

B 族维生素包括维生素 B_1、维生素 B_2、维生素 B_6、维生素 B_{12}、烟酸、泛酸、叶酸等。这些 B 族维生素是推动体内代谢，把糖、脂肪、蛋白质等转化成热量时不可缺少的物质。如果缺少 B 族维生素，细胞功能会马上降低，引起代谢障碍，这时人体会出现滞怠和食欲不振。

失眠患者应多补充 B 族维生素，尤其是维生素 B_6 和烟碱酸。维生素 B_6 是生产血清素和褪黑激素所需要的。烟碱酸缺乏时可从色氨酸中形成。因此，在脑的新陈代谢中，用于产生血清素（促进睡眠）的色氨酸会由于"被偷窃"而变得缺乏。

B 族维生素的主要食物来源比较相近，主要有酵母、谷物、动物肝脏等。维生素 B_1 的主要食物来源为：豆类、糙米、牛奶、家禽。维生素 B_2（核黄素）的主要食物来源为瘦肉、肝、蛋黄、糙米及绿叶蔬菜，小米含有很多的维生素 B_2。烟酸来源于动物性食物，肝脏、酵母、蛋黄、豆类中含量丰富，蔬菜水果中则量偏少。维生素 B_5 的主要来源为酵母，动物的肝脏、肾脏，麦芽以及糙米等。维生素 B_6 的主要来源为瘦肉、果仁、糙米、绿叶蔬菜、香蕉等。

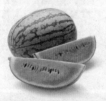

西瓜

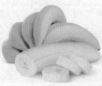

香蕉

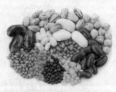

谷物

坚果

晚饭宜早，不宜过饱

晚餐进食不恰当也是许多患者失眠的原因之一。我们建议大家晚餐应该早一点吃，睡前三小时之内最好不要再进食。很多朋友都不会在意自己晚餐的食量，有些人即便吃饱了还是会继续进食，这种习惯是不正确的。

其实，晚餐不宜吃得过饱，特别是过食大鱼大肉，因为高蛋白、高脂肪的食物在晚上不但不容易消化，还会加重胃肠道负担，使人更加难眠。

再如，腊味、火腿、热狗、茄子含有一种能刺激肾上腺素分泌的物质会导致大脑兴奋。又如，葱、胡椒、辣椒、芥末、咖啡、茶和含酒精的饮料，也会使人兴奋。晚餐进食这些食物都可能导致失眠。对于一些在临睡前或夜间醒后再难入睡的失眠患者来说，首选的助眠食物是牛奶或者酸奶，因为奶品中含有具有安定作用的色氨酸，睡前 20 分钟喝100 ~ 150 毫升牛奶，常能令人安然入睡；睡前喝 15 ~ 30 毫升米醋或 15 毫升蜂蜜也可帮助睡眠。香蕉、苹果、大枣是有效的助眠水果，如果半夜醒来辗转难眠，吃半个或者 1 个香蕉，往往能让人重入梦乡。

洋葱和生姜也有很好的催眠作用，取新鲜洋葱 30 ~ 50 克、生姜 5 克，切碎，每晚睡前 15 分钟加白糖或蜂蜜服下，坚持半个月，将有助于纠正由于神经衰弱而导致的顽固性失眠。

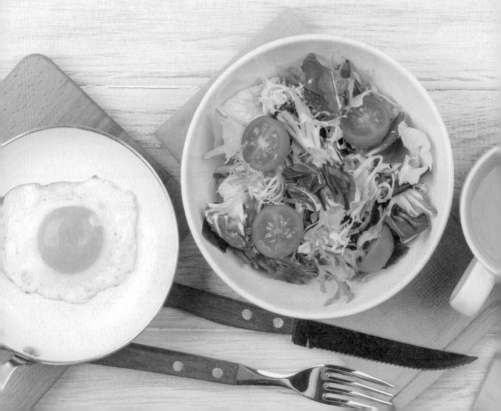

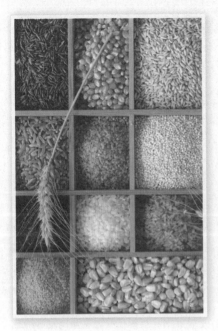

少吃导致胀气的食物

有些食物在消化过程中会产生较多的气体，从而使人体产生腹胀感，妨碍正常睡眠，如豆类、大白菜、洋葱、豆荚、玉米、生菜沙拉等。

胀气大部分是饮食所引起的，首先必须改变饮食习惯，吃东西时，细嚼慢咽，而且不要一次吃得太多、太饱；平时避免喝碳酸饮料、嚼口香糖，并且最好不要用吸管喝饮料，因为这些都会无形中增加气体的摄入量；少吃含有果糖或山梨糖醇的食物或甜点，因为这也是产气的"元凶"；豆类食品一定要煮到熟烂了再吃，太硬的豆子不但不好消化还容易造成胀气。有些人对某种食物特别容易产生胀气，这样就要根据以往的经验避开某些特定的食物。饭后不要一直坐着，可以起身走一走，洗个碗，或是散个步，温和轻缓的运动都有助于消化。

多食用补心安神的食品

失眠在中医上称为"不寐"，病位主要在心，与脾、胃、肝、肾等脏腑相关。病因多为心神失养或邪扰心神。心在五脏六腑之中占有首要地位。心主血脉，是推动血液循环的基本动力，为人体生命活动的中心；心主神明，为十二官之主宰，情志思维活动的中枢。因此，在病理条件下，心的病证主要是由于血液运行障碍和情志思维活动异常所致。

失眠患者可多食谷类食物，如小麦、小米、糯米、燕麦、粳米等，各种谷类食物中的糊粉层含有较多的纤维素、磷、B族维生素、无机盐和一定量的蛋白质及脂肪。除此之外，莲子、桂圆、酸枣仁、茯苓、百合等食物，均有养心安神的功效。

忌食辛辣刺激食物

辛辣就是尖锐而强烈的意思。晚餐中吃了辛辣的食物，会使胃产生灼热感，进而影响到睡眠。所以晚餐应尽量避免食用辣椒、大蒜、洋葱、芥末等食物。含酒精的饮料也是辛辣之品，而饮用少量酒可以助眠。虽说饮酒过量也会助眠，但总是停留在浅睡状态中，很难进入深睡状态，且有些人还会出现头晕头痛等症状，所以饮酒后虽然会睡很长时间，但醒来后仍会有疲惫感。

常食的食物中，辛辣食物有葱、蒜、韭菜、生姜、酒、辣椒、花椒、胡椒、桂皮、八角、小茴香等。所以，想要好睡眠就应该避免食用以上食品。

睡前忌饮浓茶、咖啡

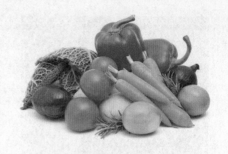

不少人都知道，睡觉之前不宜喝咖啡，这是因为咖啡有提神醒脑的作用。其实，从营养成分上来看，咖啡主要成分就是其中的咖啡因，咖啡因能使神经系统兴奋，还能利尿，食用过多的人自然会因为"兴奋"而失眠了。

大家也知道，茶叶中含有的主要成分是茶多酚、咖啡因、脂多糖等，这些成分能促使人体中枢神经兴奋，增强大脑皮层的兴奋过程，众所周知，茶可提神清心、清热解暑、消食化痰、去腻减肥、清心除烦、解毒醒酒、生津止渴、降火明目、止痢除湿。但是，却少有人知道，浓茶及咖啡内含有的刺激和导致神经系统兴奋的成分，不利于前列腺功能的正常发挥，会让前列腺血管扩张而充血肿胀，甚至产生排尿异常和小腹会阴疼痛不适，对于前列腺炎患者及康复期患者兼失眠患者来说更加不利，因此茶和咖啡，失眠患者还是少饮为佳。

少吃油腻、油炸食物

油炸食品的范围其实比较广，也是我国传统食品之一，无论是逢年过节还是日常生活都会接触到。油炸食品因其酥脆可口、香气扑鼻，能增进食欲，深受许多成人的喜爱。但经常食用油炸食品对身体健康却极为不利，因为油炸食品中含有丙烯酰胺。

淀粉类食物在高温下烹调就容易产生该种物质，且淀粉含量高的油炸食物中丙烯酰胺的含量也高。经常吃油炸食品容易致癌，这是由于油炸食品经高温处理后，比较容易产生亚硝酸盐类的物质，而且油炸食品进入人体后不易消化，从营养吸收上来看，由于油炸食品多比较油腻，所以也较容易引起胃病。

此外，油炸食品的热量比较高，含有较高的油脂和氧化物质，经常食用也容易导致肥胖，是导致高脂血症和冠心病的危险食品。

油炸食品不容易消化，多吃油炸食物的人会感到胸口发闷发胀，甚至恶心、呕吐，或者消化不良。对于油腻食物的消化，人体开销比较大，肠、胃、肝、胆、胰工作量加大，会刺激神经中枢，让它一直处于工作状态，很容易导致失眠。所以，失眠人群更应该少吃油腻、油炸的食物。

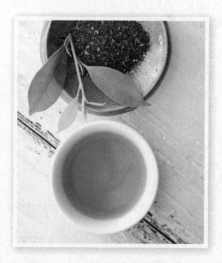

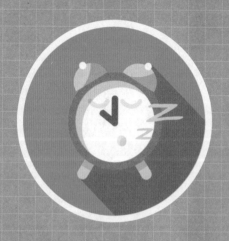

PART 2
80 种防治失眠的食物，
你吃对了吗

食物疗法是根据中医理论，选用食物或配合某种药物，经过烹调加工，制作成具有药用效果的食物，以达到养生保健、治病防病的目的。

本章为您推荐 80 种适合失眠患者食用的食物，对每一种食材均详解其食疗作用，提供搭配宜忌等基础信息，并列出每种食材的能量数值，但此数值为相对数值，并非绝对值，仅供读者参考使用。

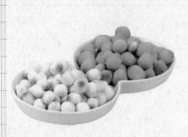

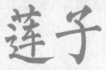

莲子

别名： 莲实、莲米、莲肉
能量： 1439.9 千焦 /100 克
每日用量： 5 ~ 9 克
性味归经： 性平，味甘、涩。归脾、肾、心经。
调理关键词： 淀粉、棉子糖、蛋白质

莲子含有丰富的蛋白质、脂肪和碳水化合物，莲子中的钙、磷和钾，除是构成骨骼和牙齿的成分外，还有促进凝血，使某些酶活化，维持神经传导性，镇静神经，维持心跳的节律等作用。

食疗作用

莲子具有益心肾、固精气、强筋骨、补虚损、利耳目、久服轻身耐老的功效，主治男子遗精、心烦失眠、脾虚久泻、大便溏泄、久痢、腰疼、记忆力衰退等症。《本草纲目》记载"莲之味甘，气温而性涩，清芳之气，得稼穑之味，乃脾之果也。"本品能养心益肾，交通心肾，用于心肾不交所致的虚烦、心悸、失眠。

选购保存

挑选莲子主要是一看，二闻，三听。第一，看莲子的颜色，自然风干的颜色为均匀，稍带点黄色，漂白后的为纯白；

第二，闻莲子的味道，有天然的香味。第三，有咔咔响的莲子为干品，没掺水分。莲子应保存在干爽处。若莲子受潮生虫，应立即晒干，待热气散尽后再收藏。

♥ 应用指南

1. **补脾益胃，治疗脾胃虚弱、饮食不化、大便稀溏：** 莲子肉、糯米（或大米）各200克，炒香；茯苓100克。共研为细末，白糖适量，一同和匀，加水使之成泥状，蒸熟，待冷却后压平切块即可食之。

2. **补脾益胃，治疗脾虚少食、腹泻、小儿疳积消瘦等症：** 莲子肉、芡实、扁豆、薏苡仁、山药、白术、茯苓各120克，人参15克（或党参60克）。将以上药材共炒研末，临用时加适量白糖。每次用15 ~ 30克，以温开水调服。

搭配宜忌

宜	莲子 + 南瓜 降脂降压、通便		**宜**	莲子 + 红枣 促进血液循环、增进食欲
宜	莲子 + 桂圆 补中益气、养心安神		**忌**	莲子 + 蟹 产生不良反应

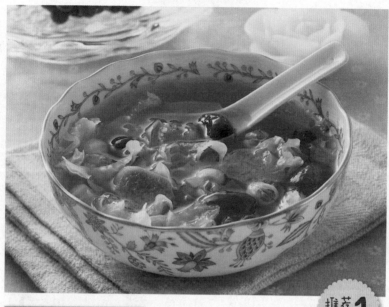

养心安神 + 生津益肾

推荐食谱 **1**

莲子紫薯甜汤

材料
银耳 100 克
莲子 50 克
百合 50 克
红枣 6 枚
紫薯 100 克
冰糖适量

做法

1 银耳洗净，泡发备用。

2 红枣划几个刀口；紫薯洗净，去皮，切成块。

3 银耳、莲子、百合、红枣同时入锅煮约 20 分钟，待莲子、银耳煮软后将准备好的紫薯放入一起煮，加入冰糖调味即可。

专家点评

便秘、尿赤者及妇女产后皆不宜食。

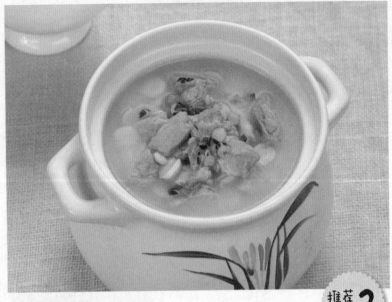

推荐食谱 **2**

养心安神 + 益肾固精

莲子芡实瘦肉汤

材料
瘦肉350克
莲子20克
芡实少许
盐5克

做法
1. 瘦肉洗净，切块；莲子洗净，去心；芡实洗净。
2. 将瘦肉氽水后洗净备用。
3. 将瘦肉、莲子、芡实放入炖盅，加适量水，锅置火上，将炖盅放入锅中，隔水炖 1.5 小时，调入盐即可。

专家点评
便秘、消化不良、腹胀者不宜食用。

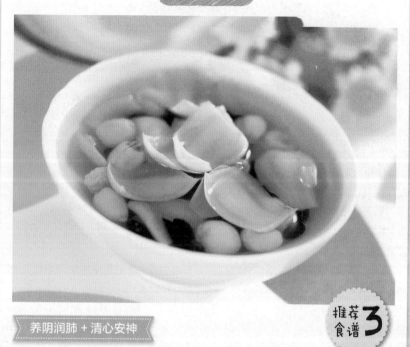

推荐食谱 3

养阴润肺 + 清心安神

莲子百合汤

材料
莲子 50 克
百合 10 克
黑豆 300 克
鲜椰汁适量
冰糖 30 克
陈皮 1 克

做法

❶ 莲子用滚水浸泡半小时，再煲煮15分钟，倒出冲洗；百合、陈皮浸泡，洗净；黑豆洗净，用滚水浸泡1小时以上。

❷ 水烧滚，下黑豆，用大火煲半小时，下莲子、百合、陈皮，中火煲 45 分钟，再改慢火煲 1 小时，下冰糖，待溶后加入椰汁即成。

专家点评

小儿不宜多食。

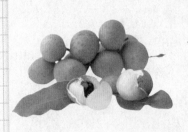

桂圆肉

别名： 蜜脾、桂圆干、福肉
能量： 能量 226.0 千焦 /100 克
每日用量： 5 颗
性味归经： 性温，味甘。归心、肝、脾经。
调理关键词： 蛋白质、糖类、胡萝卜素

桂圆肉营养丰富，具有增进红细胞及血红蛋白活性、升高血小板、改善毛细血管脆性、降低血脂、增加冠状动脉血流量的作用，对心血管疾病有防治作用。

食疗作用

桂圆肉有补血安神、健脑益智、补养心脾的功效，是健脾益智的传统食物；对虚劳羸弱、失眠、健忘、惊悸、怔忡有较好的食疗效果；对病后需要调养及体质虚弱的人尤为有益。使用时应该注意，痰多火盛、无食欲、腹胀、舌苔厚腻、大便滑泻以及患有慢性胃炎的人不宜食用。

选购保存

选购桂圆肉主要为一看，二摇，三尝。第一，看外形。选购带壳桂圆肉，应挑选颗粒较大，壳色黄褐，壳面光洁，薄而脆的品种。第二，桂圆如其肉肥厚，肉与壳之间的空隙就小，摇动时不响，如摇动时作响的，果肉较为瘦小。第三，肉色黄亮，质脆柔糯，味浓而甜的为佳。置通风干燥处，防潮，防蛀。

♥ 应用指南

养心安神、治疗血虚失眠： 净龟肉200克，桂圆肉15克，荔枝20克（去核），黑枣5枚，莲仁15克，枸杞10克，色拉油、盐、味精、料酒、酱油、胡椒粉、冰糖、姜片、葱段各适量。龟肉初加工后斩成块，焯水，沥出洗净；锅中放少许油，下姜、葱炒香，下龟肉煸干水分，烹入料酒、酱油，加汤，上笼蒸熟至约七成烂，取出，拣去姜、葱等料待用；将桂圆肉、荔枝、黑枣、莲仁放入龟肉中，加盐、味精、冰糖调味，上笼蒸至龟肉软烂进味，取出，撒胡椒粉、枸杞即成。

搭配宜忌

宜	桂圆肉 + 鸡蛋 可治疗血虚引起的头痛	桂圆肉 + 莲子 可养心安神
	桂圆肉 + 百合 可养血补血，治疗失眠	桂圆肉 + 甲鱼 补脾胃、益心肺、滋补脾胃、益心肺、滋肝肾

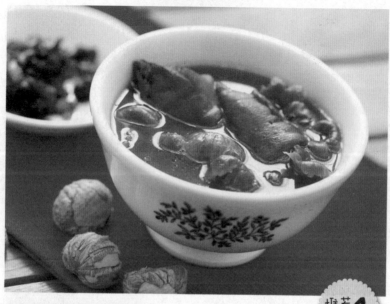

补益心脾 + 养血安神

板栗桂圆炖猪蹄

推荐食谱 **1**

材料

新鲜板栗 200 克
桂圆肉 20 克
猪蹄 2 只
盐 5 克

做法

① 将板栗入开水中煮 5 分钟，捞起剥壳，洗净沥干。

② 将猪蹄斩块汆烫捞起，冲洗干净。

③ 将板栗、猪蹄入炖锅，加水没过材料，大火煮开后用小火炖 7 分钟；桂圆肉入锅煮开，再加盐调味即可。

专家点评

糖尿病患者忌食；脾胃虚弱、消化不良者、风湿病患者不宜多食。

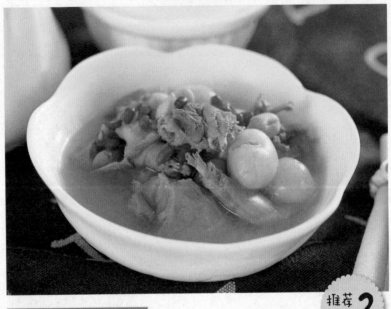

助眠吃法

消利湿热 + 养血安神

推荐食谱2

桂圆红豆乳鸽汤

材料

红豆 50 克
花生 50 克
桂圆肉 30 克
乳鸽 200 克
盐 4 克

做法

1. 将红豆、花生、桂圆肉均洗净，浸泡。

2. 将乳鸽宰杀处理干净，斩大块，入沸水中氽烫，捞起。

3. 将适量清水倒入砂锅内，煮沸后加入全部原料，大火煲沸后改用小火煲 2 小时，加盐调味即可。

专家点评

上火发炎者、孕妇、尿频者、被蛇咬者不宜食用。

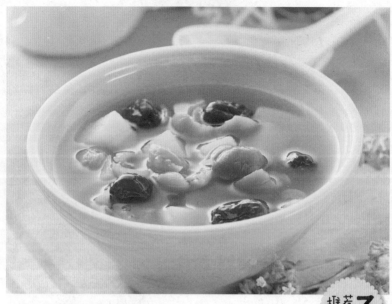

滋阴补血 + 宁心安神

推荐食谱 **3**

桂圆山药红枣汤

材料
桂圆肉 100 克
新鲜山药 150 克
红枣 6 枚
冰糖适量

做法

❶ 将山药削皮洗净，切小块；将红枣洗净，泡发后去核；煮锅内加水煮开，加入山药块煮沸，再下红枣。

❷ 待山药熟透、红枣松软，将桂圆肉加入，小火炖一会儿，最后加入冰糖即可。

专家点评

本品能起养心安神、通便的作用。火热旺盛者不宜食用。

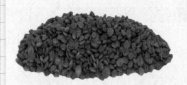

酸枣仁

别名： 枣仁、酸枣核
能量： 能量 1364.6 千焦 /100 克
每日用量： 9 ~ 15 克
性味归经： 性平，味甘。归心、脾、肝、胆经。
调理关键词： 生物碱、脂肪油

酸枣仁主要含多量脂肪油和蛋白质，并含甾醇、三萜类、酸枣仁皂苷、生物碱、大量维生素 C。有研究表明，酸枣仁所含的脂肪油具有镇静、催眠作用，还有抗惊厥、降温的作用。

食疗作用

酸枣仁能养肝、宁心、安神、敛汗。有镇静、催眠、镇痛、抗惊厥作用；同时有一定的降压作用；还对子宫有兴奋作用。用于阴血不足、心悸怔忡、失眠健忘、体虚多汗。但是有实邪郁火及患有滑泄症者慎服。通过药理动物实验表明，酸枣仁具有对抗中枢兴奋剂、咖啡因的作用。此外，酸枣仁对心血管系统、心脏及微循环等均有一定的影响，还能增强免疫力。

选购保存

选购酸枣仁，主要靠通过观察来判断。以酸枣核果小，熟时红褐色，近球形或长圆形，长度在 0.7 ~ 1.5 厘米之间，味酸，核两端钝者为佳。酸枣仁易储存，置阴凉干燥处，防蛀防霉即可。

♥ 应用指南

1. **治心火过盛之烦躁、多梦、失眠等症：** 酸枣仁16克，生栀子10克。将药材用清水洗净，入锅煎汁，取汁加入适量白糖拌匀，温服。

2. **养心安神、治疗虚烦不眠：** 酸枣仁20克，人参12克，茯苓30克。上述药材共研为细末，每次5~6克，温水送服。亦可入粥中煮食。

3. **养心安神、治疗心悸失眠：** 酸枣仁10克，生地黄15克，粳米100克。将酸枣仁、生地黄洗净后用水煎，取汁去渣，再用水煎液，加粳米煮粥食即可。

搭配宜忌

宜	酸枣仁 + 当归 治疗心肝血虚之心悸、失眠	**宜**	酸枣仁 + 党参 治心脾气虚之心悸、失眠
宜	酸枣仁 + 麦冬 治心悸失眠	**忌**	酸枣仁 + 防己 产生不良反应

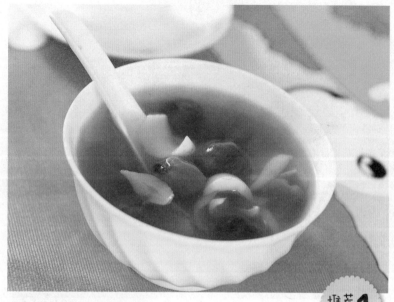

助眠吃法

滋阴补血 + 宁心安神

推荐食谱 1

百合桂圆酸枣汤

材料

干桂圆 250 克
百合 40 克
蜂蜜 250 克
酸枣仁 20 克
鲜姜汁 20 毫升

做法

❶ 将干桂圆去壳，再将桂圆肉、百合、酸枣仁洗净。

❷ 将桂圆肉、百合、酸枣仁放入锅内，加水适量，煮至熟烂。再加入姜汁，小火煮沸，待冷至 65℃ 以下时，放入蜂蜜调匀即可。

专家点评

　　糖尿病患者忌食；脾虚泄泻、湿阻中焦的脘腹胀满者不宜食用。

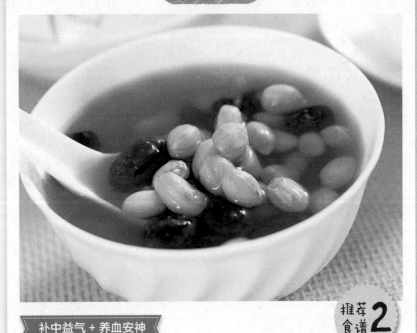

助眠吃法

补中益气 + 养血安神

推荐食谱 **2**

二枣甜汤

材料
干红枣 50 克
花生米 100 克
酸枣仁 20 克
红糖 50 克

做法

❶ 将花生米略煮一下放冷，去皮，与泡发的红枣、酸枣仁一同放入煮花生米的水中。

❷ 加适量冷水，用小火煮半小时左右。

❸ 加入红糖，待糖溶化后，收汁即可。

专家点评

　　痛风、胃溃疡、慢性胃炎、糖尿病、消化不良患者忌食。

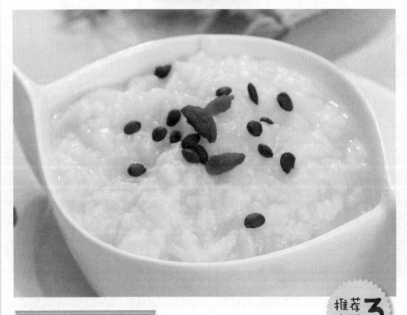

滋补肝肾 + 宁心安神

推荐食谱**3**

酸枣枸杞粥

材料
大米 100 克
酸枣仁 15 克
枸杞 10 克
盐 2 克

做法

❶ 将大米泡发洗净；将酸枣仁洗净，枸杞洗净，备用。

❷ 锅置火上，倒进清水，放入大米，大火煮至米粒开花。

❸ 加入酸枣仁、枸杞，用小火煮至浓稠状，加上盐拌匀即可。

专家点评

糖尿病患者宜少食。

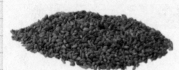

柏子仁

别名：柏实、柏子、柏仁、侧柏子
能量：无
每日用量：3～15克
性味归经：性平，味甘、涩。归脾、肾、心经。
调理关键词：挥发油、皂苷

柏子仁含有大量脂肪油及少量挥发油，有减慢心率、镇静、润肠通便的作用，对阴虚精亏、老年虚弱、劳损低热等虚损型疾病大有裨益。挥发油还有增强记忆的作用，用于治疗失眠。

食疗作用

柏子仁性平而不寒不燥，味甘而补，辛而能润，其气清香，能透心肾，益脾胃，用之，可养心安神、润肠通便。对惊悸、失眠、遗精、盗汗、便秘等病症有疗效；适用于阴虚、妇女产后及老人的肠燥便秘，性质和缓而无副作用，常与火麻仁同用，方如三仁丸。体虚较甚者则配肉苁蓉、当归等。大便溏薄者、痰多者忌食柏子仁；此外，柏子仁与菊花、羊蹄、不宜同食。

选购保存

以粒饱满、黄白色、油性大而不泛油、无皮壳杂质者为佳。放缸内，置阴凉干燥处，宜在30℃以下保存，防蛀，防热，防霉，防止泛油变色。

❤ 应用指南

滋阴养血、补心安神：酸枣仁12克，柏子仁12克，当归10克，天冬9克，麦冬10克，生地15克，人参10克，丹参10克，玄参10克，茯苓10克，五味子8克，远志肉9克，桔梗10克。将以上药材洗净后放入砂锅中，加水漫过药材，煲沸，调成小火再煲20～30分钟，倒出药汁；再用剩余药渣重复煲取2次药汁。将3次药汁混在一起，拌匀，分3次服用即可。

搭配宜忌

宜	柏子仁 + 火麻仁 润肠通便	柏子仁 + 酸枣仁 养心安神
	柏子仁 + 生地 清热润燥	柏子仁 + 远志 补虚安眠

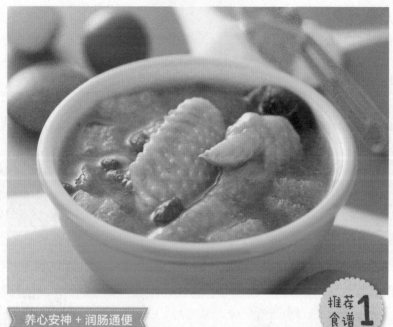

养心安神 + 润肠通便

推荐
食谱**1**

柏子仁鸡汤

材料
鸡翅 200 克
枸杞 15 克
竹荪 5 克
柏子仁 15 克
鲜香菇 20 克
盐 5 克

做法
❶ 将材料分别洗净。
❷ 将鸡翅剁小块；将竹荪洗净后切段。
❸ 将枸杞、柏子仁、鸡翅、鲜香菇和水一起放入锅中，炖至鸡肉熟烂，放入竹荪，煮约 10 分钟，加盐调味即可。

专家点评
　　热毒疖肿、高血压、高脂血症、胆囊炎、胆石症患者忌食。

助眠吃法

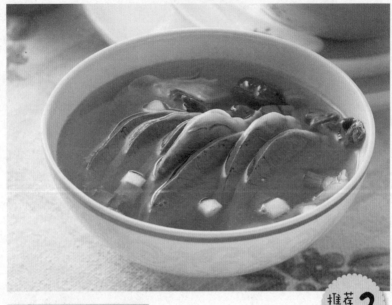

活血凉血 + 清心除烦

推荐食谱 **2**

柏子仁猪心汤

材料

猪心 1 只
柏子仁 15 克
远志 5 克
当归 1 片
丹参 10 克
红枣 6 枚
盐适量
葱花适量

做法

① 猪心洗净、汆水、去血块、煮熟，捞出切片；将药材和红枣置入锅中加水熬煮成汤。

② 将切好的猪心放入已熬好的汤中煮沸，加盐、葱花即可。

专家点评

高胆固醇血症患者忌食。

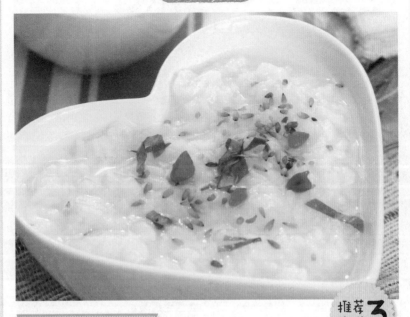

推荐食谱 **3**

养心安神 + 润肠通便

柏子仁大米粥

材料
柏子仁适量
大米 80 克
盐 1 克

做法

❶ 将大米泡发洗净；将柏子仁用清水洗净。

❷ 锅置火上，倒入适量清水，放入大米，以大火煮至米粒开花。

❸ 加入柏子仁，以小火煮至浓稠状，调入盐拌匀即可。

专家点评

糖尿病患者宜少食。

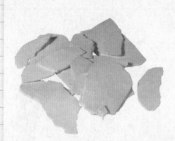

茯苓

别名: 茯菟、茯灵、松薯、松苓
能量: 67.0 千焦 /100 克
每日用量: 9 ~ 15 克
性味归经: 性平,味甘、淡。归心、肺、脾、肾经。
调理关键词: 茯苓聚糖

茯苓的主要成分为茯苓聚糖,对多种细菌有抑制作用;能降胃酸,对消化道溃疡有预防效果;对肝损伤有明显的保护作用;能调节免疫功能;能使化疗所致白细胞减少加速回升;并有镇静的作用。

食疗作用

茯苓具有利水渗湿、健脾补中、宁心安神的功效,主治小便不利、水肿胀满、痰饮咳嗽、食少脘闷、呕吐、泄泻、心悸不安、失眠健忘、遗精白浊等病症。茯苓中所含茯苓酸具有增强免疫力、抗肿瘤以及镇静、降血糖等作用,还可松弛消化道平滑肌,抑制胃酸分泌,防止肝细胞坏死,抗菌等。可作为春夏潮湿季节的调养佳品适量服食。虚寒精滑或气虚下陷者忌服。

选购保存

以体重坚实、外皮呈褐色而略带光泽、皱纹深、断面白色细腻、黏牙力强者为佳。白茯苓均已切成薄片或方块,色白细腻而有粉滑感。质松脆,易折断破碎,有时边缘呈黄棕色。置于通风干燥处储存,防潮。

♥ 应用指南

1. **滋阴养血、补心安神:** 酸枣仁12克,柏子仁12克,当归10克,天冬9克,麦冬10克,生地15克,人参10克,丹参10克,玄参10克,茯苓10克,五味子8克,远志肉9克,桔梗10克。将以上药材洗净后放入砂锅中,加水至漫过药材,煲沸,调成小火再煲20~30分钟,倒出药汁;再用剩余药渣重复煲取两次药汁。将三次药汁混在一起,拌匀,分三次服用即可。

搭配宜忌

宜	茯苓 + 党参 可益气安神	忌	茯苓 + 米醋 产生不良反应
	茯苓 + 酸枣仁 养血安神、清热除烦		茯苓 + 白蔹 产生不良反应

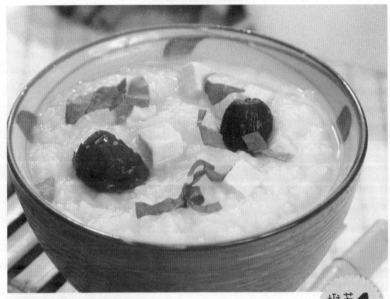

补中益气 + 宁心安神

茯苓红枣粥

推荐食谱 1

材料
大米 100 克
茯苓 10 克
红枣 15 克
青菜适量
盐 2 克

做法

① 将大米洗净，转入清水中浸泡半小时后捞出沥干水分；将红枣洗净；将茯苓冲净；将青菜洗净，切丝。

② 锅置火上，倒入清水，放入大米、红枣，以大火煮开。

③ 加入茯苓同煮至熟，以小火煮至浓稠状，撒上青菜丝，调入盐拌匀即可。

专家点评

肠胃功能弱者宜少食、忌食。

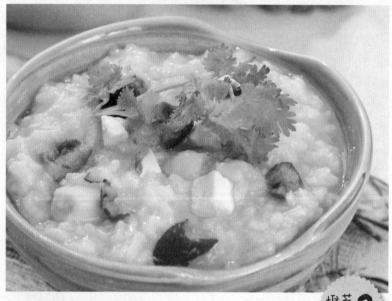

利水渗湿 + 养心安神

推荐食谱 **2**

茯苓莲子粥

材料

大米 100 克

茯苓 30 克

红枣 20 克

莲子 30 克

白糖 3 克

红糖 3 克

做法

❶ 将大米泡发洗净；将红枣洗净，切成小块；将茯苓洗净；将莲子洗净，泡发后去除莲心。

❷ 锅置火上，倒入适量清水，放入大米，以大火煮至米粒开花。

❸ 加入茯苓、莲子同煮至熟，再加入红枣，以小火煮至浓稠状，调入白糖、红糖拌匀即可。

专家点评

虚寒精滑者忌食。

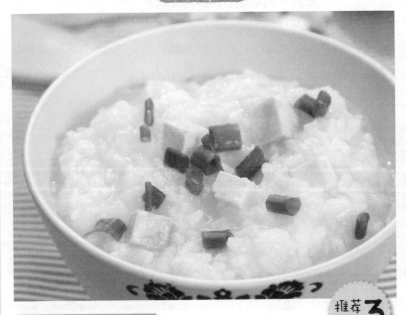

助眠吃法

温补脾胃 + 宁心安神

茯苓糯米粥

材料
茯苓 40 克
糯米 100 克
盐 2 克
葱 10 克

做法
❶ 将糯米和茯苓洗净；将葱洗净切葱花。

❷ 锅置火上，倒进清水，放进糯米，以大火煮开。

❸ 加入茯苓，用小火煮至浓稠状，调入盐，撒上葱花即可。

专家点评
　　儿童、糖尿病患者、体重过重者及患有其他慢性病如肾脏病、高脂血症者宜少食、忌食。

推荐食谱 3

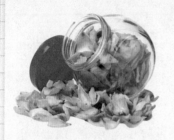

百合

别名：蒜脑薯、玉手炉、倒仙
能量：678.1千焦/100克
每日用量：6~12克
性味归经：性平，味甘、微苦。入肺、脾、心经。
调理关键词：秋水仙碱、蛋白质、淀粉、脂肪

百合主要含秋水仙碱、蛋白质、淀粉、脂肪等。常食百合有润肺、清心、调中之效，可止咳、止血、开胃、安神，有助于增强体质，抑制肿瘤细胞的生长，缓解放疗反应。

食疗作用

百合药食两用，入药以野生白花百合为佳，做菜以家种者为好。百合具有润肺止咳、清心安神的功效；治肺热久咳、咳唾痰血，热病后余热未清、虚烦惊悸、神志恍惚、脚气浮肿。百合鲜品含黏液质，具有润燥清热作用，含有的维生素对皮肤的新陈代谢有益，可缓解皮肤衰老，常食具有一定的美容效果。但风寒咳嗽、脾虚便溏者，均不宜食用百合。

选购保存

新鲜的百合以个大、颜色白并瓣均、肉质厚、底部凹处泥土少者为佳；干品以干燥、无杂质、肉厚、晶莹剔透者为佳。新鲜百合可置于冰箱内储存，而干百合应放在干燥容器内并密封，放置在冰箱或通风干燥处储存。

♥ 应用指南

1. **补益气血、养心安神：** 红豆500克，百合干品20克，鲜山药50克，红枣20枚，莲子30克，桂圆肉50克。将红豆煮烂打成浆，倒入锅里，同时加入百合、山药、红枣、莲子、桂圆肉，小火煮20分钟即可。

2. **益气补血、生津止渴：** 鸡脯肉、黄花菜各200克，鲜百合1个。将鸡脯肉洗净切丝，将百合剥成瓣洗净，黄花菜去蒂洗净；将油锅加热，下鸡肉丝拌炒，后下黄花菜、百合，最后加盐调味，并加入少量水翻炒至熟即可。

搭配宜忌

宜	百合 + 桂圆 滋阴补血	忌	百合 + 鸡蛋 易引起中毒
	百合 + 银耳 提神健脑		百合 + 虾皮 降低营养价值

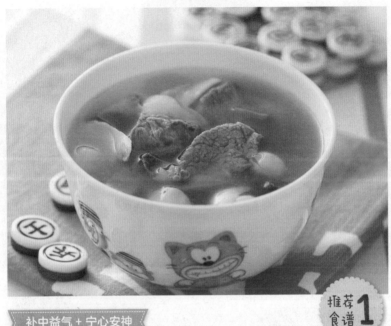

推荐食谱**1**

补中益气 + 宁心安神

百合红枣排骨汤

材料

百合 30 克
莲子 30 克
红枣 30 克
小排骨 200 克
胡萝卜 60 克
米酒 5 毫升
盐 3 克

做法

① 百合、红枣洗净；莲子泡水后沥干水分。

② 小排骨斩块，氽烫后洗净；胡萝卜洗净去皮后切小块，备用。

③ 将百合、莲子、红枣、小排骨、胡萝卜和水一起放入锅中，加入米酒用大火煮沸后转小火，熬煮约 1 小时后，加入盐调味即可。

专家点评

脾虚便溏者不宜食用。

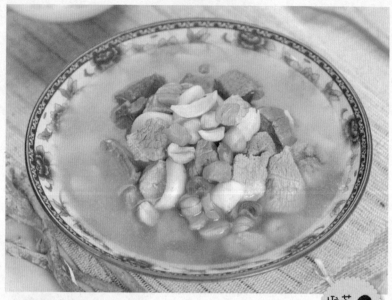

助眠吃法

养阴润肺 + 清心安神

推荐食谱2

莲子百合干贝煲鸡肉

材料
鸡肉 300 克
莲子 30 克
百合 30 克
干贝 30 克
盐 4 克
鸡精 4 克

做法

① 鸡肉洗净，切块；莲子洗净，去心；百合洗净；干贝洗净，切丁。

② 鸡肉放入沸水中余去血水后捞出洗净。

③ 锅中注水适量，烧沸，放入鸡肉、莲子、百合、干贝慢炖 2 小时，加入盐和鸡精调味即可。

专家点评

儿童、痛风患者不宜食用。

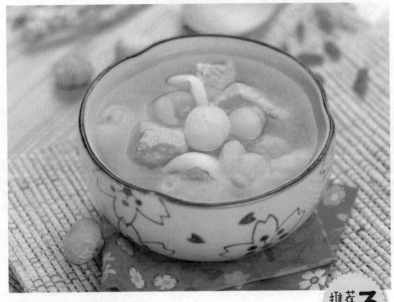

补益心脾 + 养血安神

推荐食谱 **3**

百合桂圆鸡肉汤

材料
鸡肉 300 克
桂圆 20 克
百合 20 克
盐 4 克

做法
1. 鸡肉洗净，切块；桂圆去壳；百合洗净。
2. 鸡肉汆去血水，捞出洗净。
3. 锅中注水，烧沸，放入鸡肉、桂圆、百合，大火烧沸后以小火慢炖 1.5 小时，加入盐调味，出锅装入炖盅即可。

专家点评
孕妇不宜食用。

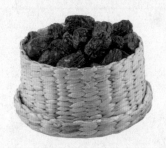

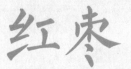

红枣

别名：大枣、干枣、枣子
能量：1105.1千焦/100克
每日用量：6～15克
性味归经：性温，味甘。归脾、胃经。
调理关键词：维生素、有机酸

红枣营养丰富，含有蛋白质、脂肪、糖类、有机酸、维生素 A、维生素 C、多种微量钙，能促进代谢，缓解紧张情绪，防治失眠。

食疗作用

红枣有补脾和胃、益气生津、调和营卫、解药毒的功效，因而常用于胃虚食少、脾弱便溏、气血津液不足、营卫不和、心悸怔忡等病症的治疗。红枣常与熟地、阿胶同用，可滋阴补血；与甘草、小麦同用则可养心安神。但请注意，龋齿疼痛、腹部胀满、便秘、消化不良、咳嗽、糖尿病等患者不宜常食用。

选购保存

枣的种类较多，小枣皮色深红，大枣皮色紫红，好的红枣有自然光泽，用手成把捏紧红枣，手感紧实，捏之不变形，不脱皮，不粘连；枣皮皱纹少而浅，剖开红枣肉色淡黄、细实无丝条相连，核细小，口感既不大干，又软糯香甜可口。暴晒后置阴凉干燥处储存，防霉。

♥ 应用指南

1. **养血安神，治疗失眠、贫血**：将适量黑木耳、红枣洗净，猪里脊肉洗净切成小块，一起放入压力锅内，加入葱、姜、花椒、盐、鸡精和香油，盖上锅盖，炖煮12分钟即可食用。

2. **安神养血，治疗心烦失眠、烦热口渴等症**：猪心1个，红枣15克，茯苓15克，远志5克。将猪心剖开，洗净；茯苓、红枣、远志用细纱布袋装好，绳子扎紧；同入砂锅，加水适量，用大火烧开，撇去表面的浮沫，改用小火慢炖，至猪心熟透后，加少许盐、味精调味即可。

搭配宜忌

宜	红枣＋人参 气血双补	忌	红枣＋海蜇 引起食物消化不良
	红枣＋猪蹄 治疗经期鼻出血		红枣＋肝脏＋螃蟹 破坏营养成分

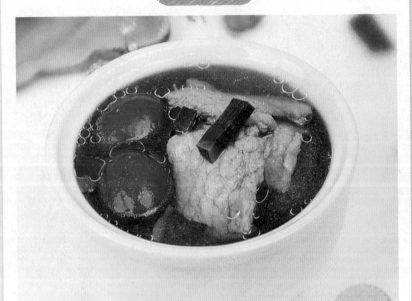

助眠吃法

益气补血 + 养心安神

推荐食谱 1

灵芝红枣瘦肉汤

材料
猪瘦肉 300 克
灵芝 4 克
红枣 30 克
盐 4 克

做法
① 将猪瘦肉洗净，切片；将灵芝、红枣洗净备用。

② 净锅上火，倒入水，下入猪瘦肉烧开，撇去浮沫，下入灵芝、红枣煲至熟，调入盐即可。

专家点评
本品能补气安神、止咳平喘。

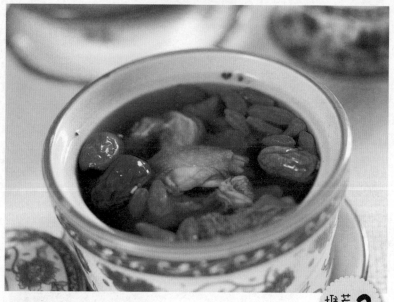

推荐
食谱 **2**

调补五脏 + 安神养心

红枣枸杞炖鹌鹑

材料

鹌鹑 2 只
枸杞 10 克
红枣 7 枚
绍酒 10 毫升
盐适量
味精适量

做法

1. 将鹌鹑洗净，斩块，余水去其血污。
2. 枸杞、红枣用温水浸透。
3. 将以上用料连同 1 碗半沸水倒进炖盅，加入绍酒，盖上盅盖，隔水先用大火炖 30 分钟，后用小火炖 1 小时，用盐、味精调味即可。

专家点评

　　本品适合营养不良、体虚乏力、贫血头晕、肾炎浮肿等患者食用。

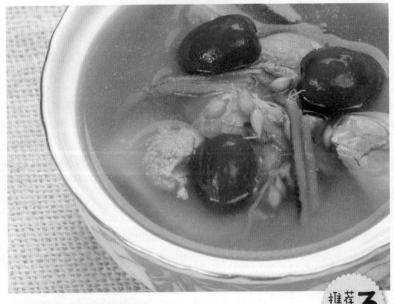

助眠吃法

健脾调胃 + 补血安神

推荐食谱 **3**

红枣小麦瘦肉汤

材料
猪瘦肉 400 克
甘草 15 克
小麦 50 克
红枣 30 克
盐 4 克

做法
1. 将猪瘦肉洗净，切块，汆去血水；将甘草、小麦、红枣洗净。

2. 将瘦肉、甘草、小麦、红枣放入沸水锅中，以小火炖 2 小时。

3. 调入盐即可食用。

专家点评
患慢性肝病、糖尿病等病症者不宜食用。

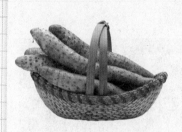

山药

别名：怀山药、淮山药、山芋
能量：234.4 千焦 /100 克
每日用量：10 ~ 30 克
性味归经：性平，味甘。归肺、脾、肾经。
调理关键词：蛋白质、淀粉、精氨酸

山药含有的营养成分，能助消化、补虚劳、益气力、长肌肉；可促进肠道废物排空；还具有镇静作用，辅助调理失眠；也能降血糖；促进血清溶血素的生成。

食疗作用

山药具有健脾补肺、益胃补肾、固肾益精、聪耳明目、助五脏、强筋骨、长志安神、延年益寿的功效；对脾胃虚弱、倦怠无力、食欲不振、久泻久痢、肺气虚燥、痰喘咳嗽、下肢痿弱、消渴尿频、遗精早泄、皮肤赤肿、肥胖等病症有食疗作用。但请注意腹泻、感冒、发热者不宜服用。

选购保存

无论购买什么品种的山药，块茎的表皮是挑选的重点。要挑选表皮光滑无伤痕、薯块完整肥厚、颜色均匀有光泽、不干枯、无根须的。尚未切开的山药，可存放在阴凉通风处。如果切开了，则盖上湿布保湿，放入冰箱冷藏室保鲜。

♥ 应用指南

滋阴补血、益肾填髓： 山药20克，白茯苓10克，熟地黄10克，枸杞5克，大米90克，白糖8克。大米洗净；山药去皮洗净，切块；白茯苓、枸杞洗净；将白茯苓入锅，倒入一碗水熬至半碗，去渣待用；锅内注水，放入大米，用大火煮至米粒绽开，放入山药、熟地黄、枸杞；倒入白茯苓汁，改用小火煮至粥稠，放入白糖调味即可食用。

搭配宜忌

宜	山药 + 红枣 补血养颜，可治疗失眠、贫血	忌	山药 + 鲫鱼 不利于营养物质的吸收
忌	山药 + 黄瓜 降低营养价值	忌	山药 + 菠菜 降低营养价值

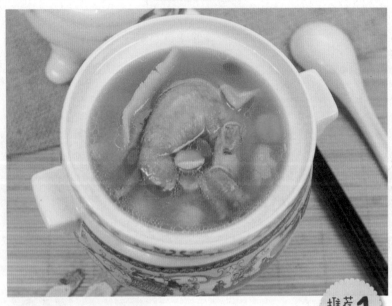

补脾健胃 + 生津益肺

推荐食谱**1**

山药煲鸡汤

材料
鸡肉 400 克
黄芪 15 克
桂圆 30 克
山药 100 克
枸杞 15 克
盐 4 克

做法

① 鸡洗净斩块，余水；黄芪洗净，切开；将桂圆洗净，去壳去核；将山药洗净，切片；将枸杞洗净，浸泡。

② 将鸡肉、黄芪、桂圆、山药、枸杞放入锅中，加适量清水慢炖 2 小时。

③ 加入盐即可食用。

专家点评
急性病患者、热毒疮疡者、食滞胸闷者不宜食用。

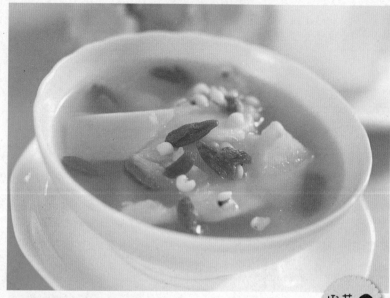

助眠吃法

推荐食谱 **2**

利水渗湿 + 除烦解渴

山药薏米枸杞汤

材料
山药 25 克
薏米 50 克
生姜 3 片
枸杞 10 克
冰糖适量

做法

❶ 将山药去皮洗净，切块；将枸杞、薏米洗净。

❷ 将备好的材料放入锅中，加水，以小火煲约 1.5 小时。

❸ 加入冰糖调味即可。

专家点评

便秘、尿多者及怀孕早期妇女不宜食用。

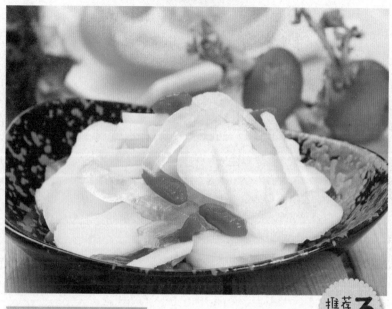

清热生津 + 健脾益肾

推荐食谱 **3**

山药炒马蹄

材料

山药 150 克
马蹄 90 克
枸杞 10 克
葱丝适量
姜丝适量
盐 2 克
白糖 10 克
料酒 5 毫升
酱油适量
植物油适量

做法

① 山药去皮洗净切条；马蹄去皮洗净切片。

② 山药和马蹄分别焯水，沥干待用。

③ 锅烧热，加入植物油烧热，下姜丝、葱丝爆香，再下山药、马蹄，炒至断生时加料酒、酱油、盐、白糖调味，炒入味，加枸杞，起锅装盘即可。

专家点评

可清热，调理心烦失眠。

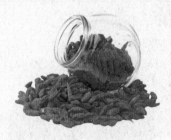

枸杞

别名：枸杞、红青椒、枸杞果
能量：1079.9 千焦 /100 克
每日用量：6 ~ 12 克
性味归经：性平，味甘。归肝、肾经。
调理关键词：胡萝卜素、维生素等

枸杞含有大量胡萝卜素、维生素、人体必需的蛋白质、粗脂肪和磷、铁等营养物质。其中，维生素 C 的含量比橙子高，β- 胡萝卜素含量比胡萝卜高。有保肝、抗疲劳、调理失眠等作用。

食疗作用

枸杞有滋补肝肾、益精明目的功效，常用于虚劳精亏、腰膝酸痛、眩晕耳鸣、阳痿遗精、内热消渴、血虚萎黄、目昏不明。枸杞配熟地或女贞子可滋补肝肾精血；配何首乌可益精补血平补肝肾；配黄精可滋阴养血。但脾虚泄泻者和感冒发热患者不宜服用。

选购保存

选购枸杞要一看、二闻、三尝。一看色泽。要选略带紫色的；至于形状，一般不要太挑剔，那只是品种上的差异。二闻气味。没有异味和刺激的感觉就可以选择。三品尝枸杞。如口感甜润，无苦味、涩味，则为正品；用碱水处理过的枸杞有苦涩感。置阴凉干燥处储存，防闷热，防潮，防蛀。

♥ 应用指南

1. **补气、养血安神**：人参、枸杞、山药、五味子、天冬、麦冬、生地、熟地各15克，白酒1500毫升。将各药装入纱布袋，浸酒中；放置2周以上，或隔水加热半小时。每次饮30~50毫升。

2. **养心补血、补脾益胃**：猪心1个，莲子（不去心）60克，红枣15克，枸杞15克，盐适量。将猪心入锅中加水煮熟；将红枣、莲子、枸杞泡发洗净；将煮好的猪心洗净，切成片。把全部用料放入砂锅中，加适量清水，小火煲2小时，加盐调味即可。

搭配宜忌

宜	枸杞＋鳝鱼、草莓 补肾养血	枸杞＋莲子 补气养血、养心益肾
	枸杞＋田鸡 补血养颜	枸杞＋猪肉 补气血、美容

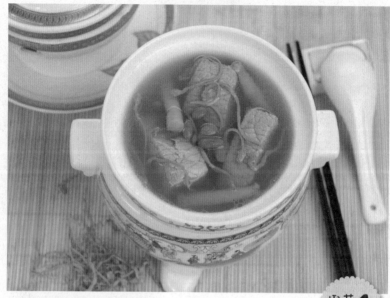

助眠吃法

补肾益肺 + 清心除烦

枸杞虫草花瘦肉汤

推荐食谱 **1**

材料

瘦肉 300 克
虫草花 3 克
党参 5 克
枸杞 5 克
盐 3 克
鸡精 3 克

做法

① 瘦肉洗净，切块、汆水；虫草花、党参、枸杞洗净，用水浸泡。

② 将锅中注水烧沸，放入瘦肉、虫草花、党参、枸杞慢炖。

③ 2 小时后调入盐和鸡精，起锅装入炖盅即可。

专家点评

婴幼儿、儿童、食用真菌过敏者忌用。

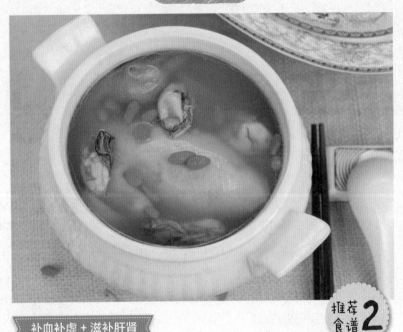

补血补虚 + 滋补肝肾

推荐
食谱 2

枸杞煲乳鸽

材料
乳鸽 1 只
淡菜 50 克
枸杞 15 克
红枣 30 克
盐 3 克

做法

1. 将乳鸽洗净斩块，去毛及内脏，洗净；淡菜、枸杞均洗净泡发；红枣洗净。

2. 锅加水烧热，将乳鸽放入稍滚 5 分钟，捞起。

3. 将乳鸽、枸杞、红枣放入砂锅内，注入水，大火煲沸，放入淡菜，改为小火煲 2 小时，加盐调味即可。

专家点评

孕妇不宜食用。

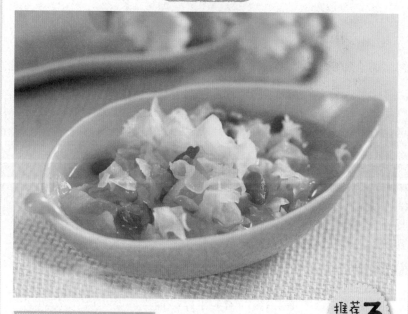

调补气血 + 滋阴润燥

银耳枸杞羹

推荐食谱 3

材料
银耳 300 克
枸杞 20 克
白糖 5 克

做法

① 将银耳泡发后洗净；将枸杞洗净泡发。

② 将泡软的银耳切成小朵。

③ 锅中加水烧开，下入银耳、枸杞煮开，调入白糖即可。

专家点评

外感风寒者及出血症、糖尿病患者忌食。

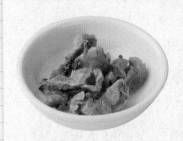

雪蛤

别名：蛤士蟆、蛤蟆、林蛙
能量：635 千焦 /100 克
每日用量：10 ~ 15 克
性味归经：性平，味甘、咸。归肺、肾经。
调理关键词：蛋白质、氨基酸、微量元素

雪蛤有大量的蛋白质、氨基酸、各种微量元素、动物多肽物质，尤其适合作为日常滋补之品，具有降血脂、抗疲劳、提高机体耐力、镇静、抗焦虑、提高脑组织细胞的供养及利用氧的能力的作用。

食疗作用

雪蛤油具有补肾益精、养阴润肺的功效，用于治疗身体虚弱、病后失调、精神不足、心悸失眠、盗汗不止、劳嗽咯血等病症。林蛙油的主要有效成分为蛙醇，具有补肾益精、润肺养阴的功效，专治肾虚气弱、精力耗损、记忆力减退、妇产出血、产后出血、产后缺乳及神经衰弱等症。雪蛤油含有雌二醇、辛酮等激素类物质，它具有的同化激素作用，可促进人体内的蛋白质合成，尤其是免疫球蛋白的合成，从而提高人体对外来病菌的抵抗能力。

选购保存

干燥的雪蛤，全身僵直，有紫褐色斑点，腹部黄白色，微带红色，腹中空虚，后肢腹面常呈淡红色。肉质干枯，体轻松，气腥。置通风干燥处储存，防蛀。

♥ 应用指南

养颜、滋润： 木瓜1个，雪蛤膏5克，鲜奶1杯，水1杯，冰50克（减肥者可不用）。雪蛤膏用水浸4小时或者一晚，拣去污物洗干净，放入滚水中煮片刻，盛起，滴干水分；将木瓜洗干净外皮，在顶部切出2/5作盖，将木瓜盅切成锯齿状，挖出核和瓤，将木瓜放入炖盅内；将冰糖和水一起煲溶，然后放入雪蛤膏煲半小时，加入鲜奶，待滚，滚后注入木瓜盅内，加盖，用牙签插实木瓜盖，炖1小时即可。

搭配宜忌

宜	雪蛤 + 鹌鹑 补血、养颜润肤	雪蛤 + 雪梨 美容养颜、润肺
	雪蛤 + 牛肉 滋补血气、健体养颜	雪蛤 + 红豆 滋阴养颜、益气养血

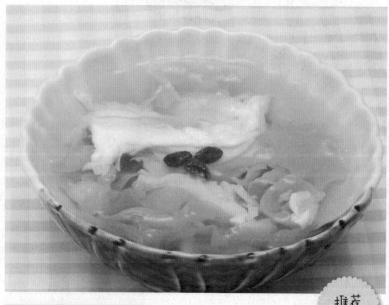

助眠吃法

推荐食谱

滋阴润燥 + 调补身体

雪蛤枸杞甜汤

材料

雪蛤 1 只
枸杞 10 克
冰糖适量

做法

❶ 将雪蛤处理干净，斩块；将枸杞泡发洗净。

❷ 锅中加入适量清水，烧开后倒入雪蛤煮至熟，再加入枸杞煮熟。最后加冰糖，待冰糖溶化即可。

专家点评

感冒患者、育龄妇女、儿童、老人不宜食用。

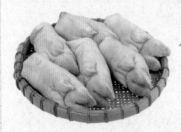

猪蹄

别名：猪脚、猪手、猪爪
能量：1088.3 千焦 /100 克
每日用量：30 ～ 100 克
性味归经：性平，味甘、咸。归肾、胃经。
调理关键词：高蛋白、高脂肪

猪蹄中含有较多的蛋白质、脂肪和糖类，并含有钙、磷、镁、铁以及维生素 A、维生素 D、维生素 E、维生素 K 等有益成分。它含有丰富的胶原蛋白，对老年人神经衰弱（失眠）等有良好的治疗作用。

食疗作用

猪蹄具有补虚弱、填肾精等功效，对延缓衰老和促进儿童生长发育具有特殊的作用，对老年人神经衰弱（失眠）等有良好的改善作用，是老人、女性和体虚者的食疗佳品。但动脉硬化、高血压患者不宜食用。

选购保存

选购猪蹄时要求其肉皮色泽白亮并且富有光泽，不残留毛及毛根；猪蹄肉色泽红润，肉质透明，质地紧密，富有弹性，用手轻轻按压一下能够很快地复原，并有一种特殊的猪肉鲜味。最好趁新鲜制作成菜，放冰箱内可保存几天不变质。如果需要长期保存生的猪蹄，可把猪蹄剁成两半，在表面涂抹上少许黄油，用保鲜膜包裹起来，放入冰箱冷冻室内冷冻保存，食用时取出后自然化冻即可。

♥ 应用指南

1. **除烦凉血、祛风化痰：** 佛手瓜100克，老鸡200克，猪蹄200克，牛膝10克，鸡汤500毫升，火腿10克，姜片5克，盐、味精、胡椒、糖各适量。将老鸡切块，猪蹄洗净，斩件；将佛手瓜洗净，切片；锅中水烧开，放入老鸡、猪蹄余烫，捞出沥水后放入炖盅；加入其余材料和姜片，用小火炖3小时至熟，加调味料即可。

2. **治疗血虚、四肢疼痛：** 葱50克，猪蹄4个。将猪蹄处理干净，葱切段，与猪蹄一同入锅，煮至熟烂即成。

搭配宜忌

宜	猪蹄 + 黑木耳 滋补阴液、补血养颜	忌	猪蹄 + 甘草 引起中毒
	猪蹄 + 大豆 补肾益味、养血通乳		猪蹄 + 鸽肉 导致气滞，影响胃肠功能

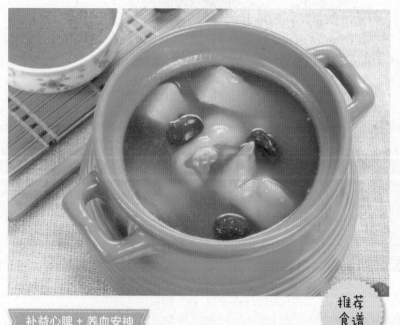

推荐食谱

补益心脾 + 养血安神

红枣桂圆猪蹄汤

材料

猪蹄 200 克
桂圆 30 克
红枣 30 克
白萝卜 50 克
盐 3 克

做法

❶ 将猪蹄洗净，斩块；将白萝卜洗净，切成片；将红枣洗净，浸水片刻。

❷ 锅入水烧沸，将猪蹄放入，煮尽血渍，捞起清洗干净。

❸ 将猪蹄、红枣、桂圆放入炖盅，注入水用大火烧开，放入白萝卜，改小火煲 2 小时，加盐调味即可。

专家点评

糖尿病患者、脾胃虚弱者忌食。

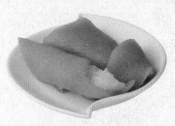

猪皮

别名： 猪肤
能量： 1519.5千焦/100克
每日用量： 30~100克
性味归经： 性凉，味甘。归心、脾经。
调理关键词： 胶原蛋白

猪皮中含有大量的胶原蛋白，在烹调过程中可转化成明胶，能结合水，增强细胞生理代谢，使细胞得到滋润，保持湿润状态，防止皮肤衰老，对失眠、神经衰弱有调理作用。

食疗作用

猪皮有滋阴补虚、养血益气之功效；可用于治疗心烦、咽痛、贫血及各种出血性疾病；猪皮味甘性凉，有活血止血、补益精血、滋润肌肤、光泽头发、减少皱纹、延缓衰老的作用。适宜阴虚之人心烦、咽痛、下痢者食用；适宜妇女血枯、月经不调者食用；也适宜血友病患者出血时食用。外感咽痛、寒下利者忌食；患有肝病、动脉硬化、高血压病的患者应少食或不食为好。

选购保存

选购时要求猪皮色白且有光泽，毛孔细而深、无毛及毛根、无皮下组织、去脂干净。猪皮没有使用完的可以置于0~4℃的冰箱中储存，也可以通过自然风干后储存。

♥ 应用指南

1. **治疗失血性贫血、痔血、便血、妇女崩漏下血：** 猪皮60~90克，加适量清水及黄酒少许，用小火久煮至猪皮熟烂，然后加入适量红糖，拌匀服用。

2. **滋阴养血：** 猪皮80克，红枣15克，枸杞、姜各适量，盐1克，鸡精、高汤各适量。将猪皮洗净，切块；生姜洗净，去皮切片；将红枣、枸杞分别用温水略泡后洗净；净锅注水适量，烧开，加入猪皮氽透后捞出；往砂锅内注入高汤，加入猪皮、枸杞、红枣、姜片，用小火煲2小时，待猪皮熟烂后调入盐、鸡精即可。

搭配宜忌

宜	猪皮 + 山药 滋补阴液、补血养颜	猪皮 + 红枣 活血、止血不留淤
	猪皮 + 青椒 润肤美容	猪皮 + 花生 抗衰、止血

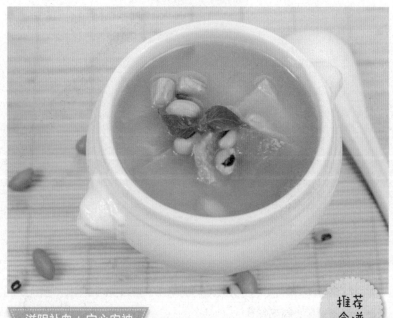

助眠吃法

推荐
食谱

滋阴补血 + 宁心安神

猪皮花生酸枣汤

材料

猪皮 120 克
花生 30 克
酸枣仁 20 克
盐适量
鸡精适量
高汤适量
生姜 5 克

做法

1. 将猪皮处理干净，切块；将生姜洗净切片；将花生洗净泡发。

2. 净锅注水，烧开后加入猪皮氽透，捞出。

3. 往砂锅内注入高汤，加入猪皮、花生、酸枣仁、姜片，小火炖 2 小时后调入盐、鸡精即可。

专家点评

　　胆囊炎、慢性胃炎、骨折、慢性肠炎、脾虚便溏患者忌食。

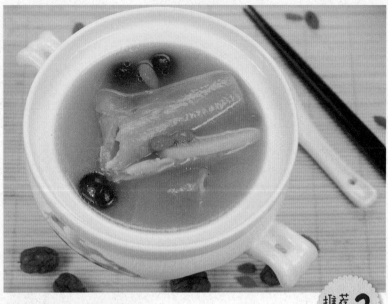

滋补调血 + 养心安神

推荐食谱 **2**

猪皮枸杞红枣汤

材料

猪皮 80 克
红枣 15 克
枸杞 5 克
姜 5 克
盐 1 克
鸡精适量
高汤适量

做法

① 将猪皮洗净切块；将生姜洗净切片；将红枣、枸杞泡发洗净。

② 砂锅注水烧开后加入猪皮，氽透后捞出。

③ 往砂锅内注入高汤，加入猪皮、枸杞、红枣、姜片，小火煲 2 小时，调入盐、鸡精即可。

专家点评

　　湿热内盛、痰湿偏盛之人不宜食用；糖尿病、小儿疳积患者忌食。

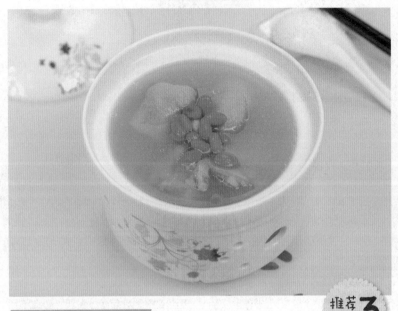

推荐食谱 **3**

补益心脾 + 养血安神

猪皮枸杞桂圆汤

材料
猪皮 150 克
枸杞 10 克
桂圆肉 20 克
盐 3 克

做法
① 猪皮洗净，剁成块；枸杞洗净，浸水片刻。

② 砂锅入水烧沸，下猪皮汆透，捞出洗净。

③ 将猪皮、枸杞、桂圆肉放入砂锅内，加入适量清水，大火烧沸后改小火煲 1.5 小时，加盐调味即可。

专家点评
　　脾虚泄泻、感冒发热、龋齿疼痛、腹部胀满等患者不宜食用。

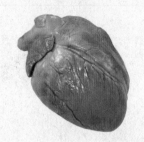

猪心

别名：豚心、豕心
能量：498.1千焦/100克
每日用量：50～150克
性味归经：性平，味甘、咸。归心经。
调理关键词：蛋白质、无机盐

现代医学研究表明食用猪心对心脏有益处。猪心营养丰富，含有丰富的蛋白质，能增强人体的体力，防治疾病。此外，它还含有无机盐成分，如铁、磷、钙等，能宁心安神，防治失眠。

食疗作用

猪心具有补虚、定惊安神、养心补血的功效。对心虚多汗、自汗、惊悸恍惚、怔忡、失眠多梦、精神分裂、癫痫、癔病等病症有一定食疗效果。另外，它含有的蛋白质、脂肪、维生素以及烟酸等成分，对加强心肌营养、增强心肌收缩力有很大的作用。有研究表明，许多心脏疾患与心肌的活动力正常与否有着密切的关系。因此，猪心虽不能完全改善心脏器质性病变，但可以增强心肌、营养心肌，有利于功能性或神经源性心脏疾病的痊愈。

选购保存

用手触摸猪心有弹性，质地坚硬，切面整齐，挤压有鲜红色血液渗出，表明是新鲜的，宜选购。猪心最好现买现吃，也可放在冰箱中冷藏保存，但时间不宜过长。

♥ 应用指南

养心安神、治疗病体虚弱、心血不足、心烦不眠、惊悸等症：灵芝15克，猪心500克，调料适量。将灵芝去杂洗净，煎煮滤取药汁；将猪心破开，洗净血水，与灵芝药汁、葱、姜、花椒同置锅内，煮至六成熟捞起；将猪心放卤汁锅内，用小火煮熟捞起，揩净浮沫。取卤汁，加入味精、精盐、料酒、麻油，加热收成浓汁，均匀地涂在猪心里外即可。

搭配宜忌

宜	猪心 + 莲子 补心健脾，宁心安神	猪心 + 芹菜 清心除烦
	猪心 + 桂圆 养心安神	猪心 + 豆豉 补益脾胃，开胃消食

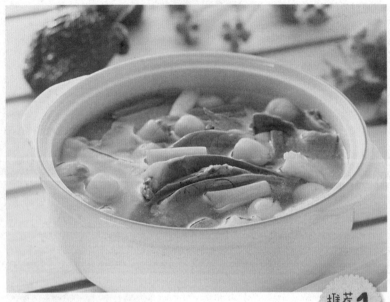

养心安神 + 清热除烦

推荐食谱 1

莲子茯苓猪心汤

材料
猪心 1 个
莲子 200 克
茯苓 15 克
葱段少许
盐 5 克

做法

1. 将猪心入开水中汆烫去血水，捞出，再放入清水中清洗干净。

2. 将莲子、茯苓洗净后入锅，加 4 碗水熬汤，以大火煮开后转小火煮 30 分钟；将猪心切片，放入锅中，煮至熟，加葱段、盐即可。

专家点评

肾虚小便不利或不禁、虚寒滑精者忌食。

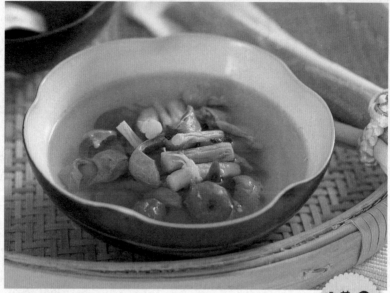

助眠吃法

养心安神 + 发汗解表

推荐
食谱 2

桂参红枣猪心汤

材料
桂枝 5 克
党参 10 克
红枣 6 枚
猪心半个
盐适量

做法

1. 将猪心挤去血水，放入沸水中汆烫，捞出冲洗净，切片。

2. 将桂枝、党参、红枣分别洗净放入锅中，加 3 碗水，以大火煮开，转小火续煮 30 分钟。

3. 转中火让汤汁沸腾，放入猪心片，待水再开，加盐调味即可。

专家点评

热病、阴虚火旺者忌食。

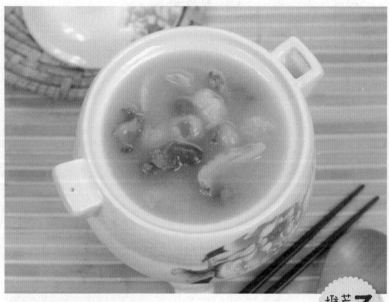

养阴润肺 + 清心安神

推荐食谱 3

百合枸杞猪心汤

材料
猪心 200 克
百合 10 克
山药 80 克
枸杞 10 克
盐 3 克
鸡精 2 克

做法

❶ 将猪心洗净，切块；将百合洗净，浸泡；将山药洗净，去皮，切片；将枸杞洗净，浸泡。

❷ 锅中烧水，放入猪心稍微煮一下，捞出沥干。

❸ 锅中放入猪心、百合、山药、枸杞，加入适量清水，大火烧沸后转小火炖 1 小时，调入盐和鸡精即可。

专家点评
孕妇不宜食用。

猪脑

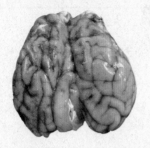

别名： 猪脑髓
能量： 548.3 千焦 /100 克
每日用量： 20 ~ 50 克
性味归经： 性寒，味甘。归心、肝、肾经。
调理关键词： B 族维生素及无机盐

猪脑营养丰富，其中含的钙、磷、铁比猪肉多，适用于气血虚亏之头晕头痛、神经衰弱等虚弱之症，但胆固醇含量极高，100 克猪脑中胆固醇含量高达 3100 毫克。

食疗作用

猪脑有补骨髓、益虚劳、滋肾补脑之功效，主要用于治疗头晕、头痛、目眩、神经衰弱等症。猪脑中含的钙、磷、铁比猪肉多，适用于气血虚亏之头晕头痛、神经衰弱等虚弱之症及偏头痛者食用。但高胆固醇者、冠心病患者、高血压患者、动脉硬化所致的头晕头痛者、性功能障碍者忌食。

选购保存

买猪脑时，主要选购新鲜的。以形状完整，新鲜有光泽，没有异味的为佳。反之有异味，而且上面还有蚊虫叮咬的猪脑则为不新鲜者，不宜购买。猪脑很容易变质，应该现买现吃，若没吃完的可以炖熟后放入冰箱储存，但时间不宜过长。

♥ 应用指南

1. **养心和血、补脑除烦、养血安神，治疗烦躁失眠：** 小麦 30 克，红枣 10 枚，猪脑、白糖、黄酒各适量。先将小麦洗净，滤干；将红枣用温水浸泡片刻，洗净；将猪脑挑去血筋，洗净。将小麦倒入小钢精锅内，加冷水两碗半，小火先煮半小时，再入猪脑、红枣，待沸后，加白糖 2 匙，黄酒半匙，继续慢炖半小时即可。

2. **治疗偏正头风：** 猪脑半个，天麻 6 克。将猪脑清洗干净，天麻洗净备用，将砂锅放置于火上，注入适量清水，以大火烧沸，将猪脑和天麻放入砂锅中，以中火炖 1 小时，再加入适量盐和鸡精，续炖半小时即可食用。

搭配宜忌

宜	猪脑 + 天麻 祛风开窍、通血脉	**宜**	猪脑 + 黑木耳 滋肾补脑、益智强身
宜	猪脑 + 葱 补骨髓、益虚劳	**忌**	猪脑 + 茶叶 容易引起便秘

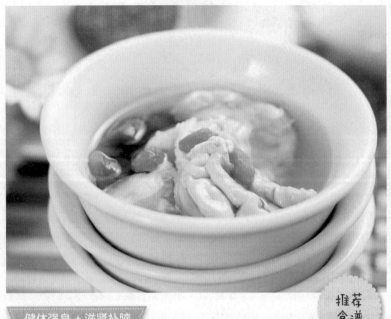

推荐食谱

健体强身 + 滋肾补脑

天麻瘦肉猪脑汤

材料
猪脑1具
瘦肉 50 克
枸杞 10 克
参片 10 片
天麻少许
盐 5 克
鸡精 3 克

做法

1. 将瘦肉洗净剁末；猪脑去血丝洗净。

2. 汤盅内先放药材，然后放瘦肉、猪脑，加上汤（可用开水代替）用中火蒸 1 小时。

3. 放入盐、鸡精即可食用。

专家点评

　　天麻中毒量为 40 克，常用量为 3 ～ 10 克。血虚、阴虚者忌食。

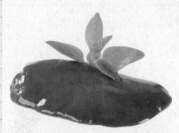

猪肝

别名: 血肝
能量: 560.9千焦/100克
每日用量: 30～50克
性味归经: 性温, 味甘、苦。归肝经。
调理关键词: 维生素、无机盐

猪肝营养丰富, 富含蛋白质、磷脂酰胆碱、维生素、无机盐和微量元素。其中含量丰富的维生素A, 可使眼睛明亮, 能保护视力。其含有的无机盐以铁和磷的含量较高, 能预防贫血。

食疗作用

猪肝具有补气养血、养肝明目等功效, 主要用于增强人体免疫力、抗氧化、防衰老、延年益寿, 也具备一定的抗肿瘤的作用。猪肝适宜气血虚弱、面色萎黄、缺铁性贫血者, 也适宜于肝血不足所致的视物模糊不清、夜盲症、眼球干燥症的人群食用。据现代医学研究发现, 猪肝还含有多种抗癌物质, 如维生素C、硒等, 而且肝脏还具有较强的抑癌能力, 还含有抗疲劳的特殊物质。

选购保存

购买动物内脏时, 以新鲜的为佳。

新鲜的猪肝呈褐色或紫色, 用手按压坚实有弹性, 有光泽, 无腥臭异味。切好的肝一时吃不完, 可用豆油将其涂抹搅拌, 然后放入冰箱内, 可延长保鲜期。

♥ 应用指南

1. **保肝护肝、治疗肝气郁结**: 猪肝100克, 白菊5朵, 姜、盐各适量。猪肝洗净, 用沸水略焯, 切片; 白菊洗净。锅中倒入适量清水, 放入白菊煮片刻。放入猪肝、姜丝、大火烧沸, 改用小火煮20分钟, 加盐调味即可。
2. **补血祛寒、治疗痛经**: 猪肝100克, 姜丝5克, 香油适量。挑选颜色较浅的猪肝, 切成小方块状; 锅内放入香油加热后放入姜丝、猪肝, 将猪肝炒至外表变色出锅; 锅内加水煮开, 放入猪肝煮至熟透即可。

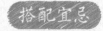

搭配宜忌

宜	猪肝 + 菠菜 改善缺铁性贫血	忌	猪肝 + 荞麦 影响消化
	猪肝 + 榛子 有利于钙吸收		猪肝 + 西红柿 破坏维生素C

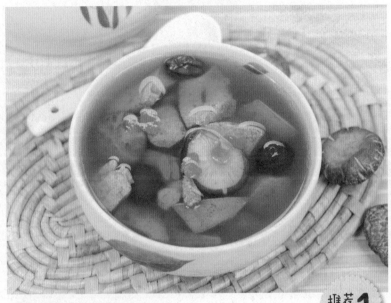

助眠吃法

推荐食谱1

调补气血 + 益气健脾

红枣猪肝香菇汤

材料
猪肝 220 克
香菇 30 克
红枣 6 枚
枸杞 10 克
生姜 10 克
盐 3 克
鸡精 3 克

做法

① 猪肝洗净切片；香菇洗净，用温水泡发；红枣、枸杞分别洗净；姜洗净去皮切片。

② 锅中注水烧沸，猪肝入水，汆去血沫。

③ 炖盅装水，放入所有食材，上笼蒸 3 小时，再调入盐、鸡精即可。

专家点评

慢性胃寒性胃炎患者、痘疹透发者忌食。

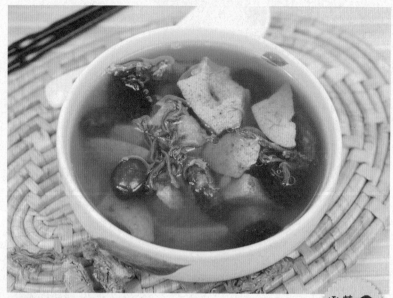

推荐
食谱 **2**

补血滋阴 + 填精益髓

红枣熟地猪肝汤

材料

熟地 12 克
猪肝 180 克
红枣 6 枚
盐 3 克
姜 10 克
淀粉适量
香油适量
胡椒粉适量

做法

① 熟地、红枣洗净；猪肝洗净，切薄片，加淀粉、胡椒粉、香油腌渍片刻；姜洗净去皮，切片。

② 将熟地、红枣、姜片放入砂锅内，注入适量清水，大火煲沸后改为中火煲约 2 小时，放入猪肝煮熟。

③ 放入盐调味即可。

专家点评

气滞痰多及便溏者忌服。

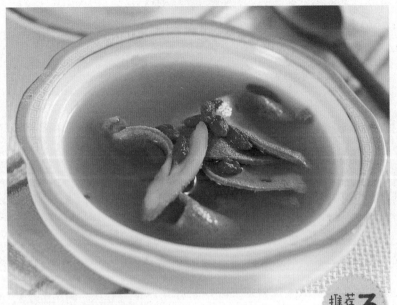

助眠吃法

推荐食谱3

益气补血 + 养阴生津

参芪枸杞猪肝汤

材料
党参 10 克
黄芪 15 克
枸杞 5 克
猪肝 300 克
盐 4 克

做法

1. 猪肝洗净，切片。

2. 党参、黄芪洗净，放入煮锅，加 6 碗水以大火煮开，转小火熬成高汤。

3. 熬约 20 分钟，转中火，放入枸杞煮约 3 分钟，放入猪肝片，待水沸腾后加盐调味即成。

专家点评

急性病患者、食滞胸闷者忌食。

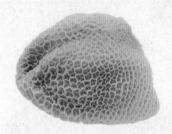

牛肚

别名： 百叶、肚尖、牛胃、毛肚
能量： 301.4 千焦 /100 克
每日用量： 约 50 克
性味归经： 性平，味甘。归脾、胃经。
调理关键词： 蛋白质

牛肚含蛋白质、脂肪、钙、磷、铁、维生素B$_1$、维生素B$_2$、维生素B$_3$等。此外，还含有胃泌素和胃蛋白酶。

食疗作用

牛肚具有补益脾胃，补气养血，补虚益精、消渴之功效。一般人均可食用，常吃可使人精力充沛、提个身体免疫力，尤适合病后虚弱、气血不足、营养不良、脾胃薄弱者食用。

选购保存

新鲜牛肚较陈旧牛肚富有弹性，颜色较淡，无腐败气味。好的牛肚组织坚实、有弹性、黏液较多，色泽略带浅黄。另外，购买时不要挑选很白的牛肚，因为很可能是漂白过的。挑选牛肚时注意选外面（有肠油的一面）干净的，不要选粘有草料或粪渣类污物的，因为很难清理干净。清洗牛肚，首先把粪便冲洗净，然后放一大把盐，把牛肚适时翻转抓揉两遍，再放碱水抓洗一次，然后用醋抓洗一次，清水洗净。此法简单、干净、安全可靠。牛肚要放入冰箱冷冻保存。

♥ 应用指南

1. **清热去火、降压：** 牛肚400克，黄豆芽400克。牛肚洗净，放入高压锅内，加料酒1汤勺，姜、葱适量，压20分钟至熟，切丝；黄豆芽去根洗净；热油锅，用姜、葱爆香，入牛肚、黄豆芽翻炒，加料酒1汤勺，炒熟调味即可。

2. **健脾理气：** 砂仁、陈皮各3克，牛肚250克，生姜3片。将牛肚洗净，砂仁、陈皮研末，生姜切碎，加水同炖至牛肚熟烂后，取出切片，放回汤中，调入食盐、味精，煮开后即可。

 搭配宜忌

宜	牛肚 + 黄芪 补气血、增强免疫力	忌	牛肚 + 赤小豆 影响营养吸收
	牛肚 + 白菜 增强体质		牛肚 + 芦荟 不利于营养吸收

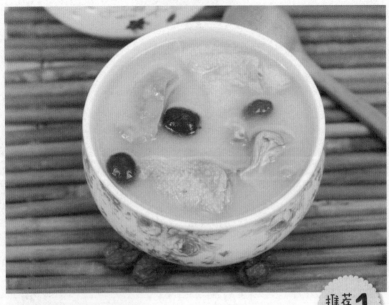

推荐食谱**1**

养心安神 + 生津益肾

莲子牛肚汤

材料
牛肚 100 克
莲子 20 克
红枣 20 克
盐 4 克

做法

① 牛肚洗净。

② 锅中注水烧开，放入牛肚氽水，捞出洗净，将莲子放入牛肚内。

③ 将所有材料放入砂锅内，加清水至没过食材，大火煲沸后改小火煲 2.5 小时，再调入适量盐即可。

专家点评

中满痞胀及大便燥结者不宜食用。

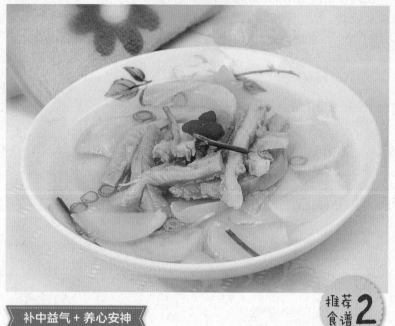

补中益气 + 养心安神

推荐食谱**2**

滋补牛肚汤

材料

牛肚 200 克

百合 50 克

枸杞 10 克

盐 3 克

高汤适量

做法

① 将牛肚洗净，入锅氽水，捞出沥干；百合、枸杞洗净。

② 净锅上火，倒入高汤，调入盐，下入牛肚、百合、枸杞，煲至熟即可。

专家点评

风寒咳嗽、虚寒出血、脾胃不佳者忌食。

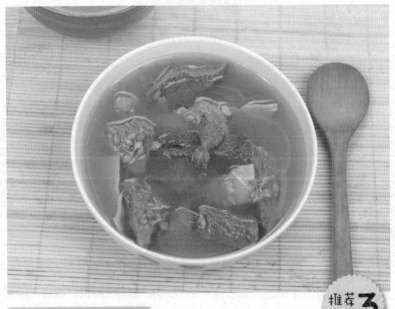

推荐食谱 3

健脾开胃 + 强身健体

麦芽山药煲牛肚

材料
牛肉 150 克
牛肚 100 克
山药 50 克
麦芽适量
盐少许

做法
1. 牛肉、牛肚分别洗净,切块;山药、麦芽均洗净浮尘。
2. 将牛肉放入沸水中汆烫,捞出后用凉水冲干净。
3. 净锅上火,倒入水,下入牛肉、牛肚、山药、麦芽煲至熟,加盐调味即可。

专家点评
哺乳期妇女、孕妇、痰火哮喘者忌食。

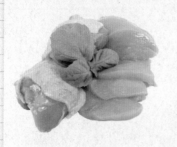

鸡肉

别名：家鸡肉、母鸡肉
能量：699.0 千焦 /100 克
每日用量：30 ~ 100 克
性味归经：性平、温，味甘。归脾、胃经。
调理关键词：蛋白质、维生素

鸡肉中维生素、蛋白质的含量比例较高，而且易消化，有增强体力、强壮身体、防治失眠的作用，另外含有对人体发育有重要作用的磷脂类，是中国人膳食结构中脂肪和磷脂的重要来源之一。

食疗作用

鸡肉具有温中益气、补精填髓、益五脏、补虚损、健脾胃、强筋骨的功效。冬季多喝些鸡汤可提高自身免疫力，流感患者多喝鸡汤有助于缓解感冒引起的鼻塞、咳嗽等症状。鸡皮中含有大量胶原蛋白，能补充人体所缺少的水分，增强皮肤弹性，延缓皮肤衰老。但内火偏旺、痰湿偏重、感冒发热者及胆囊炎、胆石症、肥胖症、热毒疖肿、高血压、高脂血症、尿毒症、严重皮肤疾病等患者不适宜食用。

选购保存

新鲜的鸡肉肉质紧密，颜色呈干净的粉红色且有光泽，鸡皮呈米色，并有光泽和张力，毛囊突出。鸡肉易变质，购买后要马上放进冰箱。如果一时吃不完，最好将剩下的煮熟保存，而不要将生肉直接保存。

♥ 应用指南

1. **健脾消食、生津润燥：** 小母鸡1只，柠檬、蜜枣、枸杞各20克。柠檬洗净切片，蜜枣、枸杞洗净。把小母鸡处理干净，斩块，汆烫去血水，捞出冲净；鸡肉、蜜枣、枸杞一同放入汤煲，加清水慢炖至熟烂，加入柠檬小火稍炖即可。

2. **治疗积劳虚损、病后体弱、盗汗、心悸头昏、消瘦食少：** 乌鸡1只，生地黄60克，饴糖100克。将生地黄、饴糖放入鸡腹，用线缚定，置碗中，加水少许，蒸熟。食肉饮汤，不用盐。

搭配宜忌

宜	鸡肉 + 栗子 增强造血功能	忌	鸡肉 + 鲤鱼 引起中毒
	鸡肉 + 枸杞 补五脏、益气血		鸡肉 + 兔肉 引起不良反应

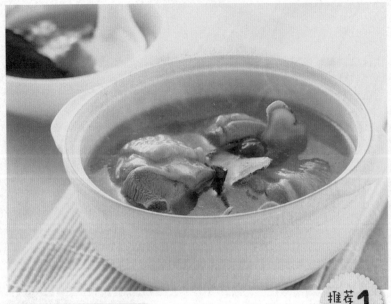

助眠吃法

安神益智 + 滋肾补虚

推荐食谱 1

远志山药鸡汤

材料
远志 10 克
山药 20 克
鸡腿 150 克
盐 3 克

做法

1. 将鸡腿斩块，放入沸水中氽烫，捞出冲净；将远志和山药洗净。

2. 将鸡肉、远志、山药一道放入锅中，加水至盖过材料。

3. 以大火煮开，转小火续煮 40 分钟，加盐调味即可。

专家点评

胃炎、胃溃疡患者忌食。

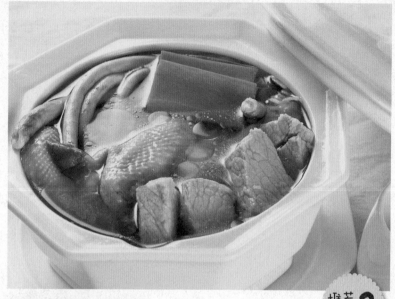

助眠吃法

推荐食谱 **2**

滋阴补血 + 宁心安神

茶树菇炖老鸡

材料

鸡 1 只
瘦猪肉 100 克
胡萝卜 20 克
茶树菇 20 克
酸枣仁 20 克
盐 3 克
胡椒粉 3 克
鸡精 3 克

做法

1. 将鸡处理干净，余去血水；茶树菇泡发洗净；将瘦猪肉洗净切块；将胡萝卜洗净切丝。

2. 锅内放入适量清水，加入鸡、茶树菇、瘦肉、姜片、胡萝卜、酸枣仁，大火炖至老鸡熟烂入味，调入胡椒粉、盐、鸡精，搅拌均匀即可。

专家点评

脾胃虚寒者忌食。

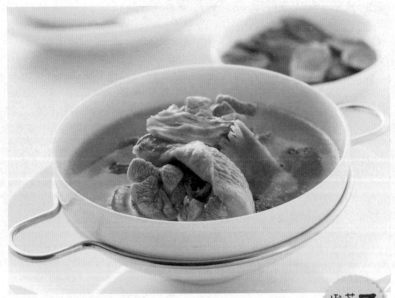

助眠吃法

补气安神 + 益脾养心

推荐食谱 3

人参酸枣鸡汤

材料
人参片 15 克
酸枣仁 20 克
鸡腿 1 只
红枣 8 枚
盐 4 克

做法

1. 将人参片、红枣洗净；将鸡腿剁块，放入沸水中汆烫后捞出，洗净。

2. 将鸡腿和参片、红枣、酸枣仁放入锅中，加 1000 毫升水，以大火煮开，转小火续炖 25 分钟。

3. 起锅前加盐调味即成。

专家点评

实证、热证以及正气不虚者忌食。

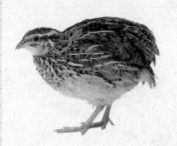

鹌鹑

别名: 鹑鸟肉、赤喉鹑肉
能量: 460.4 千焦 /100 克
每日用量: 30 ~ 100 克
性味归经: 性平, 味甘。归大肠、脾、肺、肾经。
调理关键词: 磷脂酰胆碱、蛋白质、胆碱

鹌鹑中含有丰富的磷脂酰胆碱, 可生成溶血磷脂, 阻止血栓形成, 阻止动脉硬化, 还具有健脑作用。鹌鹑还含有胆碱等成分, 对神经衰弱(失眠)有一定辅助治疗作用。

食疗作用

鹌鹑具有补五脏、益精血、温肾助阳之功效, 主治浮肿、肥胖型高血压、糖尿病、贫血、胃病、肝大、肝硬化、腹部积水等多种疾病。男子经常食用鹌鹑, 可增强性功能, 并能增强气力, 强壮筋骨。鹌鹑肉中含有维生素 P 等成分, 常食有防治高血压及动脉硬化之功效, 可作为营养不良、体虚乏力、贫血头晕、肾炎浮肿、泻痢等患者的食疗佳品。

选购保存

皮肉光滑、嘴柔软的是嫩鹌鹑, 品质较好, 宜购买; 皮起皱、嘴坚硬的是老鹌鹑, 品质较差。另外, 不要食用病死后的鹌鹑肉。鹌鹑宜冷冻储存, 但是时间不宜过长, 否则会使原先的鲜美口感变味, 最好是现买现吃。

♥ 应用指南

1. **补虚润燥, 清热除烦**: 鹌鹑1只, 椰子1个, 银耳15克, 红枣、枸杞各适量, 盐2克。鹌鹑洗净; 椰子洗净, 取肉; 将银耳、红枣、枸杞分别洗净, 泡发; 锅注水烧开, 放入鹌鹑煮去血水, 捞出洗净; 在炖盅内加适量清水, 下入鹌鹑、椰子肉、红枣、枸杞、银耳, 以大火煲沸后改小火煲2小时, 加盐调味, 盛入椰壳即可。

2. **治疗神经衰弱、提高智力**: 鹌鹑肉200克, 枸杞12克, 益智仁8克, 远志肉10克。将药材、鹌鹑肉洗净, 然后入锅煮汤即可。

搭配宜忌

宜	鹌鹑 + 红枣 补血养颜	忌	鹌鹑 + 黑木耳 引发痔疮
	鹌鹑 + 天麻 改善贫血		鹌鹑 + 黄花菜 易引起痔疮发作

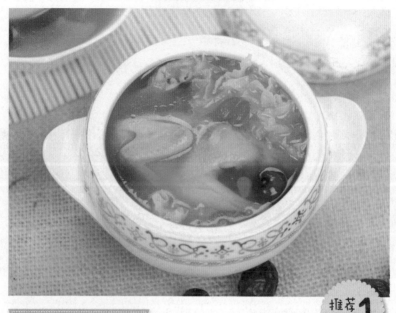

助眠吃法

滋阴润肺 + 补气和血

推荐食谱 1

银耳鹌鹑汤

材料

鹌鹑 1 只
银耳 10 克
枸杞 10 克
红枣 30 克
盐 2 克

做法

❶ 鹌鹑洗净; 银耳、枸杞均洗净泡发; 红枣去蒂洗净。

❷ 砂锅注水烧开，放入鹌鹑稍滚 5 分钟，捞出洗净。

❸ 将枸杞、红枣、鹌鹑放入砂锅，注入清水，大火烧开后下入银耳，改小火煲炖 1.5 小时，加盐调味即可。

专家点评

慢性肠炎及风寒感冒患者忌食。

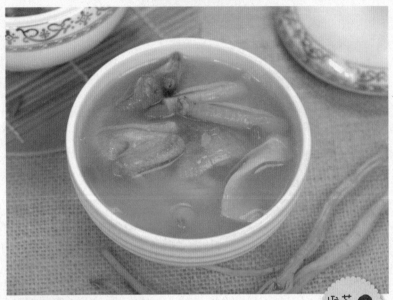

助眠吃法

补中益气 + 健脾益肺

推荐食谱**2**

山药党参鹌鹑汤

材料
鹌鹑 1 只
党参 10 克
山药（干）80 克
枸杞 10 克
盐 3 克

做法
1. 鹌鹑洗净；党参、山药、枸杞均洗净，泡发。
2. 锅注水烧开，放入鹌鹑滚尽血渍，捞出洗净。
3. 炖盅注水，放入鹌鹑、党参、山药、枸杞，大火烧沸后改小火煲 3 小时，加盐调味即可。

专家点评
实证、热证、正虚邪实患者忌食。

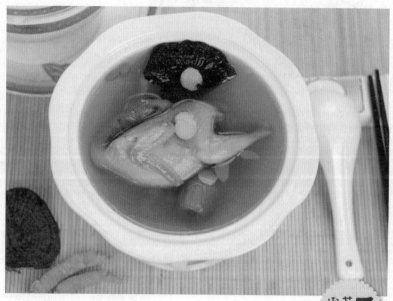

补中益气 + 养血活血

推荐食谱3

灵芝炖鹌鹑

材料

鹌鹑 1 只
灵芝 10 克
党参 10 克
枸杞 10 克
红枣 20 克
盐 3 克

做法

1. 灵芝洗净，泡发撕片；党参洗净，切薄片；枸杞、红枣均洗净，泡发。

2. 鹌鹑宰杀，去毛、内脏，洗净后汆水。

3. 炖盅注水，下灵芝、党参、枸杞、红枣，以大火烧开，放入鹌鹑，用小火煲 3 小时，加盐调味即可。

专家点评

实证、热证者忌食。

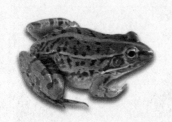

牛蛙

别名：喧蛙、食用蛙
能量：389.3千焦／100克
每日用量：10～30克
性味归经：性凉，味咸。归肾经。
调理关键词：高蛋白、低脂肪、无机盐

牛蛙肉肉质细嫩、脂肪少、糖分低，富含蛋白质、糖类、钙、磷、铁、维生素A、B族维生素、维生素C及多种激素，能辅助调理失眠。

食疗作用

牛蛙肉具有清热解毒、消肿止痛、补肾益精、养肺滋肾之功效。牛蛙肉适宜身体虚弱、营养不良、气血不足、精力不足、虚劳咳嗽、肝硬化腹水、脚气病水肿、体虚水肿、低蛋白血症、高血压、冠心病、动脉硬化、高脂血症、糖尿病患者食用。但脾虚、便泻、痰湿、外感初起咳嗽者不宜食用。食用未熟透的牛蛙肉容易感染寄生虫，导致角膜溃疡、视力下降，严重者会导致双目失明。

选购保存

要挑选活泼、个头大、身上无伤无溃烂、拿起来时后腿挣扎有力的牛蛙。活的牛蛙可以用大盆子装起来，里面放入水和几片新鲜菜叶，再把盆子放在阴凉通风处保存。

♥ 应用指南

1. **降肝火、散郁结、止疼痛、补虚劳：**牛蛙2只，海带15克，夏枯草9克，盐、味精各适量，麻油数滴，生姜2片。将牛蛙宰杀洗净；夏枯草洗净，放入砂锅，倒入适量清水，煲约30分钟，除去药渣备用；将滤清的药汁另装入炖盅，再加入洗净的牛蛙、海带、生姜；下味精、盐，炖至牛蛙肉软烂即可；食用前滴入麻油。

2. **治疗浮肿：**牛蛙1只，白糖适量。牛蛙去内脏，煮熟，加白糖，每日服1次，连续服用。

搭配宜忌

宜	牛蛙 + 丹参 活血祛瘀	牛蛙 + 香菇 利尿消炎
	牛蛙 + 冬瓜 清热润肤、减肥降脂	牛蛙 + 百合 养阴润肺、清心安神

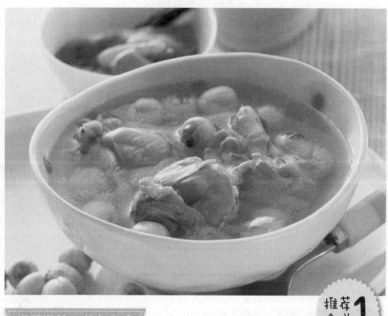

滋阴润肺 + 补气和血

推荐食谱**1**

莲子牛蛙汤

材料

牛蛙 3 只

莲子 10 克

参片 10 克

黄芪 10 克

茯苓 10 克

柴胡 10 克

麦冬 5 克

车前子 5 克

甘草 5 克

盐 3 克

做法

1. 将药材（莲子除外）装入棉布袋后扎紧。

2. 莲子淘净，和药材包一起放入锅中，加 6 碗水后用大火煮开，转小火煮约 30 分钟。

3. 牛蛙洗净，切块，放入汤中煮沸，捞起棉布袋，加盐调味即成。

专家点评

肝阳上亢、火旺者忌食。

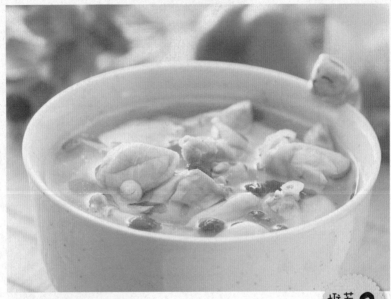

滋补肝肾 + 调补身体

推荐食谱 **2**

枸杞炖牛蛙

材料
牛蛙 2 只
姜 1 小段
枸杞 4 克
盐 4 克

做法

1. 牛蛙处理干净，剁块，氽烫后捞起备用；姜洗净，切丝；枸杞以清水泡软。

2. 锅内加入 4 碗水煮沸，放入牛蛙、姜丝、枸杞，滚后转中火续煮 2 ~ 3 分钟，待牛蛙肉熟透，加盐调味即成。

专家点评

脾虚便溏者及感冒发热患者不宜食用。

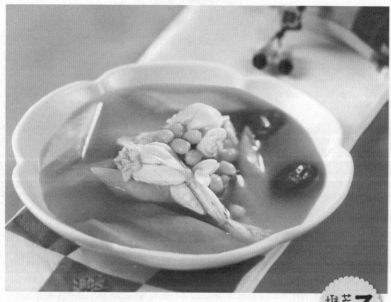

助眠吃法

清热解暑 + 益血补虚

推荐食谱 **3**

苦瓜黄豆牛蛙汤

材料
苦瓜 400 克
黄豆 50 克
牛蛙 500 克
红枣 5 枚
盐 4 克
淀粉适量

做法
1 苦瓜去瓤，切成小段，洗净；牛蛙洗净，剁块；黄豆、红枣泡发。

2 蛋入碗中打散，并加入盐和水、淀粉调匀。

3 将 1600 毫升清水放入砂锅内，煮沸后加入所有原材料，大火煮沸后，改用小火煲 100 分钟，加盐调味即可。

专家点评
腹泻腹胀、脾虚者忌食。

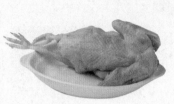

鸽肉

别名: 家鸽肉
能量: 841.4 千焦 /100 克
每日用量: 30 ~ 150 克
性味归经: 性平, 味咸。归肝、肾经。
调理关键词: 软骨素、蛋白质

鸽肉含有丰富的软骨素, 可与鹿茸中的软骨素相媲美, 经常食用, 具有改善皮肤细胞活力, 增强皮肤弹性, 改善血液循环等功效。鸽肉中蛋白质含量高, 具有健脑补脾、调理失眠功效。

食疗作用

鸽肉有补肝壮肾、益气补血、清热解毒、生津止渴等功效。现代医学认为, 鸽肉可壮体补肾、健脑补神、提高记忆力、降低血压、调整人体血糖、养颜美容, 还可延缓细胞衰老, 对脱发、头发早白有一定疗效。鸽肉对男子性欲减退、阳痿、早泄、腰膝酸软等症有食疗作用, 此外, 对贫血、体虚、心脑血管疾病等患者也有一定的辅助疗效。

选购保存

选购鸽肉时以无鸽痘, 皮肤无充血痕迹, 肌肉有弹性, 表皮和肌肉切面有光泽, 具有鸽肉固有的色泽及气味, 无异味者为佳。鸽肉较容易变质, 购买后要马上放进冰箱里。如果一次吃不完, 应将剩下的鸽肉煮熟冷藏保存。

♥ 应用指南

1. **益气补血、养阴生津:** 乳鸽1只, 西洋参、百合、绿豆各适量, 盐3克。乳鸽洗净; 西洋参、百合均洗净, 泡发; 绿豆洗净, 泡水20分钟; 锅中注水烧开, 放入乳鸽煮尽血水, 捞出洗净; 将西洋参、乳鸽放入砂锅, 注入适量清水, 大火烧开, 放入百合、绿豆, 以小火煲煮2小时, 加盐调味即可。

2. **清心润肺:** 鸽子1只, 椰奶适量。将鸽子宰杀, 处理干净, 入锅中氽烫去血水备用; 将椰奶倒入锅中, 待椰奶沸腾后加入鸽肉, 至熟, 加入调料调味即可。

搭配宜忌

	宜		忌
宜	**鸽肉 + 鳖肉** 滋肾益气、散结痛经	忌	**鸽肉 + 猪肝** 使皮肤出现色素沉淀
忌	**鸽肉 + 黄花菜** 引起痔疮发作	忌	**鸽肉 + 黑木耳** 使人面部生黑

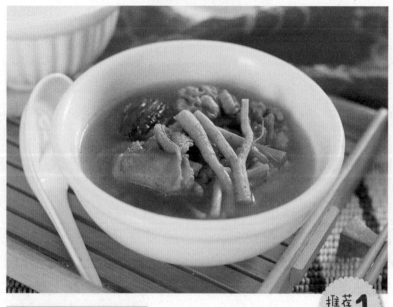

助眠吃法

健脾补虚 + 滋补肝肾

灵芝核桃仁乳鸽汤

推荐食谱 **1**

材料

党参 20 克
核桃仁 80 克
灵芝 40 克
乳鸽 1 只
蜜枣 6 枚
盐 4 克

做法

① 将核桃仁、党参、灵芝、蜜枣分别用水洗净。

② 将乳鸽去内脏，洗净，斩块。

③ 锅中加水，大火烧开，放入准备好的材料，改用小火续煲 3 小时，加盐调味即可。

专家点评

肺脓肿、慢性肠炎等患者不宜食用。

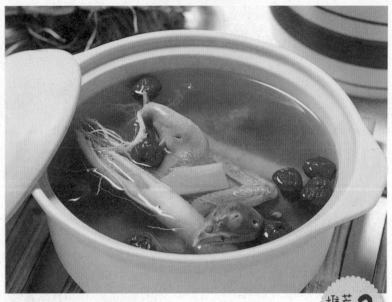

助眠吃法

推荐食谱2

益气补血 + 生津除烦

鲜人参煲乳鸽

材料

乳鸽 1 只
鲜人参 30 克
红枣 10 枚
生姜 5 克
盐 3 克
味精 2 克

做法

❶ 乳鸽洗净；人参洗净；红枣洗净，去核；生姜洗净去皮，切片。

❷ 乳鸽入沸水中汆去血水后捞出洗净。

❸ 将乳鸽、人参、红枣、姜片一起装入煲中，再加适量清水，以大火炖煮 2 小时，加盐、味精调味即可。

专家点评

热证而正气不虚者忌食。

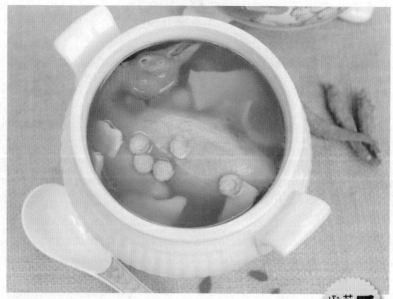

补气养阴 + 清热生津

西洋参山药乳鸽汤

材料
乳鸽 1 只
西洋参 10 克
山药（干）80 克
枸杞 10 克
盐 3 克

做法
1. 乳鸽洗净; 西洋参、山药、枸杞均洗净，泡发 15 分钟。
2. 锅上水烧开，放入乳鸽，煮尽血水，捞起洗净。
3. 砂锅注水，放入乳鸽、西洋参、山药、枸杞，大火烧开后改小火炖煮 2 小时，加盐调味即可。

专家点评
畏寒肢冷、脾阳虚弱者不宜食用。

推荐食谱 3

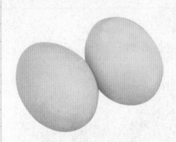

鸽蛋

别名： 鸽卵
能量： 703.2 千焦 /100 克
每日用量： 2 ~ 5 个
性味归经： 性平，味甘、咸。归肾、心经。
调理关键词： 蛋白质、胆固醇

鸽蛋含有大量优质蛋白质以及少量脂肪、糖分、磷脂、维生素等营养成分，易于消化吸收，具有改善血液循环、调理失眠等功效。

食疗作用

鸽蛋可补肝肾、益精气、丰肌肤、助阳提神、解疮毒，治疗阳痿、营养不良，主要用于肾虚所致的腰膝酸软、疲乏无力、心悸失眠等症。在麻疹流行期间，让小儿每日食两枚煮熟的鸽蛋，既可预防麻疹又有解毒功效。有贫血、月经不调、气血不足的女性常吃鸽蛋，不但有美颜滑肤作用，还能治愈疾病，使人精力旺盛、容光焕发、皮肤白皙。

选购保存

用左手握成圆形，将鸽蛋放在圆形末端，对着日光透射，新鲜的蛋呈微红色，半透明状态，蛋黄轮廓清晰；昏暗不透明或有污斑的，说明鸽蛋已经变质；用手轻轻摇动，没有声音的是鲜蛋，有声的是陈蛋；放入冷水中，下沉的是鲜蛋。

♥ 应用指南

1. **补肝肾、益气血：** 枸杞10克，桂圆肉10克，黄精10克，鸽蛋4个，冰糖50克。先将枸杞、桂圆肉、黄精均洗净切碎，待用；冰糖砸碎装在碗内。接着把锅置中火上，注入清水约750毫升，加上以上3味中药同煮至沸后，再约15分钟后，把鸽蛋逐个打入锅内，同时将冰糖屑下入锅中同煮至熟即成。空腹服，每日服1次，连服7日。

2. **补肾养心、治疗肾虚或心肾不足所致的腰膝酸软、疲乏无力、心悸失眠：** 桂圆肉10克，枸杞15克，鸽蛋10个。将药材洗净放进炖汤煲内，加入洗净的鸽蛋、适量冰糖、水，蒸熟服用即可。

搭配宜忌

宜	鸽蛋 + 牛奶 清凉解渴	鸽蛋 + 桂圆 补气养血、美容养颜
	鸽蛋 + 花菜 健脾养胃、防衰老	鸽蛋 + 枸杞 补肾滋阴

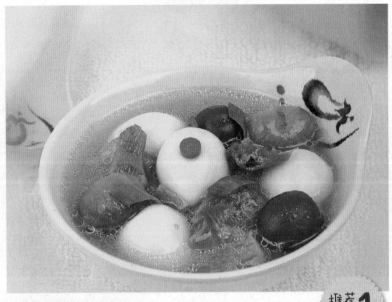

补血安神 + 健脑益智

推荐食谱**1**

桂圆红枣鸽蛋汤

材料
熟鸽蛋 120 克
话梅 6 枚
桂圆 6 颗
红枣 6 颗
盐 2 克
冰糖 4 克

做法

❶ 熟鸽蛋去皮洗净；话梅、桂圆、红枣处理干净备用。

❷ 净锅上火倒入水，调入盐，加熟鸽蛋、话梅肉、桂圆肉、红枣烧开，调入冰糖，煲至熟即可。

专家点评

糖尿病、盆腔炎、尿道炎患者及月经过多者忌食。

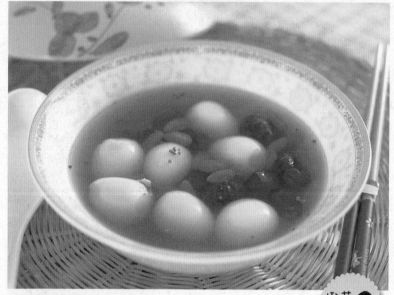

推荐食谱 **2**

调补五脏 + 安神养心

枸杞红枣鸽蛋汤

材料
红枣 12 克
枸杞 12 克
鸽蛋 200 克
黄酒 1 杯
盐适量

做法

① 红枣及枸杞均洗净；鸽蛋煮熟去皮。

② 将红枣、枸杞放入锅内，加入适量水，再加入鸽蛋、黄酒煮开，改小火继续煮约 30 分钟，加入盐调味即可。

专家点评

儿童及孕妇不宜食用。

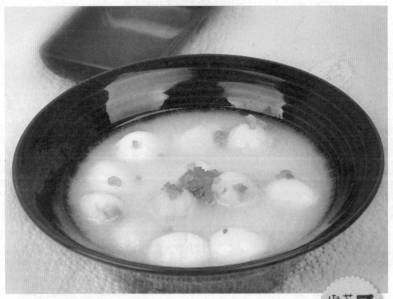

健脾和胃 + 清热解毒

推荐食谱 3

胡萝卜鸽蛋汤

材料
熟鸽蛋 15 个
山芹 50 克
胡萝卜 30 克
食盐少许
鸡精 2 克
葱丝 3 克
高汤适量

做法
❶ 将山芹去根洗净，胡萝卜去皮，二者均切末备用。

❷ 净锅上火，倒入色拉油，将葱丝炝香，倒入高汤，下入熟鸽蛋、山芹末、胡萝卜末，调入盐、鸡精，烧沸，煲至熟即可。

专家点评
脾胃虚寒者忌食。

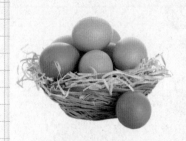

鸡蛋

别名: 鸡子，鸡卵
能量: 602.8 千焦 /100 克
每日用量: 1～2 个
性味归经: 性平，味甘。归脾，胃经。
调理关键词: 蛋白质、磷脂酰胆碱

蛋清中富含蛋白质；蛋黄中富含脂肪，其中约10%为磷脂，而磷脂中又以磷脂酰胆碱为主，另外还含胆固醇、钙、磷、铁、无机盐、维生素 A、维生素 D 和维生素 B_2 等，能调理失眠。

食疗作用

鸡蛋性味甘、平，归脾、胃经，可补肺养血、滋阴润燥，用于气血不足、热病烦渴、胎动不安等，是扶助正气的常用食品。鸡蛋还能补阴益血、除烦安神、补脾和胃，可用于血虚所致的乳汁减少、眩晕、夜盲；还适用于病后体虚、营养不良、阴血不足、失眠烦躁、心悸、肺胃阴伤、失音咽痛、呕逆等。鸡蛋吃法很多，煎、炒、蒸、煮或煮蛋花等均可。

选购保存

用左手握成圆形，将鸡蛋放在圆形末端，对着日光透射，新鲜的鸡蛋呈微红色，半透明状态，蛋黄轮廓清晰；昏暗不透明或有污斑的，说明鸡蛋已经变质；用手轻轻摇动，没有声音的是鲜蛋，有水声的是陈蛋；放入冷水中，下沉的是鲜蛋。

♥ 应用指南

1. **滋阴补血、治疗失眠心悸**：生地黄、麦门冬、百合各12克，煎汤取汁，冲入鸡蛋搅匀服用。

2. **补肝肾、益精血、抗早衰**：何首乌100克，鸡蛋2个，葱、生姜、食盐、料酒、味精、猪油各适量。将何首乌洗净，切成长3.3厘米、宽1.6厘米的块；把洗净的鸡蛋、何首乌放入砂锅内，加水适量，再放入葱、生姜、食盐、料酒等调料。将砂锅置大火上烧沸，以小火熬至蛋熟后将鸡蛋取出用清水泡一下，剥去蛋壳，再放入砂锅内煮2分钟。

搭配宜忌

忌	鸡蛋 + 兔肉 导致腹泻	鸡蛋 + 蒜 + 甲鱼 性味功能相悖
	鸡蛋 + 鲤鱼 性味相克，产生异味	鸡蛋 + 豆浆 不利于营养吸收

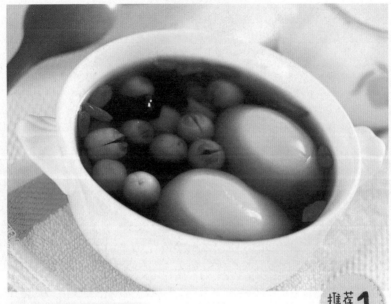

助眠吃法

补肾益精 + 益气养血

推荐食谱 1

莲子乌杞炖鸡蛋

材料

鸡蛋 2 个
何首乌 5 克
枸杞 5 克
莲子 15 克
盐适量

做法

1️⃣ 将鸡蛋煮熟，去壳备用。

2️⃣ 何首乌、莲子洗净，放入砂锅中，加适量水，煮 25 分钟后放入洗净的枸杞和鸡蛋。

3️⃣ 续煮 10 分钟，加盐调味即可。

专家点评

有实邪者忌用。

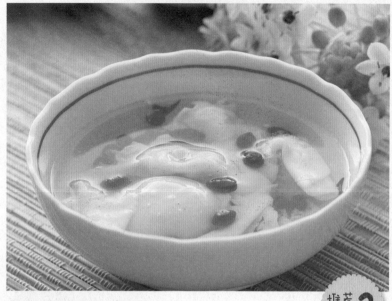

补精益气 + 滋阴柔肝

推荐食谱 2

枸杞蛋包汤

材料
枸杞5克
鸡蛋2个
盐2克

做法

❶ 枸杞用水泡软，用清水洗净备用。

❷ 锅中加2碗水，煮开后转中火，打入鸡蛋。

❸ 将枸杞放入锅中和鸡蛋同煮至熟，加盐调味即可。

专家点评

脾虚泄泻、感冒发热者不宜食用。

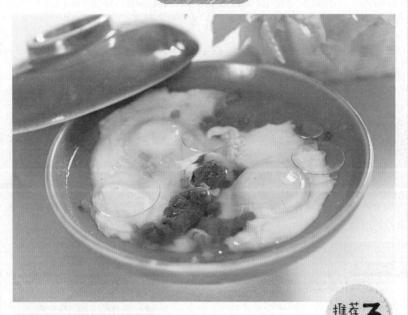

清热解毒 + 补肾益精

推荐食谱 3

田七煮鸡蛋

材料
田七 5 克
鸡蛋 2 个
盐少许

做法

1. 将田七洗净。

2. 将田七放入锅中加水煮，时间可以稍长些。

3. 打入鸡蛋，煮至熟，再调入盐即可。也可将田七打粉，鸡蛋上打小孔，然后将田七粉倒入蛋孔，煮熟即可。

专家点评

脾虚、便泻、痰湿、外感初起、咳嗽者不宜食用。

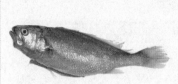

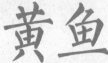
黄鱼

别名： 黄花鱼、石首鱼
能量： 414.4 千焦/100 克
每日用量： 30 ~ 50 克
性味归经： 味甘、咸，性平。归肝、肾经。
调理关键词： 蛋白质、维生素

黄鱼含有丰富的蛋白质、无机盐和维生素，对人体有很好的补益作用，而且丰富的蛋白质还能为人体提供合成氨基酸的原料，强壮身体。适合贫血、失眠者食用。

食疗作用

黄鱼具有健脾开胃、安神止痢、益气填精、养血的功效，适当地食用对贫血、失眠、头晕、食欲不振及妇女产后体虚有良好的食疗效果。

选购保存

黄鱼分大黄鱼和小黄鱼，大黄鱼肉肥厚，略显粗老，小黄鱼肉嫩味鲜，但刺稍多。仔细分辨黄鱼的真假，黄鱼与三牙鱼、白姑鱼长相很接近。如果是染色白姑鱼，可用卫生纸擦鱼身，会留下明显黄色，冷冻的冰面上也会呈现黄色，泡水约 5 分钟，水可能变成啤酒色。通过鱼嘴的形状也可鉴定真假，黄鱼的嘴是圆的，而白姑鱼等鱼的嘴型是尖的。鱼肉制品可冷藏，也可腌制储存。

♥ 应用指南

益气健脾、补血安神： 黄鱼500克，玉米饼子数个，盐、料酒、淀粉、红椒丝、葱丝、香菜段、姜末、酱油各适量。黄鱼洗净，切块，用盐、料酒腌渍5分钟，放入油锅中稍煎后捞出；玉米饼子煎熟备用；原锅留油，加料酒、盐、姜末、酱油，加适量水，大火煮开后放入煎过的鱼块，待汤汁稠腻后捞出鱼块；将锅内的汤汁用淀粉搅拌均匀，淋在鱼上，摆上玉米饼子，撒上葱丝、红椒丝、香菜段即可，趁热食用。

搭配宜忌

宜	黄鱼 + 西红柿 促进骨骼发育	忌	黄鱼 + 荞麦 导致声音嘶哑、消化不良
	黄鱼 + 苹果 营养全面		黄鱼 + 荆芥 对身体不利

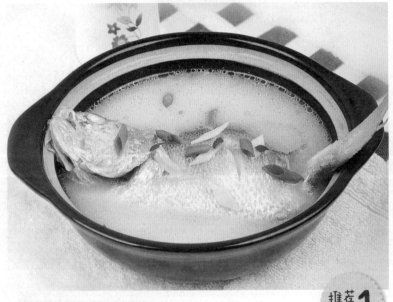

益气填精 + 安神养血

推荐食谱 1

清汤黄花鱼

材料
黄花鱼1尾
盐4克
葱段2克
姜片2克

做法

① 将黄花鱼洗净备用。

② 净锅上火，倒入水，入葱段、姜片，下入黄花鱼煲至熟，调入盐即可。

专家点评

急慢性皮肤病患者忌食；支气管哮喘、癌症、淋巴结核、红斑狼疮、肾炎、血栓闭塞性脉管炎患者忌食。

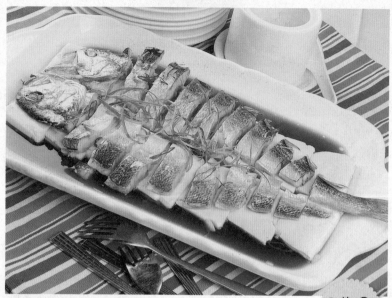

助眠吃法

清热散血 + 健脾益胃

豆腐蒸黄鱼

材料
黄鱼 800 克
豆腐 300 克
盐 4 克
黄酒适量
生抽适量
葱油适量
干椒圈 3 克
葱丝 3 克

做法
① 黄鱼洗净切块，加入盐、黄酒抓匀；豆腐洗净，切大块。

② 将黄鱼放在豆腐上，撒上葱丝、干椒圈，入蒸笼蒸 5 分钟。

③ 取出蒸好的鱼，浇上生抽，再淋上烧至八成热的葱油即可。

专家点评
肾功能不全者、痛风患者忌食。

推荐食谱 **2**

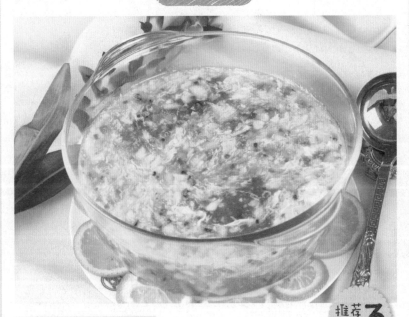

推荐食谱 3

滋阴养血 + 补肾益精

滋补黄鱼羹

材料

海参 30 克
虾仁 25 克
黄鱼肉 25 克
香菇 25 克
鸡蛋 70 克
水淀粉适量
盐适量
黄酒适量
豌豆 10 克

做法

❶ 将黄鱼肉、海参、香菇均洗净切丁。

❷ 虾仁洗净沥干，加鸡蛋清、淀粉、盐拌和上浆。

❸ 热锅下油，将黄鱼丁略炒，烹黄酒，加盖略焖，放入海参、香菇，加盐和虾仁、豌豆汆熟，再用水淀粉勾芡即成。

专家点评

感冒、咳痰、气喘者忌食。

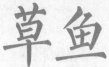

草鱼

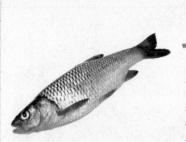

别名：混子、鲩鱼、白鲩
能量：473.0 千焦 /100 克
每日用量：30 ～ 100 克
性味归经：性温，味甘。归肝、胃经。
调理关键词：蛋白质、脂肪

草鱼富含蛋白质、脂肪，还含有无机盐、维生素 B_1、维生素 B_2、维生素 B_3、烟酸等。草鱼含有丰富的不饱和脂肪酸，对血液循环有利，能预防失眠。

食疗作用

草鱼具有暖胃、平肝、祛风、通痹、活络、截疟、降压、祛痰及轻度镇咳等功能，是温中补虚的养生食品。此外，草鱼对增强体质、延缓衰老有食疗作用。而且，多吃草鱼还可以预防乳腺癌。草鱼适合冠心病、高血压、高脂血症患者、心血管疾病、小儿发育不良者，水肿、肺结核、风湿头痛患者以及产后乳少、体虚气弱者食用。

选购保存

选购时一看鱼眼。饱满凸出、角膜透明清亮的是新鲜鱼；眼球不凸出，眼角膜起皱或眼内有淤血的则不新鲜；二嗅鱼鳃。新鲜鱼的鳃丝呈鲜红色，黏液透明，具有土腥味；不新鲜的鳃色变暗呈灰红或灰紫色，黏液腥臭。可将鲜活草鱼宰杀洗净放入冰箱内保存。

♥ 应用指南

活血健脑、软化血管： 草鱼500克，豆腐200克，酱油15毫升，料酒15毫升，白糖5克，大蒜5克，鸡油（或色拉油）50毫升。将草鱼去鳞、内脏洗净，切成3段；豆腐切成小方块；大蒜切段；炒锅放鸡油（或色拉油）烧热，放入鱼段煎炸后，加入料酒、酱油、白糖烧煮；小火焖煨；待鱼入味后，放入豆腐块，大火烧开，小火煨煮，焖烧5分钟后，待豆腐浮起，放入大蒜，淋上少许鸡油即成。

搭配宜忌

宜	草鱼 + 豆腐 增强免疫力	忌	草鱼 + 咸菜 易生成有毒物质
	草鱼 + 冬瓜 祛风、清热、平肝		草鱼 + 甘草 引起中毒

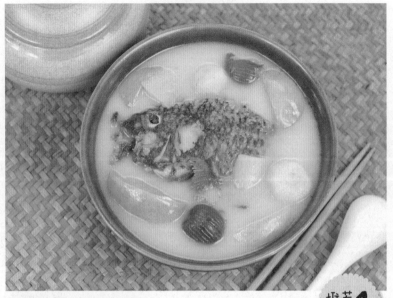

清热解毒 + 凉血生津

推荐食谱 **1**

蜜枣马蹄草鱼汤

材料
草鱼 300 克
苹果 100 克
马蹄 100 克
蜜枣 2 枚
盐少许

做法

1. 草鱼洗净斩段，过油煎香；苹果洗净，去核切块；马蹄去皮洗净；蜜枣洗净。

2. 汤锅加入适量清水，将上述原材料全部放入锅中，用大火煮沸。

3. 撇去浮沫，转用小火慢炖 2 小时，调味即可。

专家点评

经期女子及脾胃虚寒、血虚、血淤者不宜食用。

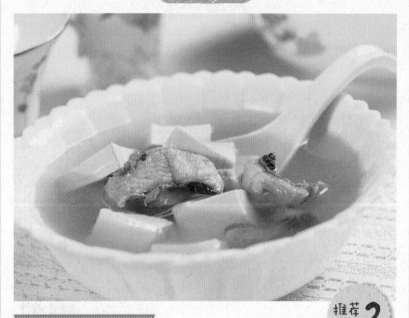

调和脾胃 + 清热散血

推荐食谱 2

草鱼豆腐汤

材料
草鱼片 300 克
橘皮 1/2 个
盒装豆腐 1/3 块
盐 5 克

做法

❶ 橘皮刮去部分内面白瓤（不全部刮净），洗净切细丝。

❷ 草鱼片洗净，去皮；豆腐洗净切小块。

❸ 锅中加 3 碗水后煮开，下豆腐、鱼片，转小火稍煮，待鱼肉熟透，加盐调味后加橘丝即可。

专家点评

肾功能不全者、痛风病患者忌食。

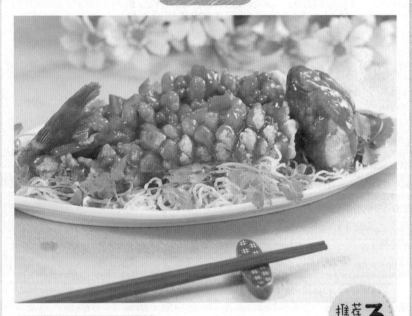

推荐食谱 **3**

活血化淤 + 消食化积

松子草鱼

材料

草鱼 1 条
番茄酱 10 克
白糖 3 克
醋 5 毫升
盐 3 克
味精 3 克

做法

❶ 草鱼洗净，改十字花刀。

❷ 将备好的鱼放入油锅炸至呈金黄色，捞出装盘。

❸ 番茄酱、白糖、醋、盐、味精下锅调成番茄汁，再将番茄汁浇于草鱼上即成。

专家点评

　　脾胃湿甚、胃酸过多者及支气管哮喘、严重胃溃疡、十二指肠溃疡患者不宜食用。

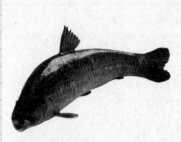

青鱼

别名: 青皮鱼、青鳞鱼、青混
能量: 493.9 千焦 /100 克
每日用量: 30 ~ 100 克
性味归经: 性平,味甘。归脾、胃经。
调理关键词: 蛋白质、脂肪、微量元素

青鱼中除含有丰富的蛋白质、脂肪外,还含丰富的硒、碘等微量元素,故有抗衰老、抗癌作用;鱼肉中富含核酸,这是人体细胞所必需的物质,能抗衰老,防治失眠。

食疗作用

青鱼具有补气、健脾、养胃、化湿、祛风、利水等功效,对脚气湿痹、烦闷、疟疾、血淋等症有较好的食疗作用。由于青鱼还含丰富的硒、碘等微量元素,故有抗衰老、防癌作用。青鱼适宜水肿、肝炎、肾炎、脚气、脾胃虚弱、气血不足、营养不良、高脂血症、动脉硬化等病症患者食用。但癌症、红斑狼疮、淋巴结核、支气管哮喘、痈疖疔疮、皮肤湿疹、疥疮瘙痒等病症患者忌食。

选购保存

青鱼的鳃盖紧闭,不易打开,鳃片鲜红,鳃丝清晰,表明鱼质量新鲜,宜选购。新鲜的鱼眼球饱满突出、清澈透明不混浊。在活鱼嘴里滴些白酒,放在阴凉黑暗的地方,可延长青鱼的存放期。

♥ 应用指南

滋阴补血、治疗失眠: 青鱼1条、黄豆芽、色拉油、盐、姜、蒜、花椒、高度白酒(或料酒)、淀粉、鸡蛋清适量。青鱼洗净切片,用鸡蛋清、高度白酒(或料酒)、淀粉、食用盐,混合均匀;黄豆芽洗净,加点小苏打后放开水锅里烫一会,捞出,平铺在汤锅底部;沸水焯鱼片,去腥味,捞出,均匀铺在黄豆芽上;用油热锅,加花椒、姜、蒜片爆香,加开水,加入适量盐,烧开浇在鱼片上即成。

搭配宜忌

宜	青鱼 + 韭菜 治疗脚气	忌	青鱼 + 番茄 不利营养的吸收
	青鱼 + 银耳 滋补身体		青鱼 + 咸菜 引起不良反应

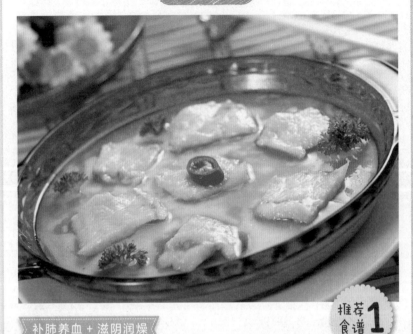

推荐食谱 **1**

补肺养血 + 滋阴润燥

芙蓉鱼片

材料

青鱼 1 条
鸡蛋 2 个（取蛋清）
清汤 350 毫升
盐 4 克
味精 2 克
豉油适量
淀粉 10 克

做法

1. 青鱼洗净，切成片，淀粉加水调匀成浆，生鱼片挂浆蒸熟备用。

2. 蛋清加入盐、味精，冲入适量清汤搅匀，上笼蒸熟。

3. 放上煮熟的鱼片，淋上豉油汁即成。

专家点评

　　高热、腹泻、皮肤生疮化脓者及肝炎、胆石症、肾病患者忌用。

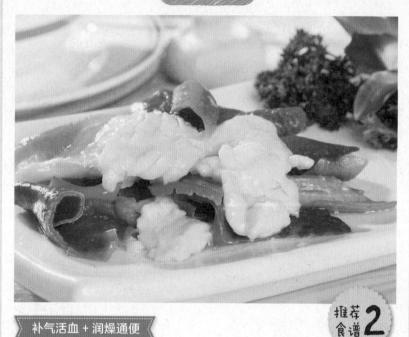

推荐食谱 2

补气活血 + 润燥通便

木耳炒鱼片

材料
青鱼肉 200 克
鸡蛋 1 个
木耳 100 克
青椒 50 克
红椒 50 克
姜片适量
葱段适量
油适量
盐适量
水淀粉适量

做法
① 鸡蛋取蛋清备用；青鱼肉切片，加盐、蛋清拌匀；木耳泡发洗净，撕片；青椒、红椒洗净切片。

② 热锅下油，入青鱼片滑炒，盛出。

③ 锅里热油，爆香姜片、葱段，下入木耳、青椒、红椒炒香，加少许鲜汤，放入青鱼片炒匀，烧沸后以水淀粉勾芡即可。

专家点评
慢性肠炎患者忌食。

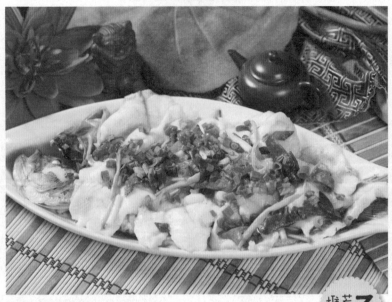

推荐食谱 3

清热解毒 + 生津止渴

古法蒸鱼

材料
青鱼 1 条
木耳 10 克
黄花菜 10 克
葱 10 克
盐 4 克
料酒 5 毫升
胡椒粉适量
酱油适量
生抽适量

做法
1. 青鱼清洗干净，用盐和料酒腌渍；木耳泡发后洗净切条；葱洗净，切葱花；黄花菜泡发洗净。

2. 把青鱼摆入盘中，铺上木耳和黄花菜，撒上葱花、胡椒粉，淋酱油、生抽。

3. 盘入蒸锅，大火蒸 15 分钟后取出，淋热油即成。

专家点评
皮肤瘙痒症、哮喘患者忌食。

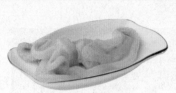

鱿鱼

别名: 柔鱼、枪乌贼
能量: 1310.2千焦/100克（干品）
每日用量: 30 ~ 50克
性味归经: 性温，味甘。归肝、肾经。
调理关键词: 牛磺酸、无机盐

鱿鱼含有的牛磺酸是一种低热量物质，可抑制血中的胆固醇含量，缓解疲劳、恢复视力、改善肝功能。鱿鱼中矿物质成分较多，对骨骼发育和造血有益，可预防贫血，调治失眠。

食疗作用

鱿鱼具有补虚养气、滋阴养颜等功效，可调节血压、保护神经纤维、活化细胞，对预防血管硬化、胆结石的形成以及缓解疲劳、恢复视力、改善肝脏功能有一定的食疗功效。鱿鱼富含钙、磷、铁元素，利于骨骼发育和造血，可以治疗缺铁性贫血。

选购保存

优质鱿鱼体形完整坚实，呈粉红色，有光泽，体表面略现白霜，肉肥厚，半透明，背部不红；劣质鱿鱼体形瘦小残缺，颜色赤黄略带黑，无光泽，表面白霜过厚，背部呈黑红色或玫红色；干鱿鱼以有咸腥味、无臭味、表面有白色粉末且肉质厚实者为佳。可冰箱冷藏保存。

♥ 应用指南

1. **滋阴养胃、补虚润肤:** 鱿鱼须400克，香芹100克，盐3克，味精1克，醋8毫升，生抽12毫升，红椒少许。鱿鱼须洗净，用沸水氽一下；香芹洗净，切段；红椒洗净；锅内注油烧热，放入鱿鱼须翻炒至发白后，加入香芹、红椒炒匀；炒至熟后，加入盐、醋、生抽炒匀入味，以味精调味，起锅装盘即可。

2. **润肠养肝:** 将干鱿鱼泡发好后洗净，切丝；韭菜洗净切段；锅中入油，爆香葱、姜、蒜，倒入鱿鱼丝、韭菜段，炒熟即可。

搭配宜忌

宜	鱿鱼 + 银耳 抗衰老、延年益寿	忌	鱿鱼 + 茶叶 影响蛋白质消化吸收
	鱿鱼 + 木耳 促进排毒、造血		鱿鱼 + 柿子 影响蛋白质消化吸收

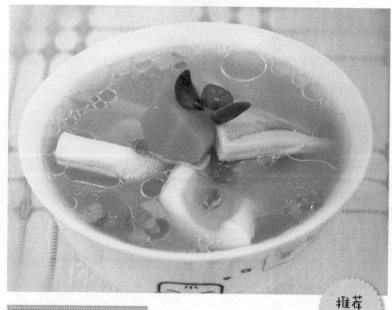

推荐
食谱

健脾和胃 + 清热解毒

胡萝卜鱿鱼煲

材料
鱿鱼 300 克
胡萝卜 100 克
花生油 10 毫升
酸枣仁 20 克
盐少许
葱段 2 克
姜片 2 克

做法
1. 将鱿鱼洗净切块，汆水；胡萝卜洗净，切成小块备用；酸枣仁洗净。
2. 净锅上火，倒入花生油，将葱、姜爆香，加入胡萝卜煸炒，倒入水和酸枣仁，调入盐煮至快熟时，下入鱿鱼煮至熟即可。

专家点评
脾胃虚寒者不宜食用。

鳙鱼

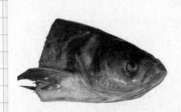

别名： 胖头鱼、花鲢鱼
能量： 418.6千焦/100克（干品）
每日用量： 30～100克
性味归经： 味甘，性温。入胃经。
调理关键词： 高蛋白

鳙鱼属高蛋白、低脂肪、低胆固醇鱼类，对心血管系统有保护作用。它富含磷脂及改善记忆力的垂体后叶素，特别是脑髓含量很高，常食能暖胃、祛头眩、益智力、助记忆、调失眠、延缓衰老，还可润泽皮肤。

食疗作用

鳙鱼具有补虚弱、暖脾胃、治头眩、益脑髓、疏肝解郁、健脾利肺、祛风寒、益筋骨之功效。适宜消化不良、久病体虚者及慢性支气管炎、哮喘等患者食用。但疮疖、肥胖、肾衰竭、肝性脑病、中风、痛风、肺结核、出血性疾病患者忌食。

选购保存

在选购鱼类时，应以鲜活，鱼身完整，无伤痕，易养活为准。鳙鱼以身体侧扁较高，背面暗黑色，有不规则的小黑斑，头大而肥，肉质雪白细嫩为佳。最好现买现吃，没食用完的最好煮熟后放入冰箱储存，时间不宜过长。

♥ 应用指南

益气补虚、健脑增智： 鳙鱼1条，茯苓粉2克，淀粉5克，盐、味精、葱、姜、黄酒各少许。将鱼去鳞、鳃、肠，洗净。剔下鱼肉，用刀背砸成肉泥，切下鱼头备用。将鱼泥放入碗中，与茯苓粉、淀粉、盐、味精、葱末、姜末、黄酒调配成鱼丸泥料。将鱼头放在砂锅中，加冷水没过鱼头，再把肉泥做成鱼丸下入砂锅中，缓缓升温加热，至鱼丸定型后，加盐、味精，将鱼头煨炖至熟透即可。

搭配宜忌

宜	鳙鱼 + 苹果 治疗腹泻	宜	鳙鱼 + 豆腐 有益补钙、防癌抗癌
宜	鳙鱼 + 党参 健脾养胃、补中益气	忌	鳙鱼 + 西红柿 不利营养吸收

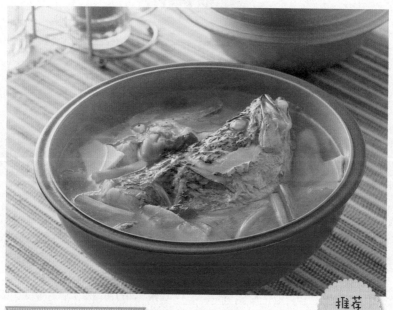

推荐食谱

祛风通络 + 健脾宁心

天麻鱼头汤

材料
鳙鱼头 1 个
天麻 15 克
茯苓 2 片
枸杞 10 克
葱段适量
姜片适量
米酒 15 毫升

做法

❶ 天麻、茯苓洗净，入锅，加水 5 碗，熬成 3 碗汤。

❷ 鳙鱼头用开水汆烫后捞出。

❸ 将鳙鱼头和姜片放入煮开的天麻、茯苓汤中，待鳙鱼头煮熟后放入枸杞、米酒、葱段即可。

专家点评

　　肾虚多尿、虚寒滑精、气虚下陷、津伤口干者忌食。

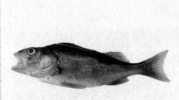

鲈鱼

别名：鲈鲛、花鲈、寨花鲈鱼
能量：439.6千焦/100克
每日用量：30～100克
性味归经：性平，味甘。归肝、脾、肾经。
调理关键词：铜、蛋白质

鲈鱼含有丰富的蛋白质、维生素以及无机盐，能补虚强身，对肝肾不足者有益。此外，鲈鱼血中含有较多的铜元素，能维持神经系统的正常功能，并能防治失眠。

食疗作用

鲈鱼益脾胃、补肝肾，主治脾虚泻痢、消化不良、疳积、百日咳、水肿、筋骨痿弱、疮疡久治不愈。鲈鱼对慢性肠炎、慢性肾炎、习惯性流产、胎动不安、妊娠期水肿、产后乳汁缺乏、手术后伤口难愈等症有食疗作用。

选购保存

新鲜的鲈鱼颜色偏青色、鱼鳞有光泽、透亮；鳃呈鲜红、表皮及鱼鳞无脱落；鱼眼清澈透明不混浊，无损伤痕迹；按压鱼身，富有弹性。鲈鱼一般宜低温保鲜，如果一次吃不完，可以去除内脏洗净，擦干水，用保鲜膜包好，放入冰箱冷冻保存。

♥ 应用指南

1. **健脾益气、益体安康**：鲈鱼400克，腐竹60克，油、盐、番茄酱各适量。将鲈鱼处理干净，然后用刀划几下，用盐腌渍入味；番茄酱加水适量搅拌均匀，腐竹用冷水浸泡，切段；将腐竹放在鲈鱼的周围，上锅蒸10分钟；在蒸的过程中放入搅拌好的番茄酱，再淋上油，蒸熟即可。

2. **利尿消石、排毒、益智、抗衰**：鲈鱼1条，姜、葱、胡椒粉、盐、油、红椒丝、料酒、蒸鱼豉油各适量。将鲈鱼宰杀处理干净，用料酒、胡椒粉和盐腌渍10分钟；将切好的葱、姜丝一半塞入鱼肚，将余下的摆在其上，撒上红椒丝，上笼蒸熟，淋上用豉油、植物油等调好的汁即可。

搭配宜忌

	鲈鱼 + 姜 补虚养身、健脾开胃		鲈鱼 + 奶酪 影响钙的吸收
宜	鲈鱼 + 胡萝卜 延缓衰老	忌	鲈鱼 + 蛤蜊 导致铜、铁流失

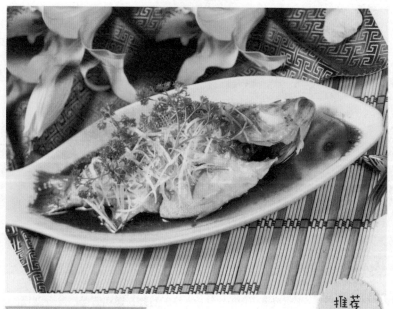

滋补肝肾 + 健脾益胃

推荐
食谱

清蒸鲈鱼

材料

鲈鱼 400 克
盐 5 克
鸡精 3 克
酱油 5 毫升
姜 10 克
葱白 20 克

做法

❶ 鲈鱼处理干净，用刀在鱼身两侧划几道斜花刀；姜洗净，切丝；葱白洗净，切丝。

❷ 用盐抹匀鱼的里外，将葱白丝、姜丝，填入鱼肚和码在鱼肚上，放入蒸锅中，大火蒸 10 分钟。

❸ 将鸡精、酱油调匀，浇淋在鱼身上即可。

专家点评

患有皮肤病疮肿者忌食。

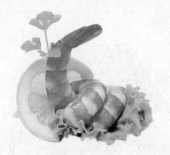

虾

别名：虾米、开洋、长须公
能量：339.1千焦/100克
每日用量：30～50克
性味归经：性温，味甘、咸。归脾、肾经。
调理关键词：镁、虾青素

虾营养丰富，含有丰富的镁，能保护心血管系统，可减少血液中胆固醇含量，防止动脉硬化，同时还能扩张冠状动脉；虾体内的虾青素有助于消除因时差反应而产生的"时差症"。

食疗作用

虾具有补肾、壮阳、通乳之功效，对阳痿体倦、腰痛、筋骨疼痛、失眠不寐、产后乳少以及丹毒、痈疽等症有一定的食疗作用。皮肤疥癣、急性炎症和面部痤疮及过敏性鼻炎、支气管哮喘等病症者不宜多食。宿疾者、正值上火之时者不宜食虾。体质过敏，如患过敏性鼻炎、支气管炎、反复发作性过敏性皮炎的老年人不宜吃虾。另外虾为动风发物，有皮肤病者忌食。

选购保存

新鲜的虾体形完整，呈青绿色硬实、发亮，头、体紧紧相连，肉质细嫩、有弹性、有光泽。将虾的沙肠挑出，剥除虾壳，然后洒上少许酒，控干水分，再放进冰箱冷冻可保存较长时间。

♥ 应用指南

补肝益肾、通利肠胃： 哈密瓜150克，鲜虾仁80克，青椒1个，胡萝卜20克，生姜10克，盐、白糖、水淀粉各适量。将哈密瓜去皮切丁；鲜虾仁洗净，青椒切丁，胡萝卜去皮切丁，生姜切小片；锅内烧油，油烧热时，加入虾仁炒至九成熟时倒出备用；锅内热油，加入姜片、青椒丁、胡萝卜丁、哈密瓜丁，用中火炒至快熟时，投入虾仁，调入盐、白糖炒透，用水淀粉勾芡，入碟即可。

搭配宜忌

忌	虾 + 黄豆 引起消化不良	虾 + 猪肉 耗人阴精，不利于健康
	虾 + 南瓜 会引起痢疾	虾 + 红枣 可能会引起中毒

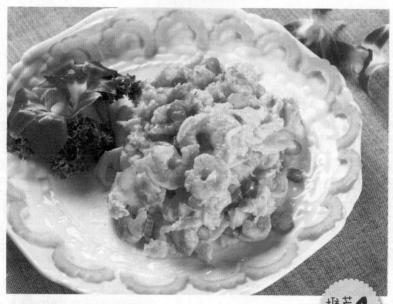

助眠吃法

推荐食谱 **1**

滋补肾阴 + 镇定心神

虾仁炒蛋

材料
虾仁 100 克
鸡蛋 5 个
春菜少许
盐 2 克
鸡精 2 克
淀粉 10 克

做法

① 虾仁调入淀粉、盐、鸡精拌至入味；春菜去叶留茎，洗净切片。

② 鸡蛋打入碗中，调入盐拌匀。

③ 锅上火，注入少许油，将油涂抹均匀，倒入拌匀的蛋液，稍煎片刻，再放入春菜、虾仁，略炒至熟即可。

专家点评

　　一般人群皆可食用，患有皮肤疥癣者忌食。

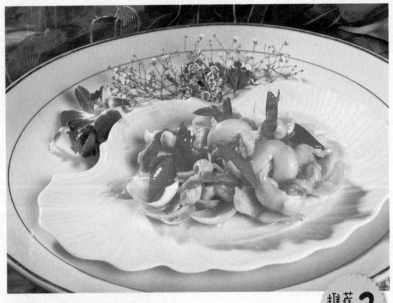

助眠吃法

养阴润肺 + 清心安神

推荐食谱 **2**

百合炒大虾

材料

虾 200 克
百合 100 克
盐 3 克
味精 3 克
料酒 10 毫升
香油 10 毫升
青椒适量
红椒适量

做法

1. 虾洗净；百合掰成小片，削去黑边，洗净；青椒、红椒均洗净，切片。

2. 油锅烧热，下入虾爆熟，再入百合、青椒、红椒同炒片刻。

3. 调入盐、味精、料酒炒匀，淋入香油即可。

专家点评

风寒咳嗽、脾虚者不宜食用。

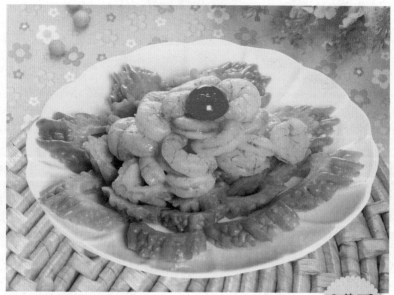

清热解暑 + 明目解毒

推荐食谱 **3**

苦瓜虾仁

材料
苦瓜 200 克
虾仁 150 克
盐 3 克
淀粉 25 克
香油 8 毫升

做法

1. 苦瓜洗净，剖开，去除瓤，切片，放在盐水中焯一下，装入盘中。

2. 虾仁洗净，用盐、淀粉腌 5 分钟，下入油锅滑炒至呈玉白色。

3. 将虾仁捞出，盛放在苦瓜上，再淋上香油即可。

专家点评

　　脾虚胃寒者、孕妇宜少食。

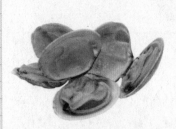

蛤蜊

别名：海蛤、文蛤、沙蛤
能量：259.6 千焦 /100 克
每日用量：50 克
性味归经：性寒、味咸。入胃经。
调理关键词：蛋白质、脂肪、糖类

蛤肉含糖类、蛋白质、脂肪、无机盐、维生素 A、维生素 B_1、维生素 B_{12}。其中维生素 B_{12} 关系到血液代谢；蛤蜊里的牛磺酸，可以帮助胆汁合成，有助于胆固醇代谢；蛤蜊还能治疗心烦、失眠等症。

食疗作用

蛤蜊有滋阴、软坚化痰的作用，可滋阴润燥，能用于五脏阴虚、消渴、干咳、失眠、目干等病症的调理和治疗，对淋巴结肿大、甲状腺肿大也有较好疗效。蛤蜊含蛋白质多而含脂肪少，适合高脂血症或高胆固醇血症者食用，也适宜体质虚弱、营养不良、阴虚盗汗、肺结核咳嗽咯血、冠心病、动脉硬化、瘿瘤、瘰疬、淋巴结肿大者食用。但受凉感冒、体质阳虚、脾胃虚寒、腹泻便溏、寒性胃痛、腹痛者及经期中的女性和产妇忌食。

选购保存

检查一下蛤蜊的壳，要选壳紧闭的，否则有可能是死蛤蜊。夏天买蛤蜊存放时间最好不要超过一天，可待它吐完泥后，裹上保鲜膜放入冰箱，多延长 1 ~ 2 天。

♥ 应用指南

治疗小便赤短、喉中自觉有痰而咳不出： 海带结200克，蛤蜊300克，排骨250克，胡萝卜半根，姜片、盐各适量。蛤蜊吐净沙、洗净沥干。排骨氽烫去血水，海带结洗净，胡萝卜削皮切块。将排骨、姜、胡萝卜先入锅中，加水煮沸，转小火炖约30分钟，再下海带结续炖15分钟，待排骨熟烂，转大火，倒入蛤蜊，待蛤蜊开口，加盐调味即可。

搭配宜忌

宜		忌	
	蛤蜊 + 豆腐 补气养血、美容养颜		蛤蜊 + 田螺、柑橘 引起中毒
	蛤蜊 + 槐花 治鼻出血、牙龈出血		蛤蜊 + 高粱米、马蹄 破坏营养价值

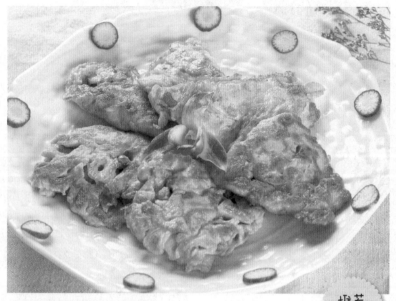

推荐食谱

养心安神 + 健脾益胃

蛤蜊肉煎蛋

材料
鸡蛋 3 个
青豆 50 克
蛤蜊肉 50 克
萝卜干 50 克
红椒 1 个
盐适量
鸡精适量

做法
① 萝卜干、红椒洗净切丁；蛤蜊肉洗净。

② 锅上火，加水、盐和鸡精，煮沸后下青豆、蛤蜊肉、萝卜干、红椒，烫至熟后捞出。

③ 鸡蛋打散，加盐、鸡精和备好的材料搅匀，入油锅煎至金黄即可。

专家点评
阴盛偏寒体质、脾胃虚寒者，胃及十二指肠溃疡者不宜食用。

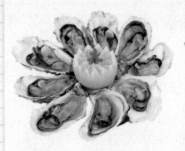

牡蛎

别名：蛎黄、蚝白、生蚝
能量：305.6 千焦 /100 克
每日用量：30 ~ 80 克
性味归经：味咸，性微寒。归肝、胆、肾经。
调理关键词：维生素、氨基酸

牡蛎含有维生素 B_{12}，这是一般食物所缺少的，维生素 B_{12} 中的钴元素是预防恶性贫血所不可缺少的物质，因而牡蛎具有活跃造血功能的作用。此外，它还含有多种优良的氨基酸，这些氨基酸有解毒作用。

食疗作用

牡蛎具有敛阴潜阳、止汗固精、化痰软坚的功效，主治惊痫、眩晕、自汗、盗汗、遗精、淋浊、崩漏、带下等症。牡蛎中所含丰富的牛磺酸有明显的保肝利胆作用，是防治孕期肝内胆汁淤积症的良药。牡蛎又是补钙的最好食品，它含磷很丰富，有利于钙的吸收。

选购保存

鲜牡蛎肉青白色，质地柔软细嫩。选购牡蛎时以体大肥实、个体均匀、颜色淡黄者为上品。煮熟的牡蛎，如果壳是稍微打开的，则说明煮之前是活的；若是死后去煮，则壳是紧闭的。新鲜的牡蛎在温度很低的情况下，如 0℃以下的时候，最多可以存活 5 ~ 10 天，但是质量会降低，口感也会发生变化，所以尽量不要存放，现买现吃。

♥ 应用指南

养血驻颜、潜阳补阴：香菇25克，花生40克，牡蛎250克，猪瘦肉200克，花生油10毫升，姜2片，盐5克。将香菇浸泡2小时后洗净；花生浸泡1小时，然后洗净；牡蛎肉洗净，汆水，捞出沥干；猪肉切片。烧锅下牡蛎、花生油、姜片，将牡蛎爆炒至微黄；将清水倒入砂锅内，煮沸后放入以上用料，大火煮沸后，改用小火煲3小时，加盐调味即可。

搭配宜忌

宜	牡蛎 + 冬瓜 活血化淤，软坚散结	忌	牡蛎 + 吴茱萸 两者药效相反
忌	牡蛎 + 辛夷 两者药效相反	忌	牡蛎 + 啤酒 易发痛风

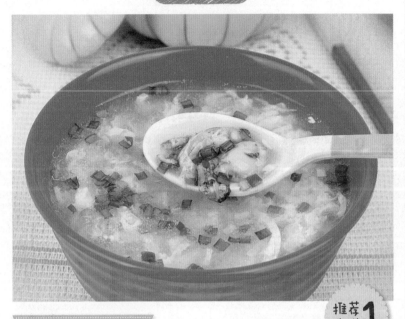

清热散血 + 调和脾胃

推荐食谱 1

牡蛎豆腐羹

材料
牡蛎肉 150 克
豆腐 100 克
鸡蛋 1 个
韭菜 50 克
葱丝少许
花生油 20 毫升
高汤适量
盐适量
香油适量

做法

❶ 将牡蛎肉洗净泥沙；豆腐均匀切成细丝；韭菜洗净切末；鸡蛋打入碗中备用。

❷ 净锅上火，倒入花生油，将葱炝香，倒入高汤，下入牡蛎肉、豆腐丝，调入盐，煲至入味，再下入韭菜末、鸡蛋，淋入香油即可。

专家点评

痛风、肾病患者及腹泻者忌用。

助眠吃法

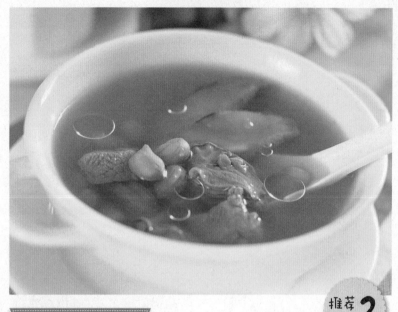

推荐食谱 **2**

益胃合中 + 透疹解毒

香菇花生牡蛎汤

材料

香菇 25 克
花生 40 克
牡蛎 250 克
猪瘦肉 200 克
花生油 10 毫升
姜 2 片
盐适量

做法

1️⃣ 香菇剪去蒂，浸泡 2 小时，洗净；花生洗净，浸泡 1 小时。

2️⃣ 牡蛎洗净，氽水；烧锅下花生油、姜片，将牡蛎爆炒至微黄。

3️⃣ 猪瘦肉切片。

4️⃣ 将清水倒入砂锅内，煮沸后放入以上材料，以大火煮沸，改用小火煲 3 小时，加盐调味即可。

专家点评

慢性胃寒性胃炎患者不宜食用。

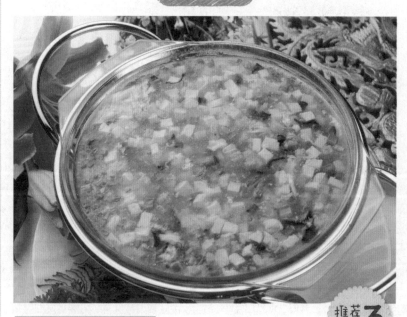

清热解毒 + 滋补五脏

推荐食谱 3

牡蛎羹

材料
豆腐 50 克
胡萝卜 50 克
土豆 50 克
牡蛎 50 克
蛋清 10 克
葱 10 克
盐适量
淀粉适量

做法

① 豆腐切块；胡萝卜洗净切丁；土豆洗净，去皮切丁；葱洗净切末。

② 油烧热，加入胡萝卜丁、土豆丁炒熟，再加入水，放入豆腐块。煮沸后加入牡蛎，放入蛋清、淀粉和盐稍煮即可，最后撒上葱花。

专家点评

痛风、肾病患者及缺铁性贫血、腹泻者忌用；脾胃虚寒者慎食。

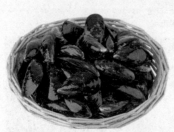

淡菜

别名：贻贝、青口、海红
能量：129.8 千焦 /100 克
每日用量：约 50 克
性味归经：味咸，性温。归肝、肾经。
调理关键词：胆固醇

淡菜中含一种具有降低血清胆固醇作用的胆固醇。这种胆固醇兼有抑制胆固醇在肝脏合成和加速排泄胆固醇的独特作用，从而使体内胆固醇下降。其功效比常用的降胆固醇的药物谷固醇更强。

食疗作用

淡菜具有补肝肾、益精血、消瘿瘤的功效。淡菜对虚劳羸瘦、眩晕、盗汗、阳痿、腰痛、吐血、崩漏、带下、瘿瘤、疝瘕等症有一定疗效，适宜于中老年人体质虚弱、气血不足、营养不良以及高血压患者、动脉硬化患者，耳鸣眩晕者食用。

选购保存

选购时可以敲其壳。新鲜的淡菜壳硬，用淡菜相互碰击，如果听到有铿锵声响，表示是活体。另外，再闻闻它有无异味，若有臭味，就是死的，不宜购买；在保存淡菜的鲜品时要明确是海水养殖还是淡水养殖，海水养殖则要用盐水浸泡后方可入冰箱冷藏。

♥ 应用指南

1. **补益精血、补肝益肾：**淡菜150克，何首乌15克，鸡腿1只、盐1小匙。鸡腿剁块，汆烫，捞出冲洗干净；淡菜、何首乌洗净；将准备好的鸡腿、淡菜、何首乌入锅中，加水至没过材料，以大火煮开，转小火炖30分钟，加盐调味即可。

2. **补益肝肾、滋阴养血：**乳鸽1只，淡菜50克，枸杞、红枣各适量，盐3克。乳鸽去毛及内脏，洗净后斩块；淡菜、枸杞均洗净泡发；红枣洗净去核；锅上水烧热，将乳鸽放入其中稍滚5分钟，捞起；将乳鸽、枸杞、红枣放入砂锅内，注入水，大火煲沸，放入淡菜，改小火煲2小时，加盐调味即可。

搭配宜忌

宜	淡菜 + 冬瓜 利尿降脂	淡菜 + 山药 补肝益肾
	淡菜 + 香菇 降脂排毒	淡菜 + 黄瓜 瘦身排毒

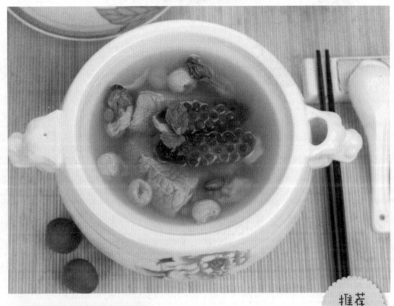

助眠吃法

推荐食谱

调补肝肾 + 补益精血

淡菜桂圆猪肉汤

材料
猪瘦肉 350 克
淡菜 20 克
海参 20 克
桂圆 20 克
枸杞适量
盐 5 克
鸡精 5 克

做法

❶ 猪瘦肉洗净，切块；淡菜、海参洗净，浸泡；桂圆洗净，去壳去核；枸杞洗净。

❷ 锅内烧水，待水沸时，放入猪瘦肉去除血水。

❸ 将猪瘦肉、淡菜、海参、桂圆肉、枸杞放入锅中，加入清水，炖 2 小时后调入盐和鸡精即可食用。

专家点评

痰多火盛、腹泻者不宜食用。

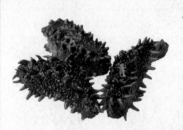
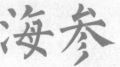

海参

别名：海男子、刺参、土肉
能量：326.5千焦/100克
每日用量：30～100克
性味归经：性平，味甘、咸。归心、肾经。
调理关键词：氨基酸

海参含有人体所需的多种氨基酸，可促进机体细胞的再生和机体受损后的修复，提高人体的免疫功能，同时也能辅助调理失眠。

食疗作用

海参具有滋阴补肾、养血益精、抗衰老、抗癌的功效，对虚劳羸弱、气血不足、营养不良、肾虚阳痿遗精、小便频数、癌症等均有疗效，且海参是典型的高蛋白、低脂肪、低胆固醇食物，对高血压、冠心病、脂肪肝、糖尿病等病均有食疗效果。

选购保存

好的海参刺粗壮而挺拔，闻起来有股鲜美的味道，劣质海参则有股怪味、腥味；好的海参手感特别好，有弹性，而那些质量不高的海参摸起来发软，缺乏弹性。发好的海参不能久存，最好不超过3天，存放期间用凉水浸泡上，每天换水2～3次，不要沾油，或放入不结冰的冰箱中；如是干货则最好放在密封的木箱中保存，注意防潮。

♥ 应用指南

1. **气血双补、消除疲劳：** 鲜人参15克，海参150克，猪瘦肉250克，香菇30克，青豌豆60克，竹笋60克，味精、盐、香油各适量。将海参泡发，切块；香菇洗净，切丝；瘦猪肉洗净，切小块；竹笋切片；将以上4味与人参、青豌豆一齐放砂锅内，加清水适量炖煮，炖至猪瘦肉熟烂为止，加入味精、盐、香油各少许即可。

2. **温肾助阳、补益精血：** 海参50克，羊肉250克。将海参泡发，去除内脏，洗净，入锅煮熟后捞出切丝；羊肉入锅煮汤，水开后下海参同煮至熟即可。

搭配宜忌

宜	海参 + 鸭肉 补五气、祛火清热、滋养五脏	忌	海参 + 柿子 引起腹痛、恶心
	海参 + 竹笋 滋阴润燥、清热养血		海参 + 石榴 引起腹痛、恶心

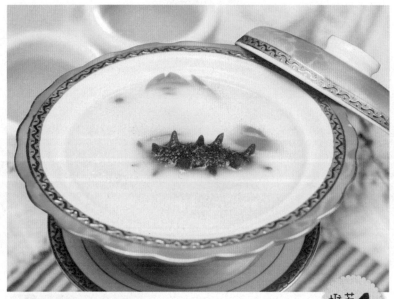

清热解暑 + 安神生津

推荐食谱 1

海参虫草汤

材料

水发海参 200 克
虫草 3 克
胡萝卜少许
青菜少许
盐 3 克
高汤适量
生姜 1 片

做法

1 海参、虫草分别洗净；胡萝卜洗净，去皮切片；青菜择洗干净。

2 将高汤倒入锅内烧沸，放入海参、虫草、生姜，用中火煲 40 分钟。

3 加入胡萝卜、青菜煮至断生，调入盐即可。

专家点评

脾胃虚寒者忌食。

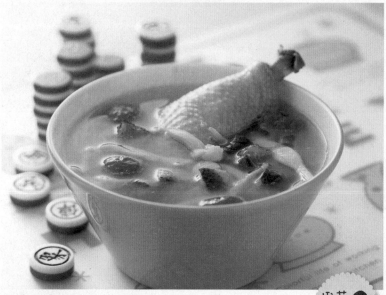

益气固表 + 清热生津

推荐食谱 **2**

黄花菜海参鸡汤

材料

干黄花菜 10 克

海参 200 克

鸡腿 1 个

当归 10 克

黄芪 15 克

枸杞 15 克

盐适量

做法

① 将药材洗净，用棉布袋包起，熬取药汁备用。

② 干黄花菜洗净，泡软；海参洗净，去除内脏后切小块；鸡腿洗净切块；将海参、鸡腿汆烫，捞起。

③ 将黄花菜、海参、鸡腿、枸杞一起放入锅中，加入药材汤汁、盐，煮至熟即可。

专家点评

热毒疮疡患者、食滞者不宜食用。

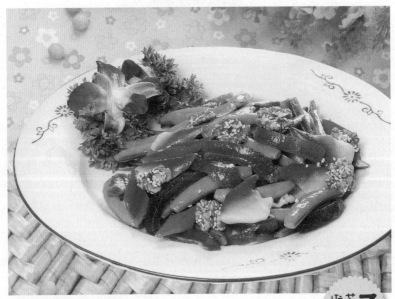

助眠吃法

滋补肝肾 + 调补身体

推荐食谱 **3**

琥珀蜜豆炒贝参

材料
核桃仁 150 克
熟白芝麻 50 克
豆角 350 克
北极贝 300 克
海参 200 克
植物油适量
白糖适量

做法

1. 北极贝洗净沥干；海参洗净切条，余水捞出；豆角切段，焯水沥干。

2. 锅内加少量水，倒糖烧热，放入核桃仁炒至上糖色捞出，粘上熟白芝麻。

3. 锅倒油烧热，倒入豆角煸炒，加入海参、北极贝翻炒。最后撒上核桃仁炒匀即可。

专家点评
肺脓肿、慢性肠炎患者忌食。

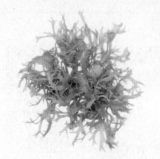

海藻

别名：海藻、海萝、海苔
能量：389.3 千焦 /100 克
每日用量：约 50 克
性味归经：性寒，味苦、咸。归肝、胃、肾经。
调理关键词：蛋白质、多糖、纤维

海藻富含蛋白质、多糖、纤维以及无机盐，能舒缓压力、调理失眠。

食疗作用

海藻可软坚、消痰、利水、退肿，常用于瘿瘤、瘰疬、睾丸肿痛、痰饮水肿等病症。早年报道，海藻提取物有止血作用，可治疗甲状腺肿大，并可降血脂、降血压。海藻适用于缺碘患者，适宜淋巴结、甲状腺肿大者，高血压、高脂血症、动脉硬化患者及减肥者、癌症患者食用。但脾胃虚寒蕴湿者忌服。

选购保存

优质的海藻出骨胶原多且快：好的海藻一加水，搅动两下，一分钟内就会出很多的骨胶原。而且等海藻干成一团的时候，再加水，还能不停地出骨胶原。好的海藻颜色暗红，有点像褐色，颜色一致。海藻应干燥后保存，要防潮。

♥ 应用指南

1. **美发养颜、延缓衰老：** 瘦肉350克，海带、海藻各适量，盐6克。瘦肉洗净，切块，汆水；海带洗净，切片；海藻洗净；将瘦肉汆一下，去除血腥；将瘦肉、海带、海藻放入锅中，加入清水，炖2小时至汤色变浓后，调入盐即可。

2. **治颈淋巴结核：** 干荔枝果50克，海藻15克，黄酒适量。将荔枝干去掉壳，海藻用清水洗净，然后同入锅煎汁，煮好后取汁，用黄酒调服，每天1剂。

3. **软坚散结，治疗颌下瘰疬：** 海藻250克，切段，白酒500毫升。浸渍数日。每日3~5次，小量饮之。

搭配宜忌

宜	海藻 + 昆布、贝母 消痰软坚，可治疗瘿瘤	**宜**	海藻 + 橘核、昆布 可治疗睾丸肿痛
宜	海藻 + 玄参、 夏枯草、连翘 消痰软坚，可治疗瘰疬	**忌**	海藻 + 甘草 产生不良反应

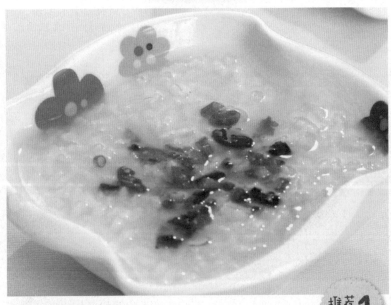

补中益气 + 除烦止渴

推荐食谱 1

枸杞海藻大米粥

材料
枸杞 15 克
海藻 20 克
大米 100 克
盐 3 克
味精 1 克
香油适量
葱少许

做法

① 海藻泡发洗净,撕成小片;枸杞洗净;大米洗净,泡发半小时;葱洗净,切葱花。

② 锅置火上,注入清水,放入大米、枸杞,用大火煮至米粒开花。

③ 放入海藻,改用小火煮至粥浓稠时,调入盐、味精,淋入香油,撒上葱花即可。

专家点评

脾虚和感冒发热者不宜食用。

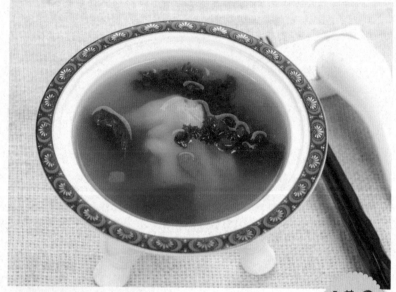

助眠吃法

推荐食谱 2

滋阴润燥 + 调补气血

木耳海藻猪蹄汤

材料
猪蹄 150 克
海藻 10 克
黑木耳少许
枸杞少许
盐 3 克
鸡精 3 克

做法

① 猪蹄洗净,斩块,氽烫捞出;海藻洗净;黑木耳洗净,泡发撕片;枸杞洗净泡发。

② 将猪蹄、枸杞放入砂锅,加水,大火烧开,下入海藻、黑木耳,改小火炖煮 1.5 小时,调味即可。

专家点评

脾虚消化不良或大便稀烂者慎食;动脉硬化、高血压患者忌食。

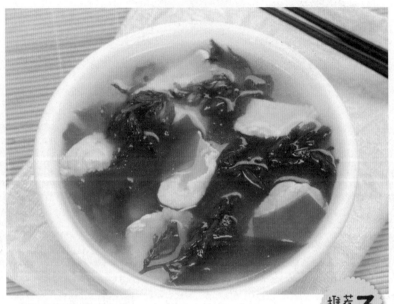

推荐食谱3

滋阴润燥 + 补虚养血

海带海藻猪瘦肉汤

材料
猪瘦肉 350 克
海带适量
海藻适量
盐 3 克

做法

① 猪瘦肉洗净，切件，汆水；海带洗净，切片；海藻洗净。

② 将猪瘦肉汆一下，去除血腥味。

③ 将猪瘦肉、海带、海藻放入锅中，加入清水，炖 2 小时至汤色变浓后，调入盐即可。

专家点评

脾胃虚寒者忌食。

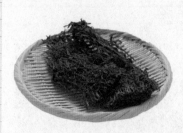

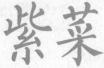
紫菜

别名：索菜、子菜、甘紫菜
能量：866.5 千焦 /100 克
每日用量：30 ~ 100 克
性味归经：味甘、咸，性寒。归肺经。
调理关键词：碘、多糖、维生素

紫菜含碘量很高，可用于治疗因缺碘引起的甲状腺肿大。紫菜所含的多糖可明显增强细胞免疫和体液免疫功能，提高机体的免疫力，还能辅助调理失眠。

食疗作用

紫菜具有软坚散结、清热化痰、利尿的功效。对甲状腺肿大、水肿、慢性支气管炎、咳嗽、瘿瘤、淋病、脚气、高血压、肺病初期、心血管病和各类肿块、增生等患者有一定的辅助疗效。

选购保存

以表面光滑滋润，紫褐色或紫红色，有光泽，片薄，大小均匀，入口味鲜不咸，有紫菜特有的清香，质嫩体轻，身干，无杂质者为上品；而片厚且发黄绿色，色暗淡，有杂物，带海水腥味者为次品。紫菜是海味品，容易受潮变质，储存时，最好装在密封干燥的黑色塑料袋中，放置在清洁、阴凉、避光处或冰箱内，否则，容易变色，所含营养素被破坏。凡是褪色、霉变的都不宜食用。

♥ 应用指南

1. **补肾养心、补气益血：**水发紫菜100克，鹌鹑蛋50克，白糖30克。锅中加入约800毫升清水，烧热。打开盖，放入剥好壳的鹌鹑蛋，大火煮约3分钟，揭盖；将洗净的紫菜放入锅中，用汤勺搅拌均匀，将白糖加入锅中，搅拌均匀，加热至白糖完全溶化；将煮好的鹌鹑蛋、紫菜、糖水盛出即可。

2. **治疗肺热痰多：**紫菜30克，萝卜1个，煮汤服用。

3. **治疗各种脓痰和咳嗽：**紫菜适量，干嚼食用。

搭配宜忌

宜	紫菜 + 鸡蛋 补充维生素 B_{12} 和钙质	忌	紫菜 + 柿子 影响钙质的吸收
	紫菜 + 圆白菜 营养全面		紫菜 + 花菜 影响钙质的吸收

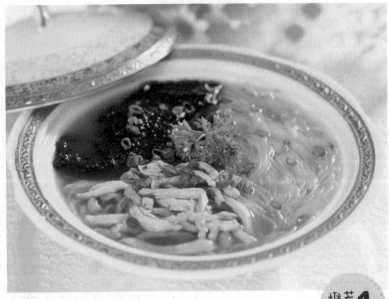

滋阴润燥 + 补虚养血

推荐食谱 1

粉丝紫菜肉丝汤

材料
粉丝 20 克
紫菜 10 克
猪瘦肉 250 克
花生油 10 毫升
味精 4 克
盐 4 克
淀粉适量
酱油适量

做法

❶ 猪瘦肉洗净，切丝，加入花生油、盐、淀粉、酱油、味精调味，腌渍 30 分钟。

❷ 粉丝、紫菜浸泡 15 分钟，洗净。

❸ 将清水放入砂锅内，煮沸后加入花生油、粉丝、紫菜，滚 10 分钟后放入猪瘦肉，煮至肉熟，加盐调味即可。

专家点评

风邪偏盛者不宜食用。

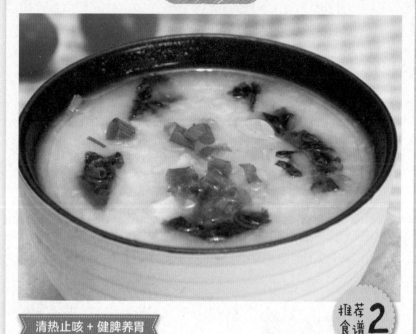

清热止咳 + 健脾养胃

推荐食谱 2

蛋黄紫菜粥

材料

大米 100 克
紫菜 10 克
蛋黄 50 克
盐 3 克
香油适量
胡椒粉适量
葱花适量

做法

1. 大米淘洗干净，放入清水中浸泡；紫菜泡发，撕碎洗净；蛋黄煮熟后切碎。

2. 锅置火上，注入清水，放入大米煮至粥成。

3. 放入紫菜、蛋黄煮至浓稠，加香油、胡椒粉、盐调匀，撒上葱花即可。

专家点评

腹泻者及肝炎、胆石症、肾病患者不宜食用。

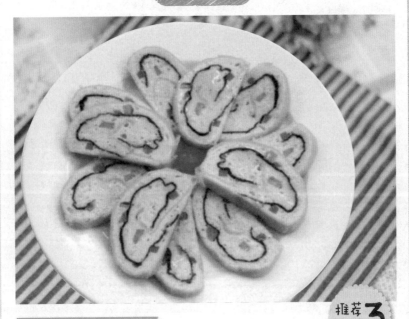

补心安神 + 滋阴润燥

推荐食谱 **3**

营养紫菜卷

材料

紫菜适量
蛋皮 50 克
面粉 100 克
盐 2 克
辣椒粉 2 克
牛奶适量
葱花 15 克

做法

① 面粉加水揉匀，再拌入牛奶调好，静置。

② 面团中再加盐、葱花、辣椒粉揉匀。

③ 分别取适量的面团，压扁，一面铺上紫菜，一面放蛋皮，然后卷起来，入蒸笼蒸熟，取出切块即可。

专家点评

脾虚泄泻者不宜食用。

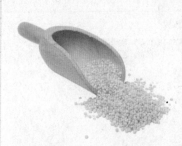

小米

别名：粟米、稞子、秫子
能量：1498.5千焦/100克
每日用量：50 ~ 250克
性味归经：性凉，味甘、咸。归脾、肾经。
调理关键词：淀粉、蛋白质、脂肪

小米含蛋白质、脂肪等，消化吸收率高，是幼儿的营养食品；还含人体必需的氨基酸，是体弱多病者的滋补保健佳品；含有的糖类，能缓解精神压力、紧张，防治失眠。

食疗作用

小米有健脾、和胃、安眠等功效，可防治消化不良、防流产，能滋阴、维持生长和生殖能力正常、维持性功能正常，并能保持胎儿的正常发育、祛斑美容等。

选购保存

正常的小米米粒大小、颜色均匀，呈乳白色、黄色或金黄色，有光泽，很少有碎米，无虫，无杂质；闻起来具有清香味，无其他异味。严重变质的小米，手捻易成粉状或易碎，碎米多，闻起来微有异味或有霉变气味、酸臭味、腐败味和不正常的气味；另外，正常小米尝起来味佳，微甜，无任何异味。劣质小米尝起来无味、微有苦味、涩味及其他不良滋味。储存于低温干燥避光处。

♥ 应用指南

1. **健脾和胃、祛热安神：**小米100克，鸡蛋1个，胡萝卜20克，盐3克，香油、胡椒粉、葱花各少许。小米洗净；胡萝卜洗净后切丁；鸡蛋煮熟后切碎；锅置火上，注入清水，放入小米、胡萝卜煮至八成熟；下鸡蛋煮至米粒开花，加盐、香油、胡椒粉，撒葱花即可。

2. **治疗脾胃虚热、食不消化、反胃逆呕等病症：**小米适量，研磨成细粉，水泛为丸，大如梧桐子。每次10 ~ 15克，以水煮熟，加食盐少许，空腹连汤服下。

搭配宜忌

宜	小米 + 红枣、桂圆 益气、养心、补血		宜	小米 + 洋葱 生津止渴、降脂降糖
宜	小米 + 黄豆 健脾和胃、益气宽中		忌	小米 + 杏仁 会使人呕吐、泄泻

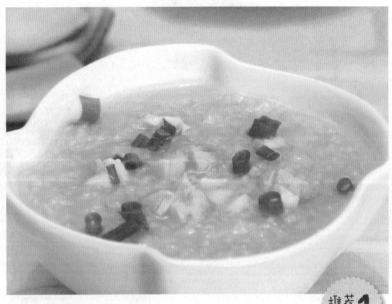

滋阴安神 + 调补脾胃

推荐食谱 **1**

牛奶鸡蛋小米粥

材料
牛奶 50 毫升
鸡蛋 1 个
小米 100 克
白糖 5 克
葱花少许

做法
1 小米洗净，浸泡片刻；鸡蛋煮熟后切碎。

2 锅置火上，注入清水，放入小米，煮至八成熟。

3 倒入牛奶，煮至米烂，再放入鸡蛋碎，加白糖调匀，撒上葱花即可。

专家点评
　　高热、皮肤生疮化脓者和肝炎、胆石症、肾病患者不宜食用。

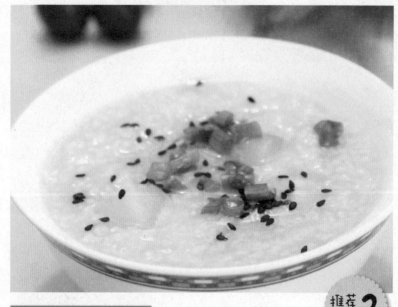

补脾养胃 + 生津益肺

推荐食谱 **2**

山药芝麻小米粥

材料
山药 30 克
黑芝麻适量
小米 70 克
盐 2 克
葱 8 克

做法

❶ 小米泡发洗净；山药去皮、洗净，切丁；黑芝麻洗净；葱洗净，切葱花。

❷ 锅置火上，倒入清水，放入小米、山药煮开。

❸ 加入黑芝麻同煮至浓稠状，调入盐拌匀，撒上葱花即可。

专家点评

腹泻、感冒、发热者不宜食用。

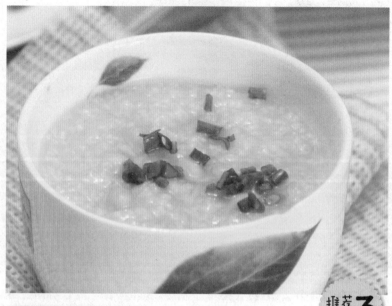

健脾祛湿 + 清热除烦

推荐食谱 **3**

小米黄豆粥

材料
小米 80 克
黄豆 40 克
白糖 3 克
葱 5 克

做法

❶ 小米淘洗干净；黄豆洗净，浸泡 4 小时后，捞起沥干；葱洗净，切成葱花。

❷ 锅置火上，倒入清水，放入小米与黄豆，以大火煮开。

❸ 待煮至浓稠状，撒上葱花，调入白糖拌匀即可。

专家点评
胃寒、腹泻者不宜食用。

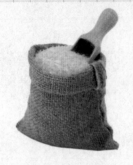

粳米

别名：大米、硬米
能量：1435.7 千焦 /100 克
每日用量：50 ~ 250 克
性味归经：性平，味甘。归脾、胃经。
调理关键词：淀粉、蛋白质、脂肪

粳米营养丰富，含淀粉、蛋白质、脂肪，并含少量B族维生素。它能补脾胃、养五脏、壮筋骨、通血脉、益精强志、养颜、提高人体免疫功能、促进血液循环、调理失眠。

食疗作用

粳米具有养阴生津、除烦止渴、健脾胃、补中气、固肠止泻的功效。用粳米煮粥时，浮在锅面上的浓稠液体（俗称米汤）、粥油，具有补虚的功效，对于病后产后体弱的人有良好的食疗效果。但糖尿病、干燥综合征、更年期综合征及阴虚火旺、痈肿疔疮、热毒炽盛者忌食。

选购保存

外观上看米粒洁白，略呈透明，富有光泽的是优质新米；若米粒颜色泛青，米灰较重，碎米掺杂，则说明粳米质量较差或存放时间较长。另外，在闻时，新米往往带有十分浓重的清香味，而陈米味道较淡，若存放时间较长时，则会失去清香味道，只能嗅到米糠味。置于阴凉、通风、干燥处保存。

♥ 应用指南

养阴生津、调气宁心： 玉米50克，猪肉100克，枸杞适量，粳米80克，盐3克，味精1克，葱少许。玉米拣尽杂质，用清水浸泡，淘洗干净；猪肉洗净，切丝；枸杞洗净；粳米淘净，泡好；葱洗净，切葱花；锅中注水，下入粳米和玉米煮开，改中火，放入猪肉、枸杞，煮至猪肉变熟；小火将粥熬至浓稠，调入盐、味精调味，撒上葱花即可。

搭配宜忌

宜	粳米 + 牛奶 补虚损、润五脏	粳米 + 油菜 健脾补虚、清热消炎
	粳米 + 菟丝子 补虚损、益脾胃、安胎	粳米 + 松子仁 健脾养胃、益肝肾

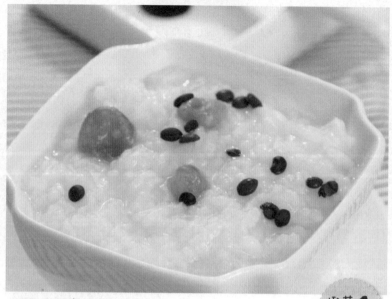

养心安神 + 健脾养胃

推荐食谱 **1**

酸枣桂圆粳米粥

材料
酸枣仁适量
桂圆肉适量
粳米 100 克
盐适量

做法

① 粳米洗净，泡发；桂圆肉、酸枣仁洗净。

② 将粳米放进锅中，加上适量水，大火煮至米粒开花。

③ 放进桂圆肉和酸枣仁稍煮后，以小火煮至浓稠状，调入盐即可。

专家点评

实邪郁火及患有滑泄证者不宜食用。

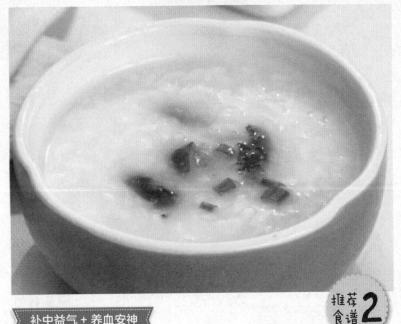

补中益气 + 养血安神

推荐食谱 **2**

红枣粳米粥

材料
红枣 20 克
粳米 100 克
白糖 5 克
葱花少许

做法
1. 粳米淘洗干净，用清水浸泡；红枣洗净。
2. 锅置火上，放入粳米、红枣煮至米粒开花。
3. 放入白糖稍煮后调匀，撒上葱花即可。

专家点评
糖尿病患者不宜食用。

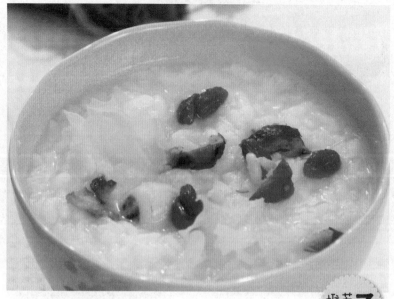

养心安神 + 生津益肾

银耳红枣粳米粥

推荐食谱 3

材料
银耳 20 克
红枣 20 克
莲子 20 克
枸杞 10 克
粳米 100 克
白糖 5 克

做法

① 银耳泡发，洗净，切碎；红枣洗净，去核，切成小块；莲子、枸杞用温水泡软，洗净；粳米洗净，泡发。

② 锅置火上，加入粳米，大火烧开，煮至米粒开花。

③ 放入银耳、红枣、莲子、枸杞同煮至黏稠，调入白糖搅匀即可。

专家点评

糖尿病患者及便秘者不宜食用。

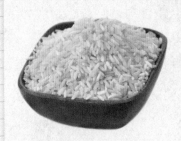

糯米

别名： 元米、江米
能量： 1456.7千焦/100克
每日用量： 30～80克
性味归经： 性温，味甘。归脾、肺经。
调理关键词： 蛋白质、维生素

糯米含有蛋白质、脂肪、糖类、钙、磷、铁、B族维生素及淀粉等，为温补强壮之品。它能辅助调理神经衰弱、失眠等症。

食疗作用

糯米能够补养体气，主要功能是温补脾胃，还能够缓解气虚所导致的盗汗，妊娠后腰腹坠胀，劳动损伤后气短乏力等症状。糯米适宜贫血、腹泻、脾胃虚弱、神经衰弱者食用，不适宜腹胀、咳嗽、痰黄、发热患者。但请注意，儿童、糖尿病、体重过重或其他慢性病如肾脏病、高脂血症患者应少食、忌食。

选购保存

选购五谷杂粮时，其规律多数一样，大体以颗粒完整、无异味为准。糯米以放了三四个月的为最好，因为新鲜糯米不太容易煮烂，也较难吸收作料的香味。

将几颗大蒜头置在米袋内，可防止糯米因久存而长虫。

♥ 应用指南

1. **益气补血，治疗心悸失眠：** 糯米250克，党参10克，红枣60克。党参、红枣煮30分钟后捞去党参，糯米蒸熟后淋上汤汁和白糖即可。

2. **治高血压：** 糯米5克，胡椒粉1.5克，桃仁3克，杏仁3克，山栀子3克，鸡蛋清适量。前五味研为细粉，用鸡蛋清调至黏稠，临睡前敷于两脚心涌泉穴（足底前1/3的凹陷处），次日洗掉，晚上再敷。

3. **健脾益胃、治脾虚食欲不振、日渐消瘦、肌肉乏力等症：** 鲫鱼1条，糯米60克。将鲫鱼去鳞，去肠肚，然后洗净；糯米淘净，然后一起入锅加水同煮粥服食。

搭配宜忌

宜	糯米 + 莲藕 调和气血，清热生津	忌	糯米 + 苹果 易导致恶心、呕吐
	糯米 + 红枣 清热补虚，止血安胎		糯米 + 鸡蛋 引起腹痛胀痛

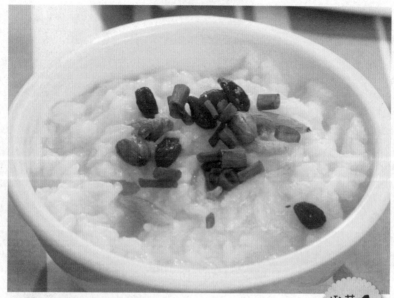

滋补肝肾 + 益智健脾

枸杞麦冬糯米粥

材料

花生米 30 克
糯米 80 克
枸杞适量
麦冬适量
白糖 3 克

做法

❶ 糯米洗净，放入冷水中浸泡 1 小时后，捞出备用；枸杞、花生米、麦冬均洗净。

❷ 锅置火上，放入糯米，倒入清水煮至米粒开花，放入花生米、麦冬同煮。

❸ 待粥至浓稠状时，放入枸杞煮片刻，调入白糖拌匀即可。

专家点评

胆囊炎、慢性胃炎患者不宜食用。

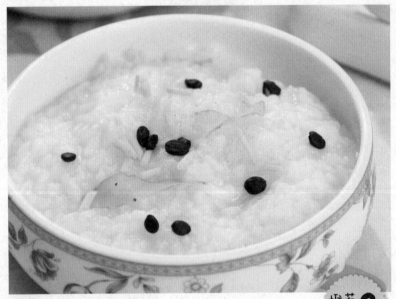

助眠吃法

除烦清火 + 清利小便

推荐食谱 **2**

酸枣玉竹糯米粥

材料
酸枣仁 10 克
玉竹适量
灯心草适量
糯米 100 克
盐 2 克

做法

1 糯米洗净，浸泡半小时后，捞出沥干水分备用；酸枣仁洗净；玉竹、灯心草均洗净，切段。

2 锅置火上，倒入清水，放入糯米，以大火煮开。

3 加入酸枣仁、玉竹、灯心草同煮片刻，再以小火煮至浓稠状，调入盐拌匀即可。

专家点评

虚寒体质者不宜食用。

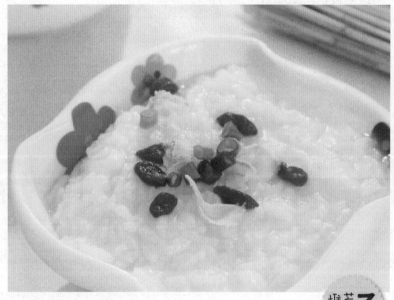

补气益血 + 生津益胃

推荐食谱 3

人参枸杞糯米粥

材料
人参 15 克
枸杞 20 克
糯米 100 克
白糖 8 克

做法
1. 人参洗净，切小块；枸杞泡发洗净，糯米泡发洗净。

2. 锅置火上，注入水，放入糯米，用大火煮至米粒开花。

3. 放入枸杞、人参，用小火熬至粥成，放入白糖调味即成。

专家点评
脾虚泄泻者和感冒发热患者不宜服用。

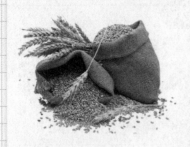

小麦

别名: 麦子、白麦
能量: 1326.9 千焦 /100 克
每日用量: 100 克左右
性味归经: 性凉,味甘。归心、脾、肾经。
调理关键词: 糖类、纤维、蛋白质、钾、磷等

进食小麦可以降低血液循环中的雌激素的含量,从而达到防治乳腺癌的目的。对于更年期妇女,食用未精制的小麦还能缓解失眠、多梦、烦躁等更年期综合征。

食疗作用

小麦具有养心神、敛虚汗、生津止汗、养心益肾、镇静益气、健脾厚肠、除热止渴的功效,对体虚多汗、舌燥口干、心烦失眠等病症有一定辅助疗效,适宜心血不足、心悸不安、多呵欠、失眠多梦、喜悲伤欲哭以及脚气病、末梢神经炎、体虚、自汗、盗汗、多汗等症患者。但请注意,慢性肝病、糖尿病等病症者不宜食用。

选购保存

应选择干净、无霉变、无虫蛀、无发芽的优质小麦,小麦的籽粒要饱满、圆润。小麦宜低温储藏。也可通过日晒,降低小麦含水量,在暴晒和入仓密闭过程中可以收到高温杀虫制菌的效果。

♥ 应用指南

1. **养心活血,治疗失眠、动脉硬化:** 浮小麦30克,黑豆30克。黑豆、浮小麦洗净后放入锅内,加适量水用大火煮沸,改用小火熬煮1小时,去渣取液。

2. **养心和血,补脑除烦:** 小麦30克,红枣10枚,猪脑、白糖、黄酒适量。先将小麦洗净,滤干;红枣用温水浸泡片刻,洗净;猪脑挑去血筋,洗净。小麦、红枣倒入小钢精锅内,加冷水两碗半,小火先煮半小时。再入猪脑,待沸后,加白糖2匙,黄酒半匙,继续慢炖半小时,离火即可。

搭配宜忌

宜	小麦 + 红枣 养心健脾、补血	小麦 + 花生 养心安神
	小麦 + 大米 补血益气	小麦 + 鸡蛋 健脾补虚

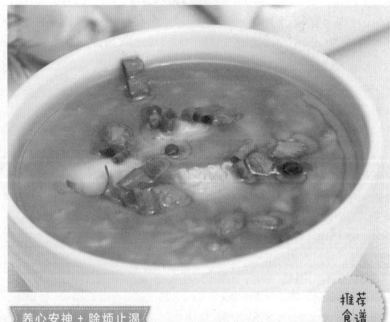

助眠吃法

养心安神 + 除烦止渴

推荐
食谱

小麦花生鸡肉粥

材料

小麦 80 克
花生 60 克
鸡肉 150 克
料酒 5 毫升
盐 3 克
味精 2 克
葱花适量

做法

① 鸡肉洗净，切块，用料酒腌渍；花生洗净；小麦淘净，浸泡 3 小时后捞出备用。

② 锅中注水，下入小麦大火烧沸，再下入腌好的鸡肉、花生，转中火熬煮至小麦软散。

③ 以小火将粥熬至黏稠冒泡，加盐、味精调味，撒上葱花即可。

专家点评

慢性胃炎患者及脾虚者不宜食用。

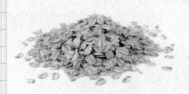

燕麦

别名: 野麦、雀麦、乌麦
能量: 1536.2 千焦 /100 克
每日用量: 40 克左右
性味归经: 性温,味甘。归脾、心经。
调理关键词: 高纤维、高蛋白

燕麦含丰富的营养物质,具有益肝和胃、养颜护肤等功效。燕麦还能够抗细菌、抗氧化,在春季食用能够增加人体免疫力,抵抗流感。此外,它还可以改善血液循环、缓解生活工作带来的压力。

食疗作用

燕麦具有健脾、益气、补虚、止汗、养胃、润肠的功效,不仅对动脉硬化、脂肪肝、糖尿病、冠心病有预防作用,而且对便秘以及水肿等都有很好的辅助治疗作用,可增强人的体力、延年益寿。燕麦富含优质油脂,主要由不饱和脂肪酸组成,燕麦油脂质成分和水合特性能在油中乳化大量的水分,可以作为表皮层水合保湿剂的有效载体,能软化皮肤,滋润养颜。同时,燕麦富含蛋白质,蛋白质经酶解可得到小分子的肽和氨基酸,这一类分子中都含有亲水基团,可以吸收水分或锁住皮肤角质层水分,具有非常好的保湿功效。

选购保存

应挑选大小均匀、籽实饱满、有光泽的燕麦粒。密封后存放在阴凉干燥处。

♥ 应用指南

1. **养血补血,治疗妇女血崩、血虚:** 燕麦60克,鲜鸡血30毫升,黄酒适量。将燕麦洗净,鲜鸡血切块,共入锅内,加黄酒适量炖熟。

2. **补虚健脾,治疗高胆固醇血症、动脉硬化:** 燕麦100克,红枣50克。将红枣洗净去核,加水500毫升与燕麦一同煮,水开后再煮3~5分钟即可。

3. **养血补血,治月经不调、胎衣不下:** 燕麦全草90克,小米适量,红糖适量。将小米加水煮粥,加入燕麦全草煎汁,稍煮,再加红糖调和即成。

搭配宜忌

宜	燕麦 + 红枣 补中益气,养血安神,补血润肤	宜	燕麦 + 牛奶 降压降糖
宜	燕麦 + 南瓜 补虚健脾	忌	燕麦 + 红薯 导致胃痉挛、胀气

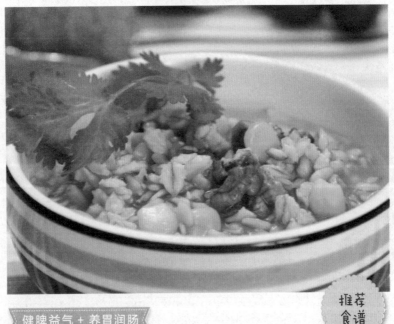

助眠吃法

健脾益气 + 养胃润肠

推荐食谱

燕麦核桃仁粥

材料
燕麦 50 克
核桃仁 30 克
玉米粒 30 克
鲜奶适量

做法

① 燕麦泡发洗净。

② 锅置火上，倒入鲜奶，放入燕麦煮开。

③ 加入核桃仁、玉米粒同煮至浓稠状即可食用。

专家点评

肺脓肿、慢性肠炎患者不宜食用。

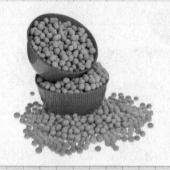

黄豆

别名：大豆、黄大豆
能量：1502.7 千焦 /100 克
每日用量：70 克左右
性味归经：性平，味甘。归脾、大肠经。
调理关键词：磷脂酰胆碱、铁

黄豆中的磷脂酰胆碱可除掉附在血管壁上的胆固醇，防止血管硬化，预防心血管疾病；其含有的可溶性纤维既可通便又能降低胆固醇含量，含有的铁量大且易被人体吸收，能辅助调理失眠。

食疗作用

黄豆具有健脾、益气、宽中、润燥、补血、降低胆固醇、利水、抗癌之功效。黄豆中含有抑胰酶，对糖尿病患者有益；黄豆中的无机盐对缺铁性贫血有益，而且能促进酶的催化、激素分泌和新陈代谢；大豆富含异黄酮，可断绝癌细胞营养供应，含人体必需的 8 种氨基酸、多种维生素及多种微量元素，可降低血中胆固醇，预防高血压、冠心病、动脉硬化等。另外，黄豆内含有的亚油酸，能促进儿童神经发育。

选购保存

颗粒饱满、大小颜色一致、无杂色、无霉烂、无虫蛀、无破皮的是好黄豆。将黄豆晒干，再用塑料袋装起来，放在阴凉干燥处保存。

♥ 应用指南

辅助调理失眠：黄豆150克，白菜400克，白果300克，水发香菇20克，姜片适量，盐适量。黄豆洗净，白菜洗净切块；白果去核后放入滚水中焯片刻，取出，去衣，去心；香菇洗净；砂锅内先用大火把水烧沸，下入黄豆、白菜、白果、香菇、姜片；汤滚后改用小火煲2小时，煮至熟烂再调味即可。

搭配宜忌

宜	黄豆 + 红枣 补血、降血脂	忌	黄豆 + 菠菜、核桃仁 消化不良
	黄豆 + 花生 丰胸、美容		黄豆 + 酸奶 影响钙消化或吸收

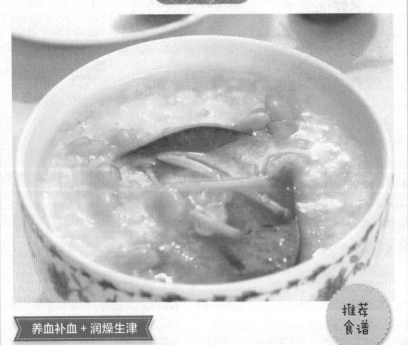

助眠吃法

养血补血 + 润燥生津

推荐食谱

猪肝黄豆粥

材料
黄豆 100 克
猪肝 100 克
大米 80 克
姜丝适量
盐 3 克
鸡精 3 克

做法

1. 黄豆拣去杂质,淘净,浸泡1小时;猪肝洗净,切片;大米淘净,浸泡发透。

2. 锅中注入适量清水,下入大米、黄豆,开大火煮至米粒开花。

3. 下入猪肝、姜丝,熬煮成粥,加盐、鸡精调味即可。

专家点评

高血压、肥胖症、冠心病及高脂血症患者忌食。

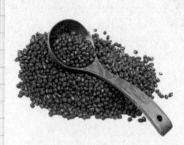

红豆

别名：赤小豆、红小豆
能量：1293.4 千焦 /100 克
每日用量：50 克左右
性味归经：性平，味甘、酸。归心、小肠经。
调理关键词：高蛋白、高纤维

红豆含有较多的皂角苷，有良好的利尿作用，能解酒、解毒，对心脏病和肾病、水肿有益。其中的膳食纤维能润肠通便、降血压、降血脂、调节血糖、辅助调理失眠。

食疗作用

红豆具有消肿止泻、补脾养胃、利水、抗菌消炎、解毒等功效，可增进食欲，促进肠胃吸收消化，适宜肾脏性水肿、心脏性水肿、肝硬化腹水、营养不良性水肿以及肥胖症等患者食用。多尿、蛇咬伤者不宜食用。

选购保存

以有光泽，形态饱满，无虫蛀者为佳。红豆有没有生虫一眼就可以看出，如果生虫了，会有很多虫屎或小颗粒；如果是陈豆，则颜色不鲜艳，而且很干涩像褪了色。也可以把红豆倒在淡盐水里，完全浸没在水中就是好的红豆，浮在水面则是不好的红豆。红豆应装进密封的盒子或袋子中，置于阴凉干燥处储存。

♥ 应用指南

1. **补益气血、养心安神：**红豆500克，百合干品20克，鲜山药50克，红枣20枚，莲子30克，桂圆肉50克。将红豆煮烂打成浆，倒入锅里，同时加入百合、鲜山药、红枣、莲子、桂圆肉，小火煮20分钟即可。吃时可放入适量蜂蜜调味。

2. **补血利尿、可改善水肿：**红豆、紫米各20克。将红豆、紫米洗净，浸过夜，将浸泡的水倒掉加入新水煮熟，再以小火煮至熟透即可，食用时可加适量蜂蜜。

3. **治疗肾炎水肿：**白茅根250克，红豆120克。加水煮至水干，除去白茅根，将豆分数次嚼食。

搭配宜忌

宜	红豆 + 鸡肉 补肾滋阴、活血利尿	忌	红豆 + 盐 药效减半
	红豆 + 醋 散血消肿、止血		红豆 + 羊肝 引起不良反应

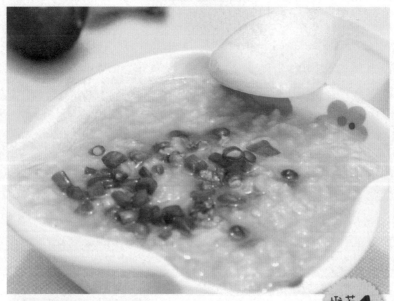

助眠吃法

滋补肝肾 + 健脑益脾

推荐食谱 1

红豆核桃仁粥

材料
红豆 30 克
核桃仁 20 克
大米 70 克
白糖适量

做法

1. 大米、红豆洗净，然后泡发；核桃仁洗净。

2. 将大米和红豆放进锅中，加适量水，大火煮开，煮至米粒开花。

3. 加入核桃仁煮至浓稠状，加上白糖调味即可。

专家点评

肺脓肿、慢性肠炎患者不宜食用。

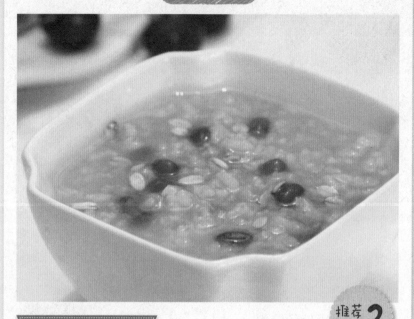

补血生津 + 调养脾胃

推荐
食谱 2

红豆麦片粥

材料
红豆 30 克
燕麦片 20 克
大米 70 克

做法
① 大米、红豆均泡发洗净；燕麦片洗净。
② 锅置火上，倒入清水，放入大米、红豆煮开。
③ 加入燕麦片同煮至浓稠状即可食用。

专家点评
　适宜肥胖者及高脂血症、冠心病患者食用。

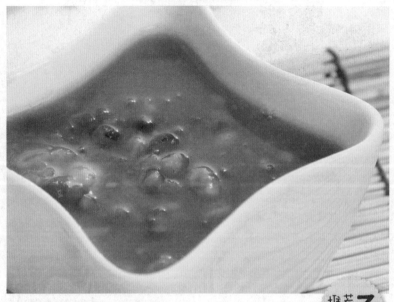

推荐食谱 **3**

补中益气 + 益气养血

桂圆红豆粥

材料

糯米 80 克
麦仁 40 克
红豆 20 克
花生 20 克
绿豆 20 克
桂圆肉 15 克
莲子 15 克
白糖 10 克

做法

❶ 麦仁、红豆、花生、绿豆、桂圆肉、莲子均泡发洗净；糯米洗净。

❷ 锅置火上，注水后，放入糯米、麦仁、红豆、花生、绿豆、桂圆肉、莲子煮至开花。

❸ 改小火煮至粥成，放糖调味即可食用。

专家点评

儿童体重过重者、糖尿病或其他慢性病如肾脏病、高脂血症者应少食。

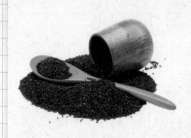

黑芝麻

别名：野麦、雀麦、乌麦
能量：2222.6 千焦 /100 克
每日用量：50 克左右
性味归经：性平，味甘。入肝、肾、肺经。
调理关键词：高蛋白、植物性脂肪

黑芝麻中的植物性脂肪属于亚油酸或亚麻酸等不饱和脂肪酸，具有降低胆固醇的作用；蛋白质中的各种氨基酸能强健血管、恢复体力、缓解脑细胞疲劳，防治失眠。此外，它还能解酒护肝、美容、预防脱发。

食疗作用

黑芝麻有益肝、补肾、养血、润燥、乌发、美容作用。它能促进细胞分裂，推迟细胞衰老，起到抗衰老和延年益寿的作用；也具有降血脂作用；对身体虚弱、早衰而导致的脱发效果好，对药物性脱发、某些疾病引起的脱发也有一定疗效。研究发现，黑芝麻富含维生素 E，而维生素 E 具有非常好的抗氧化能力，可以通过抗氧化作用而保护机体细胞免受自由基的毒害，有延缓机体衰老的功效。慢性肠炎、脾虚便溏者忌用；男子阳痿、遗精者也应忌食。

选购保存

黑芝麻以色泽鲜亮、纯净，外观大而饱满、皮薄，嘴尖而小的为佳。干燥、密封贮藏。

♥ 应用指南

补血滋阴暖身：粳米200克，黑芝麻25克，黄豆25克，红枣35克，白糖25克。将黑芝麻下入锅中，用小火炒香，研末，备用；黄豆洗净沥干，用500毫升温水浸泡2小时；粳米淘洗干净，用1000毫升冷水浸泡半小时；红枣洗净、去核；将黄豆、粳米连同浸泡它们的水倒入锅中，加入红枣，先用大火烧沸；然后改用小火熬煮，待黄豆烂熟、米粥黏稠；再调入黑芝麻，加进白糖，稍煮片刻即可。

搭配宜忌

宜	黑芝麻 + 鸡蛋 补充蛋白质	黑芝麻 + 红糖 可补血，治疗便血
	黑芝麻 + 核桃仁 益精血，乌须发	黑芝麻 + 何首乌 治疗头发枯脱

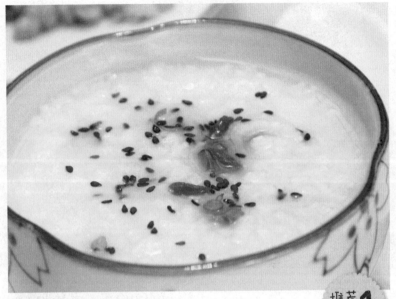

助眠吃法

生津润肠 + 健脾养胃

推荐
食谱 **1**

芝麻牛奶粥

材料
熟黑芝麻适量
纯牛奶适量
大米 80 克
白糖 3 克

做法
1. 大米泡发洗净。
2. 锅置火上，倒入清水，放入大米，煮至米粒开花。
3. 注入牛奶，加入熟黑芝麻同煮至浓稠状，调入白糖拌匀即可。

专家点评
　　缺铁性贫血、消化道溃疡、乳糖酸缺乏症、胆囊炎、肾病患者忌食；脾胃虚寒作泻、痰湿积饮者慎食。

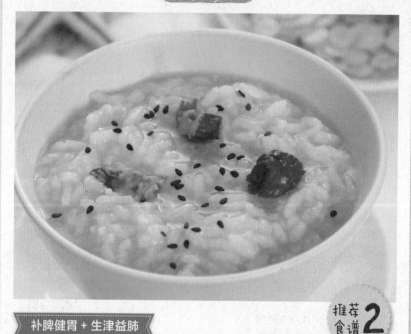

推荐食谱 **2**

补脾健胃 + 生津益肺

芝麻红枣粥

材料
红枣 20 克
黑芝麻少许
大米 100 克
红糖 10 克

做法

① 红枣去核洗净；大米泡发洗净。

② 锅置火上，注水后，放入大米，用大火煮至米粒绽开。

③ 放入红枣、黑芝麻，用小火煮至粥成闻见香味，放入红糖调味即可。

专家点评

　　湿热内盛、痰湿偏盛及腹部胀满者，糖尿病患者忌食。

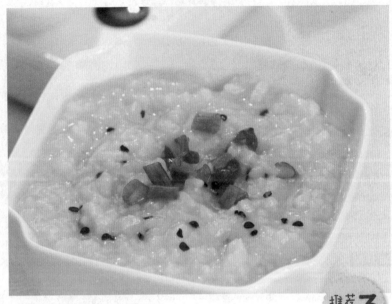

助眠吃法

益气生津 + 调补脾胃

推荐食谱 3

黑芝麻枸杞糯米粥

材料
粳米 80 克
黑芝麻适量
枸杞适量
白糖 3 克
葱 8 克

做法

① 粳米洗净，浸泡；黑芝麻、枸杞均洗净；葱洗净，切葱花。

② 锅置火上，倒入清水，放入粳米，以大火煮至米粒开花。

③ 加入黑芝麻、枸杞煮至粥呈浓稠状，调入白糖拌匀，撒上葱花即可。

专家点评

　　糖尿病、干燥综合征患者及更年期综合征属阴虚火旺者忌食。

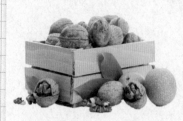

核桃

别名：山核桃
能量：2624.5千焦/100克
每日用量：5～10个
性味归经：性温，味甘。归肺、肾经。
调理关键词：磷脂、维生素

核桃富含蛋白质、脂肪、膳食纤维、钾、铁、磷等无机盐成分。所含的维生素E，可使细胞免受自由基的氧化损害，是医学界公认的抗衰老物质。所含的磷脂对脑神经有保健作用。

食疗作用

核桃仁具有滋补肝肾、强健筋骨之功效。核桃油中油酸、亚油酸等不饱和脂肪酸高于橄榄油，饱和脂肪酸含量极微，是预防动脉硬化、冠心病的优质食用油。核桃具有多种不饱和与单一非饱和脂肪酸，能降低胆固醇含量。因此吃核桃对人的心脏有一定的好处。核桃能润肌肤、乌须发、润肺强肾、降低血脂，长期食用还对癌症具有一定的预防效果。但肺脓肿、慢性肠炎患者忌食。

选购保存

以个大、外形圆整、干燥、壳薄、色泽白净、表面光洁、壳纹浅而少者为佳。带壳核桃风干后较易保存，核桃仁要用有盖的容器密封装好，存放在阴凉、干燥处，避免潮湿。

♥ 应用指南

1. **滋阴补肾、益气养血：**乳鸽1只，核桃仁70克，黑芝麻、红枣各适量，盐3克。乳鸽洗净，沸水汆烫、冲净沥干；红枣洗净去核；黑芝麻洗净，沥干碾碎备用；将乳鸽、红枣放进砂锅，注入适量清水，大火烧沸，放入核桃仁，小火煲1.5小时；加盐调味，撒上黑芝麻即可。

2. **治疗神经衰弱、健忘、失眠多梦，遗精、梦遗等症：**核桃仁、黑芝麻、桑叶各30克，捣成泥状，作丸，每次服10克，1日服用2次。

搭配宜忌

宜	核桃 + 红枣 美容养颜、补血	忌	核桃 + 白酒 导致血热
	核桃 + 百合 润肺益肾		核桃 + 黄豆 导致身体不适

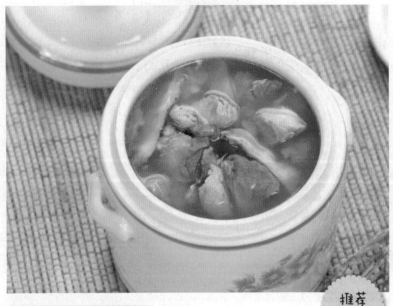

推荐食谱

活血补血 + 润肠通便

核桃仁当归鸡汤

材料
母鸡 500 克
核桃仁 40 克
当归 5 克
姜少许
葱少许
盐 3 克

做法

① 母鸡洗净，除杂，切件；核桃仁洗净；当归洗净，切片；姜洗净去皮切片；葱洗净，切葱花。

② 鸡肉入水汆去血水后捞出。

③ 鸡肉、核桃仁、当归、姜片放入炖盅，加入清水；大火慢炖 1 小时后，调入盐，转小火炖熟，撒上葱花即可食用。

专家点评

慢性腹泻者不宜食用。

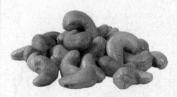

腰果

别名： 肾果、树花生、鸡腰果
能量： 2310.6 千焦 /100 克
每日用量： 10 ～ 15 个
性味归经： 性平，味甘。归脾、胃、肾经。
调理关键词： 不饱和脂肪酸

　　腰果中的脂肪成分主要是不饱和脂肪酸，可降低血中胆固醇、三酰甘油和低密度脂蛋白含量，增加高密度脂蛋白含量，对心脑血管有益，同时还能辅助调理高血压引发的失眠。

食疗作用

　　腰果补脑养血、补肾、健脾、下逆气、止久渴，对食欲不振、心衰、下肢浮肿及多种炎症有显著功效，尤其有酒糟鼻的人应适当食用。腰果对夜盲症、干眼病及皮肤角化有防治作用，还能增强人体抗病能力、防治癌肿。腰果含有丰富的油脂，可以润肠通便、润肤美容、延缓衰老；腰果还含有丰富的维生素 A，是优良的抗氧化剂，能使皮肤有光泽、气色变好；此外，腰果中含有的大量的蛋白酶抑制剂，能控制癌症病情。适宜便秘、风湿性关节炎、高血压、尿结石患者食用。

选购保存

　　选外观呈完整半月牙形、色泽白、饱满、气味香、油脂丰富、无虫蛀、无斑点的腰果。干燥保存。

♥ 应用指南

健脑补脾、补血益肾： 粳米60克，薏米30克，何首乌、熟地黄、腰果、红枣各适量，冰糖适量。粳米、薏米用清水泡发后洗净；红枣洗净，切片，去核；腰果洗净；何首乌、熟地黄均洗净，加水煮好，去渣取汁待用；锅置火上，倒入煮好的汁，放入粳米、薏米，先用大火煮开，再加入红枣、腰果、冰糖，然后转小火煮至浓稠状即可食用。

搭配宜忌

宜	腰果 + 糯米 润五脏、安神	腰果 + 莲子 润五脏、安神
	腰果 + 鸡蛋 调和脾胃	腰果 + 虾仁 开胃补肾

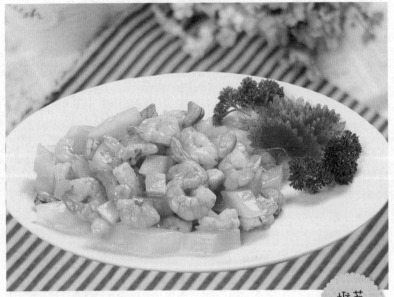

助眠吃法

推荐
食谱

补肾壮阳 + 润肠通便

腰果虾仁

材料

莴笋 200 克
虾仁 100 克
腰果 100 克
鸡精 1 克
盐 3 克
淀粉 3 克
植物油适量

做法

① 莴笋洗净，去皮切块；虾仁和腰果分别洗净沥干；淀粉加水拌匀。

② 锅中倒油烧热，加入腰果稍炸，加莴笋块和虾仁炒熟。

③ 下入盐和鸡精调味，倒入水淀粉勾薄芡即可。

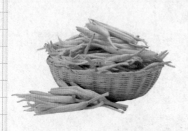

黄花菜

别名：忘忧草、宜男、金针菜
能量：833.0 千焦 /100 克
每日用量：50 ～ 150 克
性味归经：性平，味甘、微苦。归肝、脾、肾经。
调理关键词：磷脂酰胆碱、胡萝卜素

黄花菜含有丰富的卵磷脂，这种物质是机体中许多细胞，特别是大脑细胞的组成成分，对增强和改善大脑功能有重要作用，同时能清除动脉内的沉积物，对注意力不集中、失眠、健忘、记忆力减退等有辅助治疗作用。

食疗作用

黄花菜有清热利尿、解毒消肿、止血除烦、养血平肝、利水通乳、利咽宽胸、清利湿热等功效。对头晕、耳鸣、心悸、腰痛、吐血、衄血、大肠下血、水肿、淋病、咽痛、乳痈、咽喉肿痛以及痢疾、痔疮、习惯性便秘、小便不通、肺结核、高脂血症、神经衰弱、阿尔茨海默病等多种疾病均有不同疗效。

选购保存

要选择干、抓起来轻、不粘手、无刺激性硫黄味、色泽偏老的黄花菜。若黄花菜贮藏在密闭的空间，应避免太阳光的照射和高温的环境，放于阴凉处；若黄花菜储藏在非密闭空间，应放于通风的地方，或是经常晾晒，让其始终保持绝对的干燥。

♥ 应用指南

养血补虚： 排骨250克，黄花菜干100克，盐、味精各3克，胡椒粉2克，生姜片、葱花适量。排骨斩块，入沸水锅焯水后洗净，黄花菜水发后洗净备用；将排骨、黄花菜放入砂锅，加入适量清水、生姜片，开大火，水开后再转入小火，加入适量的黄酒继续炖2小时，待菜熟肉烂后加入适量的盐、味精、胡椒粉及葱花调味即可。

搭配宜忌

宜	黄花菜 + 猪肉 增强体质		黄花菜 + 鹌鹑 引发痔疮
	黄花菜 + 鳝鱼 通血脉、利筋骨		黄花菜 + 驴肉 引起中毒

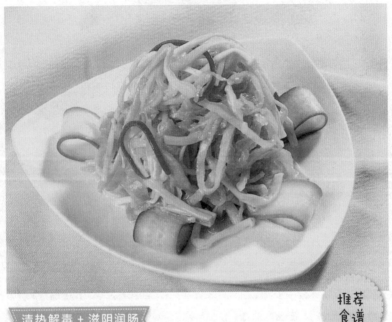

推荐食谱

清热解毒 + 滋阴润肠

黄花菜拌海蜇

材料
海蜇 200 克
黄花菜 100 克
盐 3 克
味精少许
醋少许
生抽少许
香油少许
红椒少许

做法
1. 黄花菜洗净；海蜇洗净；红椒洗净，切丝。
2. 锅内注水烧沸，分别放进海蜇、黄花菜烫熟后，沥干，装盘，再加上红椒丝。
3. 加调味料拌匀即可。

专家点评
肝性脑病、急性肝炎、甲亢、慢性肠炎患者忌食。

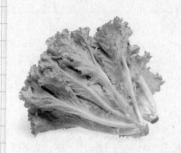

生菜

别名：叶用莴笋、鹅仔菜
能量：62.8 千焦 /100 克
每日用量：约 80 克
性味归经：性凉，味甘。归肠、胃经。
调理关键词：膳食纤维、维生素 C

生菜茎叶中含有莴苣素，味微苦，具有镇痛催眠、降低胆固醇、辅助治疗神经衰弱等功效；生菜中含有甘露醇等有效成分，有利尿和促进血液循环的作用。

食疗作用

生菜具有清热安神、清肝利胆、养胃的功效。经常生吃生菜，有利于补充维生素，降低血脂、血压及血糖，很适宜患有胃病、肥胖、高胆固醇血症、神经衰弱、肝胆疾病的人和需要保持体形的女性食用。生菜性较寒，小便频数、脾胃虚寒的人不可多吃。

选购保存

生菜以新鲜、翠绿、无虫蛀者为佳，保存生菜时宜将其放入冰箱内冷藏。

♥ 应用指南

1. **活血美肤、清凉降暑：** 紫甘蓝100克，芦笋3根，玉米笋3根，生菜半棵，圣女果50克，豌豆20克，酸奶一盒，砂糖少许。将芦笋、玉米笋、豌豆在滚水中过一遍，捞出放在盘中备用；将洗净的圣女果，生菜、紫甘蓝切丝放在盘中，浇上酸奶，拌入砂糖，即可食用。

2. **清热安神、滋肾健脾：** 草鱼肉50克，大米80克，生菜1棵，芹菜1根，姜、料酒、香油、盐各适量。草鱼肉切薄片，用盐、姜末、料酒稍腌渍。生菜切丝，芹菜切碎。锅中加适量清水煮沸，倒入大米，沸腾后改小火熬煮。待米粒熟软倒入鱼片、姜丝煮3分钟左右，倒入生菜、芹菜煮熟，加盐、香油调味即可。

搭配宜忌

宜	生菜 + 兔肉 促进消化		生菜 + 醋 破坏营养
	生菜 + 鸡蛋 滋阴润燥，清热解毒		生菜 + 积雪草 影响药效

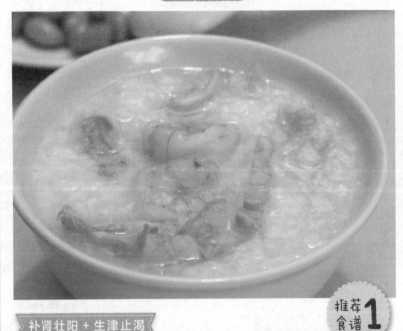

助眠吃法

补肾壮阳 + 生津止渴

推荐食谱 1

虾仁生菜粥

材料
虾仁 20 克
生菜 20 克
大米 100 克
盐 3 克
味精 2 克
香油适量
胡椒粉适量

做法
① 生菜切细丝，大米淘净，虾仁去沙肠洗净。

② 沸水锅中放入大米，待米五分熟时放入虾仁煮至米粒开花，放入生菜稍煮后加调味料搅拌均匀即可。

专家点评
　　皮肤癣、急性炎症发热、面部痤疮及过敏性鼻炎、支气管哮喘等患者不宜食用。

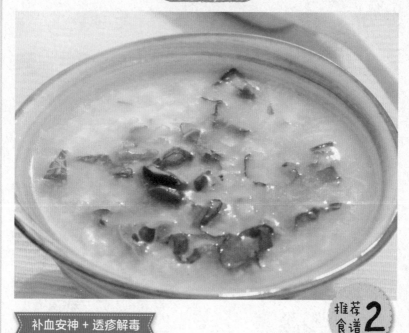

补血安神 + 透疹解毒

推荐食谱 2

生菜猪心粥

材料
生菜 30 克
猪心 50 克
香菇 50 克
大米 30 克
葱花 5 克
蒜末 3 克
胡椒粉适量
盐适量
鸡精适量

做法

1 生菜洗净切丝；香菇对切；猪心洗净切小块。

2 锅中放适量水，下入大米，大火烧开，放香菇、猪心、蒜末。

3 改小火，放入生菜，待粥熬好，加盐、鸡精、胡椒粉调味，撒上葱花即可。

专家点评

慢性畏寒型胃炎患者、痘疹透发者不宜食用。

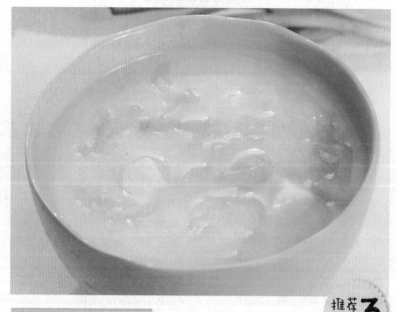

助眠吃法

固肾益精 + 清热安神

推荐食谱 **3**

山药生菜大米粥

材料
山药 30 克
生菜 15 克
大米 90 克
盐 3 克

做法

❶ 山药去皮洗净，切块；生菜洗净，切丝；大米淘洗干净，泡发备用。

❷ 锅置火上，注入清水，放入大米、山药，用大火煮至米粒绽开。

❸ 放入生菜，用小火煮至粥浓稠时，放入盐调味即可食用。

专家点评

腹泻者不宜服用。

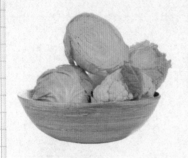

圆白菜

别名：包菜、卷心菜、结球甘蓝、莲花白
能量：71.2 千焦 /100 克
每日用量：约 100 克
性味归经：性平，味甘。归脾、胃经。
调理关键词：维生素、叶酸

圆白菜中富含维生素 C、维生素 U、叶酸等。常吃圆白菜有提高免疫力、预防感冒、促进消化道溃疡愈合等效果。尤其适于便秘、糖尿病、肥胖、高血压等因素造成不适、睡眠不安者食用。

食疗作用

圆白菜有补骨髓、润脏腑、益心力、壮筋骨、祛结气、清热止痛、增强食欲、促进消化、预防便秘的功效；对睡眠不佳、失眠多梦、耳目不聪、皮肤粗糙、皮肤过敏、关节屈伸不利、胃脘疼痛等病症患者有食疗作用。适宜胃及十二指肠溃疡患者、糖尿病患者及容易骨折的老年人食用。但皮肤瘙痒性疾病、咽部充血患者忌食。

选购保存

挑选圆白菜时应以结球紧实、修整良好，无老帮、焦边、侧芽萌发，无病虫害损伤的为佳。圆白菜宜放入冰箱冷藏保存。

♥ 应用指南

1. **清热润燥、改善睡眠：** 圆白菜70克，苹果半个，草莓120克，桑葚60克，冰块适量。圆白菜洗净，叶子撕碎卷成卷；桑葚洗净备用；草莓洗净，去蒂，对切备用；苹果洗净；将上述材料放入榨汁机内榨成汁即可。

2. **降血糖、降血脂：** 圆白菜250克，猪瘦肉200克，调味料适量。白菜洗净撕成小块，培根切片；热锅上油，油热后下肉片煸炒至出香味，加入蒜片煸香，倒入沥干水分的圆白菜，翻炒；调入盐，少许白糖，沿锅边淋上香醋，翻匀后起锅即可。

搭配宜忌

宜		忌	
圆白菜 + 鲤鱼 改善妊娠水肿		**圆白菜 + 兔肉** 引起腹泻或呕吐	
圆白菜 + 西红柿 益气生津、健胃补脑		**圆白菜 + 黄瓜** 损失维生素 C	

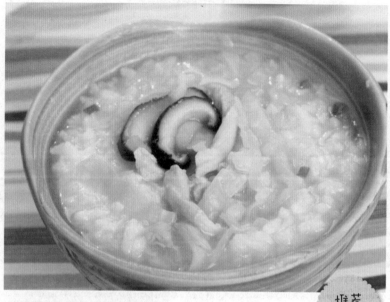

助眠吃法

益胃合中 + 增强免疫力

推荐食谱

香菇鸡肉圆白菜粥

材料
大米 80 克
鸡脯肉 150 克
圆白菜 50 克
香菇 70 克
料酒适量
盐适量
葱花适量

做法
1. 鸡脯肉洗净切丝，用料酒腌渍；圆白菜切丝；香菇泡发、切片；大米淘净稍浸泡。
2. 大米加适量水煮粥，下入香菇、鸡肉、圆白菜同煮。
3. 小火将粥熬好，加盐调味，撒上少许葱花即可。

专家点评
血瘀体质和平和体质人群可食。

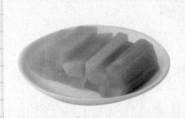

莴笋

别名：莴苣、白苣、莴菜、千金菜
能量：58.6 千焦 /100 克
每日用量：60 克左右为宜
性味归经：性凉，味甘、苦。归胃、膀胱经。
调理关键词：钾、钠含量高、天然叶酸

莴笋中含有较丰富的铁、锌等无机盐及膳食纤维，常吃新鲜莴笋有助于防治缺铁性贫血、失眠、便秘等症。莴笋中的钾含量也很高，有一定利尿、消肿作用，孕妇宜常吃。

食疗作用

莴笋有增进食欲、刺激消化液分泌、促进胃肠蠕动等功能，具有利尿、降低血压、预防心律紊乱的作用。莴笋能改善消化系统和肝脏功能，有助于抵御风湿性疾病以及痛风病。小便不通、尿血、水肿、糖尿病、肥胖、神经衰弱症、高血压、心律不齐、失眠患者；妇女产后缺奶或乳汁不通者，可多食。多动症儿童、眼病、痛风、脾胃虚寒、腹泻便溏者忌食。

选购保存

莴笋应选择茎粗大、肉质细嫩、多汁新鲜、无枯叶、无空心、中下部稍粗或呈棒状、叶片不弯曲、无黄叶、不发蔫、不苦涩的。将买来的莴笋放入盛有凉水的器皿内保存，一次可放几棵，水淹至莴笋主干1/3处，置于室内可保鲜3～5天。

♥ 应用指南

1. **治疗缺铁性贫血、糖尿病**：莴笋400克，姜丝10克。将莴笋洗干，去皮去叶后切成片状，用开水略烫一下捞起，沥干水，加姜丝、麻油、糖、醋拌匀即可食用。

2. **益气补血、预防贫血**：黑鱼1条，莴笋300克，黑木耳200克，枸杞5克，姜、葱、盐适量。把黑鱼杀好洗净，莴笋去皮切成片，黑木耳用温水泡洗；起锅热油煎黑鱼，待两面熟透后加热水、姜葱烧滚，再加点白酒去腥味；加黑木耳和莴笋、枸杞烧滚5分钟，加盐起锅。

搭配宜忌

宜	莴笋 + 蒜苗 预防高血压	忌	莴笋 + 蜂蜜 引起腹泻
	莴笋 + 黑木耳 降低血糖		莴笋 + 乳酪 引起消化不良

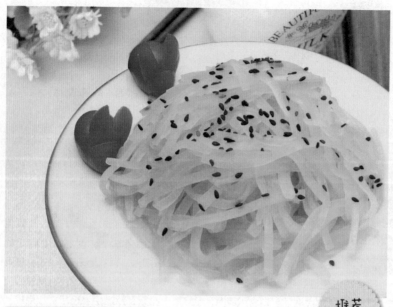

推荐食谱

降压降脂 + 利尿消肿

黑芝麻拌莴笋丝

材料

莴笋 300 克
熟黑芝麻少许
盐 3 克
味精 1 克
醋 6 毫升
生抽 10 毫升

做法

❶ 莴笋去皮洗净，切丝。

❷ 锅内注水烧沸，放入莴笋丝焯熟后，捞起沥干并装入盘中。

❸ 加入盐、味精、醋、生抽拌匀，撒上熟黑芝麻即可。

专家点评

慢性肠炎患者及便溏腹泻、阳痿、遗精者忌食。

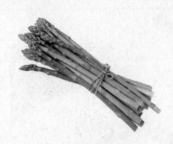

芦笋

别名：青芦笋
能量：79.5 千焦 /100 克
每日用量：50 克左右
性味归经：性凉，味苦、甘。归肺经。
调理关键词：蛋白质、微量元素

芦笋含有多种人体必需氨基酸及生物活性物质，常吃对预防及治疗心脏病、高血压、高脂血症、肥胖、疲劳、水肿、膀胱炎、排尿困难等病症有一定效果。此外，芦笋还能辅助调理失眠。

食疗作用

芦笋可以使细胞生长正常化，具有防止癌细胞扩散的功能。经常食用芦笋，对心脏病、高血压、心律不齐、疲劳症、胆结石、肝功能障碍和肥胖等病症有一定的疗效。夏季食用有清凉降火作用，能消暑止渴。痛风患者忌用。

选购保存

选购芦笋，以全株形状正、直，笋尖花苞（鳞片）紧密，不开芒，未长腋芽，没有损伤，无腐臭味，表皮鲜亮不萎缩、细嫩、粗大者为佳。趁鲜食用，不宜久藏。

如果不能马上食用，以报纸卷包，置于冰箱冷藏室，可维持两三天。

♥ 应用指南

1. **健胃润肺、补血、通便：** 芦笋300克，柚子半个，鲜虾100克，鱿鱼100克，红彩椒10克。柚子取果肉一半榨汁、一半撕碎；鲜鱿鱼去皮打上花刀，焯熟捞出过凉水，用柚子汁和甜辣酱稍腌渍；鲜虾去头、壳；红椒切丁；芦笋切段，焯熟。热油炒香葱、甜辣酱，放虾仁炒熟，放入剩余材料，加糖、盐炒熟即可。

2. **提高免疫力、改善睡眠：** 芦笋200克，水发银耳100克，虾仁50克。芦笋切段，银耳以清水泡发、撕小朵，虾仁去沙肠。锅中加少量底油烧热，放入芦笋、银耳、虾仁滑炒至八成熟，加盐、鸡精调味，炒熟即可。

 搭配宜忌

宜	芦笋 + 黄花菜 养血、止血、除烦	忌	芦笋 + 羊肉 导致腹痛
	芦笋 + 白果 辅助治疗心脑血管疾病		芦笋 + 羊肝 降低营养价值

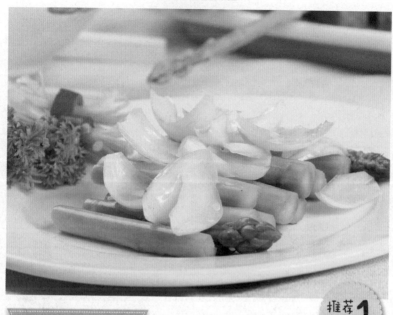

助眠吃法

润肺止咳 + 清心安神

推荐食谱 1

芦笋百合

材料

鲜百合 200 克
芦笋 200 克
盐 3 克
鸡精 3 克
胡椒粉 2 克

做法

1. 芦笋洗净切段，下入开水锅内焯一下，捞出控水。

2. 鲜百合掰片洗净。

3. 锅注油烧热，放入百合煸炒，再放入芦笋炒片刻，加入盐、鸡精、胡椒粉炒匀即可。

专家点评

风寒咳嗽、脾虚便溏者不宜。

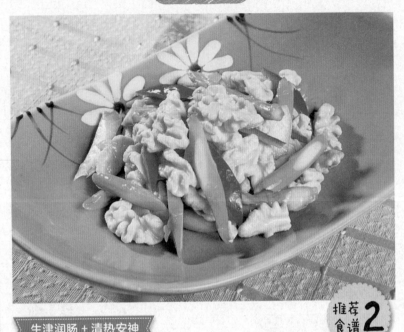

推荐食谱 **2**

生津润肠 + 清热安神

核桃仁拌芦笋

材料
芦笋 100 克
核桃仁 50 克
红椒 10 克
盐 3 克
香油适量

做法
1. 芦笋洗净，切段；红椒洗净，切片。
2. 锅入水烧开，放入芦笋、红椒焯熟，捞出沥干水，盛入盘中，加盐、香油、核桃仁一起拌匀即可。

专家点评
　　本品可提供丰富的不饱和脂肪酸、维生素等营养，有助于改善体质、安神助眠。肺脓肿、慢性肠炎患者忌食。

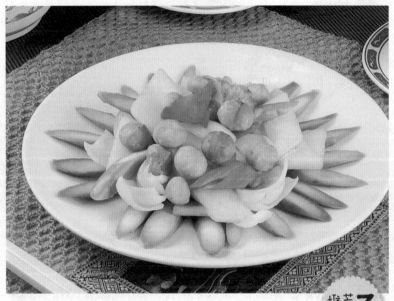

推荐食谱 **3**

清热凉血 + 生津止渴

什锦芦笋

材料
无花果 100 克
百合 100 克
芦笋 200 克
冬瓜 200 克
香油适量
盐适量
味精适量

做法
① 将芦笋洗净切斜段，下入开水锅内焯熟，捞出控水备用。

② 鲜百合洗净掰片，冬瓜洗净切片，无花果洗净。

③ 油锅烧热，放芦笋、冬瓜煸炒，下入百合、无花果炒片刻，加盐、味精，淋香油装盘即可。

专家点评
本品可清咽利喉，安神。

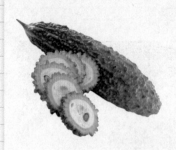

苦瓜

别名：凉瓜、癞瓜
能量：79.5 千焦 /100 克
每日用量：30 ~ 50 克
性味归经：性寒、味苦。归心、肝、脾、胃经。
调理关键词：维生素、多肽 P、蛋白质

苦瓜中含有丰富的维生素 C。苦瓜中的某些成分能有效降低血脂、血糖，对糖耐量异常、高脂血症的人是很好的食疗材料。因苦瓜有清热、解毒的作用，适于调理暑热或热病造成的心烦失眠等症。

食疗作用

苦瓜具有清暑除烦、清热消暑、解毒、明目、降低血糖、补肾健脾、益气壮阳、提高机体免疫能力的功效，对治疗痢疾、疮肿、热病烦渴、痱子过多、眼结膜炎、小便短赤等病有一定的疗效。此外，还有助于加速伤口愈合。多食有助于皮肤细嫩柔滑。苦瓜适宜糖尿病、癌症、痱子患者食用；但脾胃虚寒者及孕妇忌食。

选购保存

苦瓜身上一粒一粒的果瘤，是判断苦瓜好坏的特征。颗粒越大越饱满，表示瓜肉越厚。苦瓜不耐保存，即使在冰箱中存放也不宜超过 2 天。

♥ 应用指南

1. **宽中益气、清凉解暑、治疗失眠：**排骨150克，苦瓜、黄豆各适量，盐3克。排骨洗净剁块，沸水汆烫沥干；苦瓜去皮洗净，切大块；黄豆洗净，温水浸泡30分钟。砂锅注水烧开，下排骨、黄豆，用大火煲沸，放入苦瓜，改用小煲煮2小时，加盐调味。

2. **清热平肝、止血凉血、治疗失眠：**苦瓜、瘦肉各150克，西洋参20克，盐5克。苦瓜去籽去瓤、切块；瘦肉洗净、切块；西洋参洗净切丁，温水浸泡；将瘦肉放入沸水中汆烫去血水，冲净沥干备用；将苦瓜、瘦肉、西洋参放入沸水锅中小火慢炖2小时，再改为大火，调入盐，拌匀即可出锅。

 搭配宜忌

宜	苦瓜 + 番石榴 降低血糖	忌	苦瓜 + 豆腐 会引起结石或荨麻疹
	苦瓜 + 猪肝 清热解毒、补肝明目		苦瓜 + 螃蟹 损伤脾胃

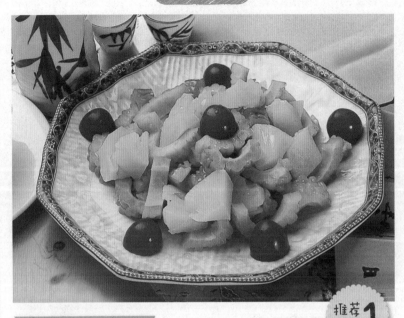

推荐食谱 1

清暑解渴 + 消食止泻

菠萝苦瓜

材料
苦瓜 300 克
菠萝 300 克
圣女果 50 克
盐 3 克
糖 30 克

做法
① 苦瓜洗净, 剖开去瓤, 切条; 菠萝去皮洗净, 切块; 圣女果洗净对切。

② 将苦瓜放入开水中稍烫, 捞出, 沥干水, 加盐腌渍。

③ 将备好的原材料放入容器, 加糖搅拌均匀, 装盘即可。

专家点评
　　溃疡病、肾脏病患者, 过敏体质、发热及患有湿疹、疖疮者忌食。

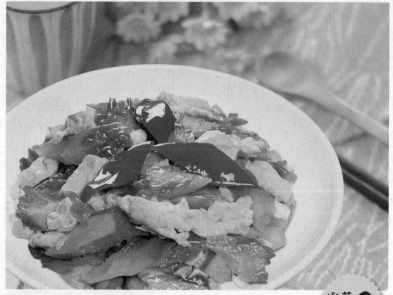

清热凉血 + 镇心安神

推荐食谱 2

苦瓜炒蛋

材料
苦瓜 200 克
鸡蛋 3 个
红椒适量
盐 3 克
香油 5 毫升

做法

❶ 鸡蛋打入碗中，搅匀；苦瓜、红椒均洗净，切片。

❷ 油锅烧热，倒入鸡蛋液炒熟后盛起；锅内留油烧热，下苦瓜、红椒翻炒片刻。

❸ 倒入鸡蛋同炒，调入盐炒匀，淋入香油即可。

专家点评

　　腹泻、皮肤生疮化脓者和胆石症、肝炎、肾病患者不宜食用。

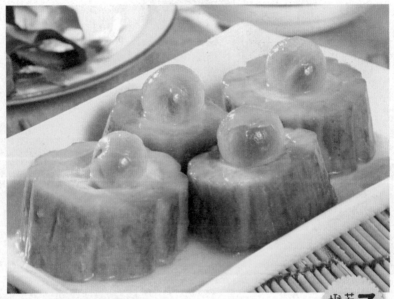

助眠吃法

安神滋补 + 益气壮阳

推荐食谱3

桂圆苦瓜

材料
苦瓜 200 克
虾蓉 100 克
鲜桂圆 10 颗
盐 3 克
料酒 5 毫升
味精 3 克

做法
1. 用盐、料酒将虾蓉调味；鲜桂圆剥壳。
2. 将苦瓜切成圆厚片，入沸水锅中焯水，捞出沥干，在内圈酿入虾蓉，镶嵌上鲜桂圆肉，入笼屉蒸 5 分钟取出。
3. 加盐和味精入清汤锅中，淋油，浇在桂圆苦瓜上即可。

专家点评
可清热、滋阴、安神助眠。

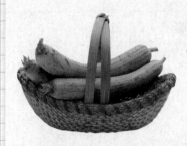

丝瓜

别名：绵瓜、絮瓜、倒阳菜
能量：83.7 千焦 /100 克
每日用量：60 克左右
性味归经：性凉，味甘。归肝、胃经。
调理关键词：B 族维生素、脂肪、蛋白质

丝瓜含皂苷、木聚糖等。丝瓜中含防止皮肤老化的 B 族维生素及维生素 C，有助于保护皮肤、消除色斑、调理月经不调、抗坏血病、健脑美容、抗病毒、抗过敏、安神助眠。

食疗作用

丝瓜有清暑凉血、解毒通便、祛风化痰、润肌美容、通经络、行血脉、下乳汁、调理月经不顺等功效，还能用于治疗身热烦渴、痰喘咳嗽、肠风痔漏、崩漏带下、血淋、痔疮痈肿、产妇乳汁不下等病症。月经不调者，身体疲乏、痰喘咳嗽、产后乳汁不通的妇女可多食丝瓜。体虚内寒、腹泻者忌食。

选购保存

丝瓜应该选择头尾粗细均匀的。挑选有棱的丝瓜，要注意其褶皱间隔是否均匀，越均匀越甜。要选表皮为嫩绿色

或淡绿色的，若皮色枯黄或瓜皮干皱或瓜体肿大且局部有斑点和凹陷，则该瓜过熟而不能食用。丝瓜不宜久藏，可先切去蒂头再用纸包起来冷藏。

♥ 应用指南

1. **滋阴养血、清热润燥：**西瓜翠衣、丝瓜各100克，黄豆芽30克，天门冬、薏仁各10克，板蓝根8克，盐、嫩姜丝各适量。西瓜翠衣切片，丝瓜去皮切丝，黄豆芽洗净；将板蓝根、天门冬放入砂锅，水煎取汁，弃渣；将药汁和薏仁放入锅中加热，加入西瓜皮、丝瓜和黄豆芽煮沸，调味即可。

2. **养心安神：**丝瓜300克，松仁30克，胡萝卜50克，盐、鸡精各适量。丝瓜去皮洗净，切块；胡萝卜洗净，切片；松仁洗净备用。锅下油烧热，入松仁炒香后，放入丝瓜、胡萝卜一起炒，加盐、鸡精调味，炒熟即可。

搭配宜忌

宜	**丝瓜 + 鱼** 增强免疫力		宜	**丝瓜 + 菊花** 清热养颜、洁肤除斑
宜	**丝瓜 + 毛豆** 降血脂、增强免疫力		忌	**丝瓜 + 芦荟** 引起腹痛、腹泻

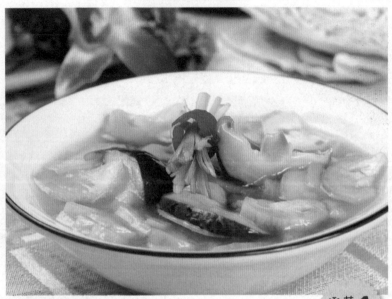

滋阴润燥 + 凉血解毒

推荐食谱 1

丝瓜烧香菇

材料

丝瓜 500 克

香菇 10 朵

盐 4 克

味精 2 克

姜末 3 克

水淀粉 20 克

食用油适量

做法

① 香菇水发后捞出，去蒂洗净。

② 丝瓜去皮洗净，切片，入沸水中焯水，捞出过凉水，沥水；姜末用水泡上，取用其汁。

③ 锅置火上，加油，烹入姜汁，放入清水、盐、味精、香菇、丝瓜，烧开后以水淀粉勾芡即可。

专家点评

本品可改善免疫力。

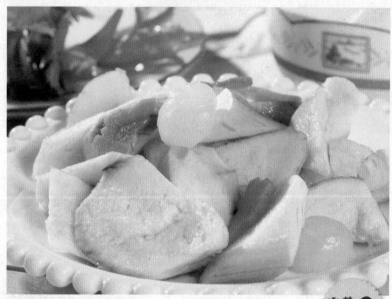

推荐食谱 **2**

补血安神 + 健脑益智

桂圆爆丝瓜

材料

桂圆 10 颗

丝瓜 200 克

盐 2 克

食用油 5 毫升

鸡精 2 克

做法

1. 将桂圆去皮、去核；丝瓜去皮洗净，切滚刀块。
2. 坐锅点火，倒水，水开后倒入桂圆，焯后捞出。
3. 坐锅点火，放食用油，倒入桂圆急火快炒，倒入丝瓜、盐、鸡精翻炒出锅即可。

专家点评

本品可调理惊悸、失眠、健忘、体虚头晕等症。

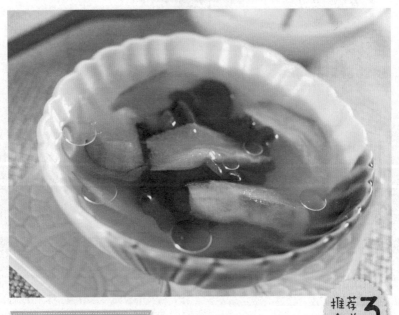

滋阴补血 + 生津润燥

推荐食谱**3**

丝瓜木耳汤

材料
丝瓜 300 克
水发木耳 50 克
盐 4 克
味精 1 克
胡椒粉 1 克

做法

① 将丝瓜刮洗干净，对剖两半再切片。

② 将木耳去蒂，洗干净，撕成片。

③ 锅中加入清水 1000 毫升，烧开后，放入丝瓜、盐、胡椒粉，煮至丝瓜断生时，下木耳略煮片刻，放味精搅匀。

专家点评

　　月经不调、疲乏、痰喘咳嗽、产后乳汁不通的妇女可常吃。

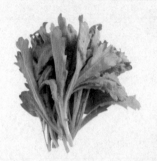

茼蒿

别名： 蓬蒿、菊花菜、蒿菜、艾菜
能量： 87.9 千焦 /100 克
每日用量： 每次30克左右为宜，不宜多食，易上火
性味归经： 性温，味甘、涩。归肝、肾经。
调理关键词： 维生素、胡萝卜素

茼蒿含有丰富的食物纤维、维生素C、无机盐，能滋润皮肤、养心安神、降压、降胆固醇、润肺化痰、养肝、稳定情绪、防止记忆力减退、通利小便。

食疗作用

茼蒿具有平补肝肾、缩小便、宽中理气的作用，对心悸、怔忡、失眠多梦、心烦不安、痰多咳嗽、腹泻、胃脘胀痛、夜尿频多、腹痛寒疝等症有食疗作用。但请注意，胃虚腹泻者忌食。

选购保存

茼蒿的盛产季节为早春，选购的时候，挑选叶片结实绿叶浓茂的即可。冷藏前先用纸把茼蒿包裹起来，然后将根部朝下直立摆放在冰箱中，这样既可以保湿，又可以避免过于潮湿而腐烂。

♥ 应用指南

养心安神、预防流感： 茼蒿150克，紫甘蓝50毫升，红葱头末适量，橄榄油50毫升，柠檬汁25毫升，干芥末少许，蒜泥适量，白醋15毫升，盐、胡椒粉各适量。将一半橄榄油、柠檬汁、白醋、干芥末放入碗中混匀，再加入剩余橄榄油、盐、胡椒粉、大蒜泥，混合成法式色拉酱备用；茼蒿洗净切段，紫甘蓝洗净切丝，混合均匀；将红葱头末均匀地撒在菜上，并将做好的法式色拉酱浇在菜上即可。

搭配宜忌

宜	茼蒿 + 猪心 开胃消食、降压补脑	忌	茼蒿 + 醋 降低营养价值
	茼蒿 + 鸡蛋 帮助充分吸收维生素		茼蒿 + 胡萝卜 破坏维生素 C

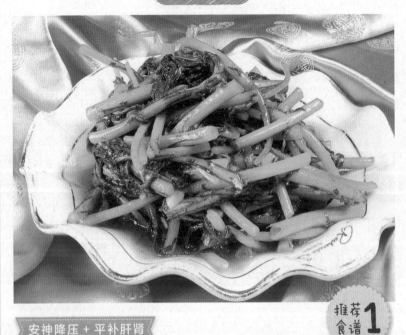

推荐食谱 **1**

安神降压 + 平补肝肾

素炒茼蒿

材料

茼蒿 500 克
蒜蓉 10 克
盐 3 克
食用油适量
鸡精 1 克

做法

1. 茼蒿择去老梗，洗净切段。

2. 油锅烧热，放入蒜蓉爆香，倒入茼蒿快速翻炒至熟。

3. 放入盐和鸡精调味，出锅装盘即可。

专家点评

本品适于调理体虚、心悸、失眠、多梦、消化不良、便秘等症。脾胃虚弱、腹泻者忌食。

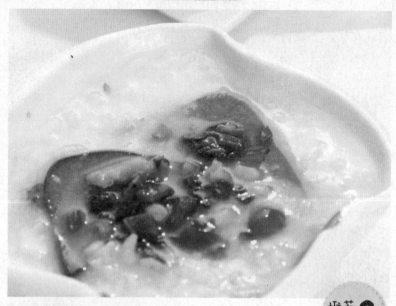

益气补血 + 滋阴生津

推荐食谱 **2**

枸杞猪肝茼蒿粥

材料
猪肝 35 克
茼蒿 30 克
枸杞叶 25 克
枸杞 10 克
红枣 25 克
大米 80 克
姜末 5 克
葱花 3 克
盐 3 克

做法
① 茼蒿切段，猪肝洗净切片。

② 沸水锅中放入大米、枸杞、姜末、红枣，转中火熬煮至粥将成。

③ 转小火，下入猪肝、枸杞叶、茼蒿，加盐调味，等猪肝熟透，撒上葱花即可。

专家点评
本品可养血安神。

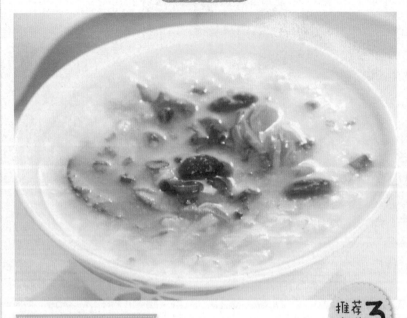

益气补血 + 滋阴生津

推荐食谱 **3**

猪心茼蒿粥

材料
猪肝 150 克
猪心 150 克
茼蒿 20 克
糯米 50 克
枸杞 15 克
姜末 5 克
葱花 5 克
盐 3 克
胡椒粉适量
鸡精适量

做法
❶ 猪心、猪肝洗净切片，茼蒿切末，糯米淘净浸泡。

❷ 糯米入锅，以大火煮至熟软，改中火下入猪心、枸杞、姜末。

❸ 粥将熟时下入猪肝、茼蒿、调味料，待粥熟撒葱花即可。

专家点评
　　本品适于调理体虚、心悸、失眠、多梦、消化不良、便秘等症。

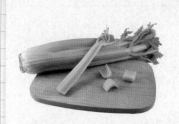

芹菜

别名：蒲芹、香芹、西芹
能量：83.7 千焦 /100 克
每日用量：50 克左右为宜
性味归经：性凉，味甘、辛。归肺、胃、经。
调理关键词：铁、芹菜苷

芹菜含铁量较高，能补血。含降压成分，能平肝降压，使血管灌流，也可使血管扩张，还能利尿消肿。所含的芹菜苷和挥发油对神经衰弱、失眠有辅助调理作用。

食疗作用

芹菜具有清热除烦、平肝、利水消肿、凉血止血的作用，对高血压、头痛、头晕、暴热烦渴、黄疸、水肿、小便热涩不利、妇女月经不调、赤白带下、痄腮等病症有食疗作用。但请注意，脾胃虚寒者、肠滑不固者不宜食用。

选购保存

要选色泽鲜绿、叶柄厚、茎部稍呈圆形、内侧微向内凹的芹菜。贮存时用保鲜膜将茎叶包严，根部朝下，竖直放入水中，水没过芹菜根部 5 厘米，可保持芹菜一周内不老不蔫。

♥ 应用指南

1. **安神补血、软化血管：** 土豆200克，芹菜30克，蒜末适量，生抽、盐、油各适量，豆豉香辣酱1勺。芹菜洗净，去叶切段，土豆洗净去皮，切成小拇指般粗的条；用油热锅，爆香蒜末，加入土豆翻炒，淋上生抽和香辣酱，翻炒至半熟；加入芹菜，加盐翻炒至熟即可。

2. **软化血管、降血压、降血脂：** 香干4块，芹菜100克，油、盐、白糖各适量。香干洗净切丝，芹菜洗净切成段；锅中注水烧开后加入芹菜梗，半分钟后加入芹菜叶；20秒后加一小勺油，捞出芹菜沥干；热锅加冷油炒香干，八成熟时加入芹菜翻炒至熟，加盐、白糖翻炒均匀即可。

搭配宜忌

宜	芹菜 + 红枣 补血养颜	忌	芹菜 + 甲鱼 引起中毒
忌	芹菜 + 蛤蜊 引起胃肠不适	忌	芹菜 + 牡蛎 引起胃肠不适

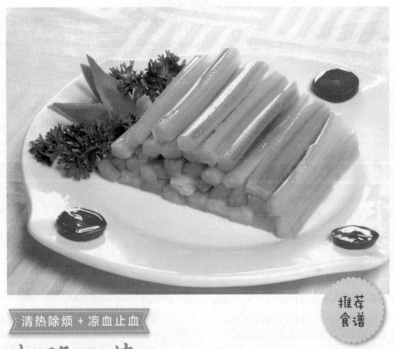

助眠吃法

清热除烦 + 凉血止血

推荐食谱

爽脆西芹

材料
西芹 400 克
盐 4 克
香油 10 毫升

做法

1 将西芹洗净，切成长度相等的段。

2 锅中水烧开，放入适量盐，再倒入西芹焯水至熟，捞出，沥干水，摆盘。

3 淋上适量香油即可食用。

专家点评

脾胃虚寒、肠滑不固者不宜食用。

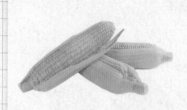

玉米

别名： 苞米、苞谷、珍珠米
能量： 443.7 千焦 /100 克
每日用量： 50 克左右
性味归经： 性平，味甘。归脾、肺经。
调理关键词： 蛋白质、胡萝卜素

玉米含丰富的胡萝卜素、B 族维生素、维生素 E 及钙、铁、铜、锌及膳食纤维，可促进胃肠蠕动。常吃玉米可延缓衰老、降低血清胆固醇、改善记忆力、抑制肿瘤的生长。

食疗作用

玉米有开胃益智、宁心活血、调理中气等功效，还能降低血脂，可延缓人体衰老、预防脑功能退化、增强记忆力。玉米中含有一种特殊的抗癌物质——谷胱甘肽，它进入人体内可与多种致癌物质结合，使其失去致癌性。适宜水肿、脚气病、小便不利、腹泻、动脉粥样硬化、冠心病、习惯性流产、不育症等患者食用。但遗尿症忌用。

选购保存

玉米以整齐、饱满、无缝隙、色泽金黄、表面光亮者为佳。保存玉米棒子可将外皮及毛须去除，洗净后擦干，用保鲜膜包起来放入冰箱中冷藏。

♥ 应用指南

1. **润肠通便，补气养血：** 瘦肉400克，玉米1根，胡萝卜半根，盐、鸡精各适量。瘦肉切块、氽烫去血水，玉米洗净切段，胡萝卜去皮洗净，切块。将瘦肉、玉米、胡萝卜放入锅中，加入清水用小火炖1~2小时，调入盐和鸡精即可。

2. **养阴生津、调气宁心：** 玉米粒50克，猪肉100克，枸杞适量，大米80克，盐、味精、葱花各适量。猪肉洗净切丝。锅中注水下入大米和玉米煮开，改中火，放入猪肉、枸杞，煮至猪肉变熟；小火将粥熬至开花，调入盐、味精调味，撒上葱花即可。

搭配宜忌

宜	**玉米 + 松仁** 益寿养颜	宜	**玉米 + 木瓜** 预防冠心病和糖尿病
宜	**玉米 + 菜花** 健脾益胃、助消化	忌	**玉米 + 田螺** 引起中毒

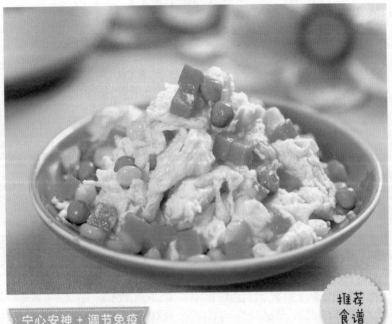

宁心安神 + 调节免疫

推荐食谱

玉米炒蛋

材料

玉米粒 150 克
鸡蛋 3 个
火腿片 4 片
青豆适量
胡萝卜适量
盐适量
水淀粉适量
食用油适量

做法

1. 鸡蛋入碗中打散，加入盐调匀；火腿片切丁。

2. 热油将蛋液炒熟，盛出。另起锅将玉米、胡萝卜、青豆和火腿炒香，放鸡蛋、盐炒匀，以水淀粉勾芡即可。

专家点评

高热、腹泻者和肝炎、肾病、胆石症患者不宜食用。

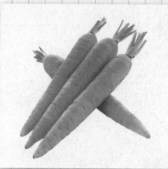

胡萝卜

别名：红萝卜、金笋、丁香萝卜
能量：180.0 千焦 /100 克
每日用量：70 克左右
性味归经：性平，味甘、涩。归心、肺、脾、胃经。
调理关键词：胡萝卜素

胡萝卜富含维生素，食之能起到轻微而持续发汗的作用，可刺激皮肤的新陈代谢，增进血液循环。皮肤干燥、粗糙，或患毛发苔藓、黑头粉刺、角化型湿疹者宜食用。

食疗作用

胡萝卜有健脾和胃、补肝明目、清热解毒、壮阳补肾、透疹、降气止咳等功效；对于肠胃不适、便秘、夜盲症、性功能低下、麻疹、百日咳、小儿营养不良等症状有食疗作用；适宜癌症、高血压、夜盲症、干眼症患者及贫血、营养不良、食欲不振、皮肤粗糙者食用；但请注意，脾胃虚寒者忌食。

选购保存

胡萝卜以根粗大、心细小、质地脆嫩、外形完整、表面光泽、感觉沉重的为佳。保存时，可将胡萝卜加热，放凉后，用容器保存，冷藏可保鲜 5 天，冷冻可保鲜 2 个月左右。

♥ 应用指南

1. **养气补血、治疗轻度贫血**：胡萝卜 500 克，蜂蜜适量。将胡萝卜洗净切段，入锅蒸熟。取出放凉后入榨汁机中加适量凉开水绞碎，倒进杯中，加适量蜂蜜饮用。

2. **益气固脱、调经止痛**：猪肝 200 克，胡萝卜 150 克，调味料适量。胡萝卜去皮切丝。将猪肝反复洗净、切片，用盐、料酒、生抽、淀粉搅拌均匀。锅内加水烧至八成开，放入猪肝片，煮至将熟时捞起沥干。热油爆香姜丝、蒜片，加入胡萝卜丝略炒，再放猪肝翻炒均匀至熟，加盐、生抽调味即可。

搭配宜忌

宜	胡萝卜 + 绿豆芽 排毒瘦身	忌	胡萝卜 + 山楂 破坏维生素 C

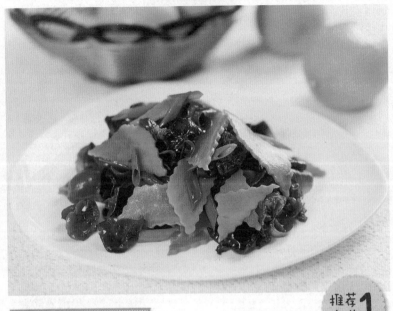

健脾滋阴 + 益气养血

推荐食谱 1

胡萝卜烩木耳

材料

胡萝卜 200 克

木耳 20 克

盐 5 克

白糖 3 克

生抽 5 毫升

鸡精 2 克

料酒 5 毫升

葱段 10 克

姜片 5 克

植物油适量

做法

① 木耳用冷水泡发洗净；胡萝卜洗净，切片。

② 锅置火上倒油，待油烧至七成热时，放入姜片、葱段煸炒，随后放木耳稍炒一下，再放胡萝卜片，再依次放料酒、盐、生抽、糖、鸡精，炒匀即可。

专家点评

脾虚腹泻者不可多吃。

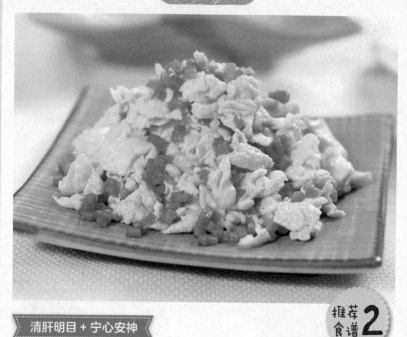

推荐
食谱 **2**

清肝明目 + 宁心安神

胡萝卜炒蛋

材料

鸡蛋2个
胡萝卜100克
盐4克
香油20毫升

做法

❶ 胡萝卜洗净，削皮切细末；鸡蛋打散备用。

❷ 香油入锅烧热后，放入胡萝卜末炒约1分钟。

❸ 加入蛋液，炒至半凝固时转小火炒熟，加盐调味即可。

专家点评

高血压、冠心病、夜盲症、干眼症患者宜食用。

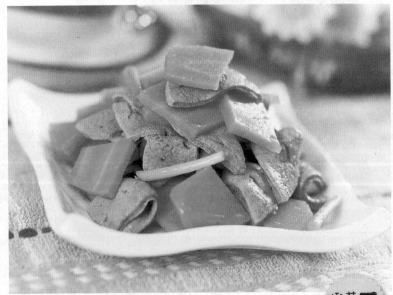

推荐食谱 **3**

滋阴养血 + 补肝明目

胡萝卜炒猪肝

材料
胡萝卜 150 克
猪肝 200 克
盐 3 克
味精 2 克
香葱段 10 克

做法

① 胡萝卜洗净，切成薄片；猪肝洗净，浸泡后切片。

② 锅中下油烧热，下入胡萝卜片翻炒，再下入猪肝片炒熟，加盐、味精翻炒匀，出锅时下入香葱段即可。

专家点评

适合体虚、心悸失眠、健忘、贫血者食用。

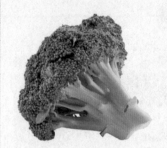

西蓝花

别名：花椰菜、青花菜
能量：154.9千焦/100克
每日用量：70克左右
性味归经：性凉，味甘。归脾、肾、胃经。
调理关键词：蛋白质、钙、磷

西蓝花中无机盐成分比其他蔬菜更全面，钙、磷、铁、钾、锌、锰等含量很丰富，比同属于十字花科的白菜高出很多。而钙具有安神、助眠的效果。

食疗作用

西蓝花有爽喉、开音、润肺、止咳的功效。长期食用可以减少乳腺癌、直肠癌及胃癌等癌症的发病概率。西蓝花能够阻止胆固醇氧化，防止血小板凝结成块，以而减少心脏病与中风的危险。西蓝花适宜口干口渴、消化不良、食欲不振、大便干结者，癌症患者、肥胖者、体内缺乏维生素K者食用。但尿路结石者忌食。

选购保存

选购西蓝花以菜株亮丽、花蕾紧密结实、花球表面无凹凸、整体有隆起感、拿起来没有沉重感的为佳。用纸张或透气膜包住西蓝花（纸张上可喷少量的水），然后直立放入冰箱冷藏室内，大约可保鲜1周左右。

♥ 应用指南

益气补脾、健胃消食、治疗心烦：羊肉300克，山药400克，西蓝花100克，盐3克，味精1克，鸡精2克，枸杞、清汤各适量。羊肉洗净切块，入沸水中汆去血水，捞出沥干；山药去皮，洗净切块；西蓝花洗净沥干，切小朵备用；枸杞洗净，泡发；锅中置清汤烧沸，下羊肉、山药与枸杞煮熟；入西蓝花再次煮沸；所有原材料均煮熟后调入盐、味精和鸡精即可。

搭配宜忌

宜	西蓝花 + 胡萝卜 预防消化系统疾病	宜	西蓝花 + 西红柿 防癌抗癌
宜	西蓝花 + 枸杞 有利于营养吸收	忌	西蓝花 + 牛奶 影响钙质吸收

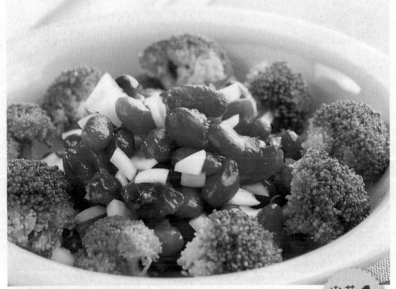

助眠吃法

补脾养胃 + 解毒消肿

推荐食谱 **1**

西蓝花拌红豆

材料
红豆 50 克
西蓝花 100 克
橄榄油 3 毫升
柠檬汁少许
洋葱少许

做法

❶ 洋葱剥皮，洗净，切丁；红豆泡水备用。

❷ 西蓝花洗净切小朵，放入沸水中焯烫至熟，捞起；红豆入沸水中烫熟备用。

❸ 橄榄油、柠檬汁调成酱汁；洋葱、西蓝花、红豆、酱汁混合拌匀即可。

专家点评

小便频数者不宜多吃。

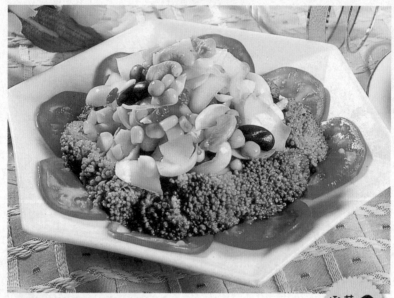

清心安神 + 润肺止咳

推荐食谱 2

百合西蓝花

材料

西蓝花 300 克
西红柿 1 个
百合 50 克
玉米 50 克
青豆 50 克
腰果 50 克
腰豆 50 克
盐 3 克
枸杞 10 克
鸡精 2 克
油适量

做法

① 西蓝花切小朵洗净；西红柿切片围盘。

② 西蓝花入沸水焯熟，沥干码盘。

③ 热油，放入玉米等所有材料翻炒，加盐、鸡精调味，熟后盛在西蓝花上即可。

专家点评

风寒咳嗽、脾虚便溏者均不宜食用。

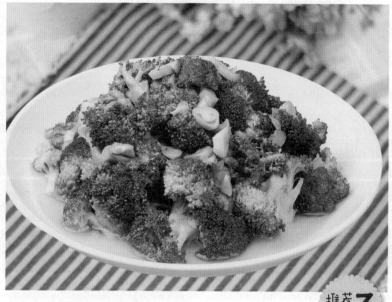

润肺止咳 + 降压抗癌

推荐
食谱 3

草菇烧西蓝花

材料
西蓝花 300 克
草菇 150 克
盐 3 克
鸡精 2 克
蒜 3 克
油适量

做法

❶ 西蓝花洗净,掰成小朵;草菇洗净,切片;蒜去皮洗净,切末。

❷ 锅入水烧开,放西蓝花焯烫片刻,捞出沥干备用。

❸ 锅下油烧热,放蒜爆香后入西蓝花、草菇滑炒片刻,加盐、鸡精炒匀,再加适量清水烧熟后装盘即可。

专家点评
　　结石患者忌食。

西葫芦

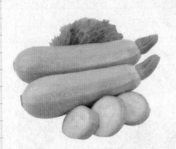

别名： 菱瓜、白瓜、番瓜、瓢子
能量： 75.3 千焦 /100 克
每日用量： 80 克左右
性味归经： 性寒，味甘。归肺、胃、肾经。
调理关键词： 维生素

西葫芦含水量高、热量低，能提供一定量的磷、铁、维生素 A 和维生素 C。能润泽肌肤、提高免疫力，对肝脏疾病能起到辅助治疗作用。高脂血症、肥胖者宜常吃。

食疗作用

西葫芦具有除烦止渴、润肺止咳、清热利尿、消肿散结的功效，对烦渴、糖尿病、水肿腹胀、疮毒以及肾炎、肝硬化腹水等症具有良好的辅助治疗作用，而且还能增强免疫力、抗病毒。一般人都可食用，尤其适合糖尿病患者。但脾胃虚寒者忌食。

选购保存

选购西葫芦时应以新鲜、表皮光亮、脆嫩、无虫蛀者为佳。西葫芦等食材在保存时宜冷藏，能更好地保存其水分不容易流失。

♥ 应用指南

1. **降血糖、降血脂：** 虾250克，西葫芦1个，枸杞10克，盐、糖、鸡精各3克，料酒5毫升。虾去壳洗净，用少许盐和料酒抓匀腌渍5分钟；西葫芦洗净去蒂切片；枸杞洗净，温水浸软。热油将虾仁翻炒断生，倒入西葫芦翻炒断生，再加入枸杞、糖、盐、鸡精炒匀，关火起锅装盘即可。

2. **补益气血、改善记忆力：** 西葫芦1个，鸡蛋3个，葱花、蒜末、盐、生抽各适量。鸡蛋打入碗中，加盐少许搅成蛋液；西葫芦洗净切片。锅内倒适量油烧热，将鸡蛋炒熟盛出。热油爆香葱花、蒜末，倒入西葫芦翻炒，将熟时放鸡蛋、生抽、盐炒匀即可。

搭配宜忌

宜	西葫芦 + 醋 清热除烦	西葫芦 + 鸡蛋 补充动物蛋白
	西葫芦 + 洋葱 增强免疫	西葫芦 + 枸杞 降血糖、降血脂

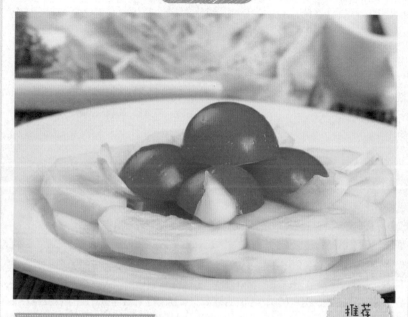

助眠吃法

推荐食谱

润肺止咳 + 清心安神

百合西葫芦

材料
西葫芦 300 克
鲜百合 100 克
小西红柿 100 克
白糖 30 克
盐 3 克
鸡精 1 克
油适量

做法

❶ 西葫芦去皮、去籽，洗净切片；鲜百合洗净；小西红柿洗净，切成两半。

❷ 炒锅上火，放油烧热，先放入西葫芦片煸炒一会儿，再放入百合煸炒。

❸ 炒至西葫芦片变色时加鸡精、白糖、盐调味，盛出装盘后用小西红柿装饰即可。

专家点评

脾胃虚寒者慎食。

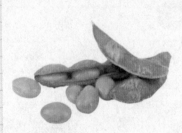

毛豆

别名： 菜用大豆、枝豆
能量： 514.9千焦/100克
每日用量： 约50克
性味归经： 性平，味甘。归脾、大肠经。
调理关键词： 亚麻酸、磷脂酰胆碱、大豆异黄酮

毛豆中富含磷脂酰胆碱，有助于降低血胆固醇及改善记忆力。常吃毛豆可缓解疲乏无力和食欲下降，养颜润肤、改善体质，对高血压及体虚造成的失眠都有一定调理作用。

食疗作用

毛豆具有降血脂、抗癌、润肺、强筋健骨等功效，所含植物性蛋白质有降低胆固醇的功能；所含丰富的油脂多为不饱和脂肪酸，能清除积存在血管壁上的胆固醇，可预防多种老年性疾病。毛豆适合高胆固醇血症、高脂血症、动脉硬化等患者食用。但幼儿、尿毒症、对黄豆过敏者忌食。

选购保存

宜挑选豆荚大、豆粒饱满翠绿，豆荚上的毛较白、手捏无浆液的毛豆。可放于阴凉通风处，或剥取豆粒放入冰箱储存。

♥ 应用指南

1. **润肠通便、降脂降压：** 春笋300克，毛豆80克，酱油、白糖、香油、盐各适量。将春笋去壳后切丁，毛豆加热水煮熟捞出，取豆粒。锅置火上，放油烧热，投入笋丁和毛豆粒炒约3分钟。加入酱油、盐翻炒匀，放入白糖调味后起锅，淋入香油即成。

2. **清热润燥、改善记忆力：** 丝瓜250克，毛豆100克，红甜椒半个，盐、鸡精各适量。丝瓜去皮切块，毛豆焯熟，红椒去蒂去籽、切块。锅中放油烧热，倒入丝瓜、红椒炒软，再加入毛豆翻炒至熟，调入盐、鸡精炒2分钟即可。

搭配宜忌

宜	毛豆 + 花生 健脑益智	毛豆 + 鸡腿菇 降血糖、降血脂
	毛豆 + 香菇 益气补虚、健脾和胃	毛豆 + 丝瓜 增加机体抵抗力

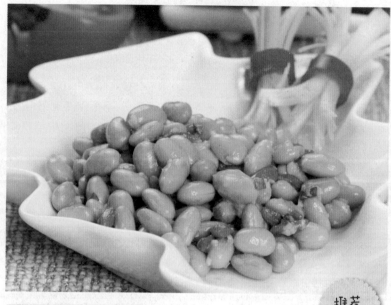

滋补肝肾 + 安神助眠

推荐
食谱

枸杞拌毛豆

材料
毛豆 350 克
枸杞 50 克
辣椒油 10 毫升
蒜泥 10 克
酱油 5 毫升
醋 5 毫升
香葱末 5 克
盐 3 克

做法
① 毛豆、枸杞洗净，一起放进锅中，加盐煮熟，盛出装盘。

② 锅中倒入辣椒油，放入蒜泥、酱油、醋炒香，出锅浇在毛豆、枸杞上，再撒上香葱末即成。

专家点评
脾虚泄泻者和感冒发热患者不宜服用。

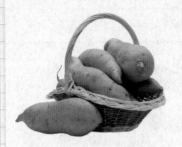

红薯

别名：番薯、甘薯、山芋、白薯、金薯、甜薯
能量：414.4 千焦 /100 克
每日用量：50 ～ 130 克
性味归经：性平、微凉，味甘。归脾、胃经。
调理关键词：果胶、纤维素、维生素

红薯能有效地抑制结肠癌和乳腺癌的发生，阻止糖类变为脂肪，有利于减肥、健美；红薯还能辅助调理神经衰弱、失眠等症。

食疗作用

红薯能供给人体大量的黏液蛋白、糖、维生素C和维生素A，具有补虚乏、益气力、健脾胃、强肾阴以及和胃、暖胃、益肺等功效。常吃红薯能防止肝脏和肾脏中的结缔组织萎缩，预防胶原病的发生。胃及十二指肠溃疡及胃酸过多的患者忌食。

选购保存

优先挑选纺锤形状、表面看起来光滑的红薯，烂红薯有毒不要挑；发霉的红薯含酮毒素，不可食用；不要买表皮呈黑色或褐色斑点的红薯；发芽的红薯虽不似马铃薯有毒，但口感较差。红薯不宜与土豆放在一起，二者犯忌，不是红薯硬心，就是土豆发芽。存放红薯时要保持干燥，不宜放在塑料袋中。

♥ 应用指南

1. **降糖润肠、养肾利尿**：山药1根，红薯1个，煮熟红豆1碗，桂花少许。山药和红薯洗净去皮，切小方块；将熟红豆、山药、红薯一同放入小砂锅，加入大半锅清水，以大火煮滚后转小火；入冰糖，炖30～40分钟，撒入桂花即可食用。

2. **健脾养胃**：酱牛肉250克，红薯125克，西红柿1个，清汤、葱花、香菜、黄豆、香油、盐各适量。酱牛肉切丁，红薯去皮切小块，西红柿切丁。净锅上火，倒入清汤，调入盐，下入酱牛肉、红薯、黄豆、西红柿煲至熟，撒入葱花、香菜，淋入香油即可。

搭配宜忌

宜	红薯 + 芹菜 降血压	忌	红薯 + 柿子 造成胃溃疡
忌	红薯 + 小麦 导致营养摄入不均衡	忌	红薯 + 鸡蛋 不消化，易腹痛

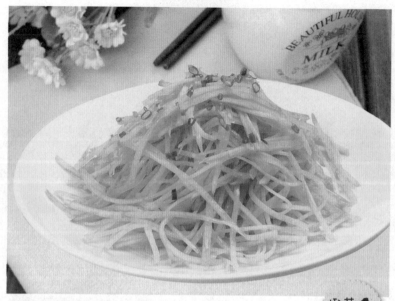

温中益气 + 健脾补虚

推荐食谱1

清炒红薯丝

材料

红薯 200 克
盐 3 克
鸡精 2 克
葱花 3 克
油适量

做法

1 红薯去皮洗净，切丝备用。

2 锅下油烧热，放入红薯丝炒至八成熟，加盐、鸡精炒匀，待熟后装盘，撒上葱花即可。

专家点评

本品可补益虚损、健脾胃，适于脾胃虚弱、消化不良者食用，还有助于减肥、降血脂。但红薯易产气，腹胀及消化道溃疡者不可多吃。

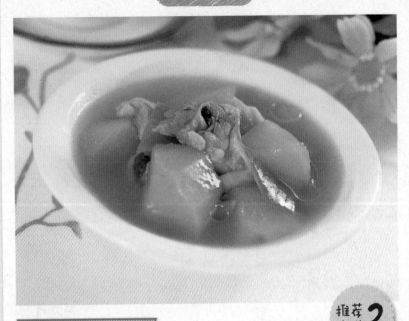

助眠吃法

温中益气 + 生精填髓

推荐食谱2

红薯鸡腿汤

材料

红薯 250 克
鸡腿 1 个
月桂叶 1 片
莲子 15 克
蒜末 4 克
葱段 4 克
胡椒粉 3 克
盐 3 克
高汤适量
油适量

做法

1. 红薯切块，鸡腿切块，加胡椒粉、盐拌匀腌渍。

2. 热油炒香蒜末，再下鸡腿炒熟，下入红薯及调味料，加高汤，转中火，继续煮至水分减半，下盐及胡椒粉调味即可。

专家点评

本品可温中益气，适于体质虚寒、四肢不温、心悸失眠者食用。

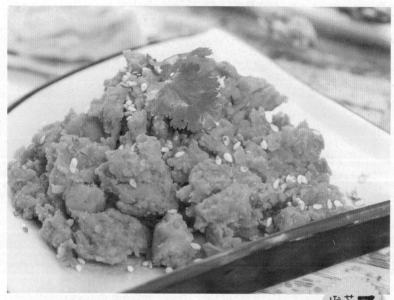

养血生津 + 润燥通便

推荐食谱 **3**

芝麻红薯

材料

红薯 500 克
芝麻 20 克
白糖 10 克
冰糖 20 克
油适量

做法

❶ 芝麻炒香，盛出碾碎，冰糖砸碎，将芝麻和冰糖拌匀。

❷ 红薯去皮洗净，切成小块，放入锅里蒸熟，稍凉时压成薯泥。

❸ 锅中加油烧热，放入薯泥反复翻炒，炒干后调入白糖，再点入一些油，炒至红薯出沙时撒上芝麻冰糖渣即成。

专家点评

糖尿病、高脂血症患者忌食。

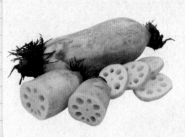

莲藕

别名：莲菜、藕、菡萏
能量：293.0 千焦 /100 克
每日用量：80 克左右
性味归经：性寒，味甘。归心、脾、胃经。
调理关键词：B 族维生素、维生素 C、钙、磷等

莲藕有清热凉血作用，还能减少脂类的吸收，有助于降脂、降血压，有补益气血、增强人体免疫力的作用。适于阴虚、烦躁失眠者及夏季不耐暑热者食用。

食疗作用

莲藕具有滋阴养血的功效，可以补五脏之虚、强壮筋骨、补血养血。生食能清热润肺、凉血行淤，熟食可健脾开胃、止泄固精。体弱多病、营养不良、高热、吐血、食欲不振、缺铁性贫血者以及高血压、肝病患者宜食用。但请注意，大便溏泄者及产妇忌用。

选购保存

茎较粗短、外形饱满、孔大、带有湿泥土的莲藕口味佳，但颜色切勿过白。把莲藕放入非铁质容器内，加满清水，每周换一次水，可存放 1 ~ 2 个月。

♥ 应用指南

1. **养血生津、润肺去燥**：莲藕150克，梨1个，蜂蜜适量。梨去皮去核切小块；藕去皮切小块，泡在滴了白醋的凉开水里；将梨、莲藕放入榨汁机中并倒入100毫升凉开水，搅打细腻后用纱布或者筛网过滤即可饮用。

2. **降血压、降血脂、安神助眠**：莲藕200克，荷兰豆、鸡腿菇、滑子菇、腰果、花生、西芹、木耳、盐、味精各适量。莲藕去皮切薄片，木耳用淘米水泡发洗净、撕小朵；鸡腿菇切片；西芹切段。将腰果、花生洗净沥干，炸香。油锅烧热，下入备好的材料一起炒至熟透，加盐、味精调味即可。

搭配宜忌

宜	莲藕 + 猪肉 滋阴血、健脾胃	忌	莲藕 + 人参 药性相反
	莲藕 + 羊肉 润肺补血		莲藕 + 菊花 腹泻

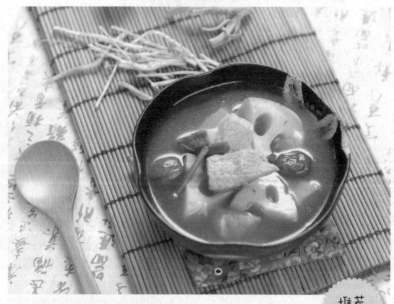

推荐
食谱

滋阴养血 + 润燥安神

莲藕猪瘦肉汤

材料

猪瘦肉 150 克

莲藕 150 克

红枣 20 克

葱 10 克

盐 4 克

鸡精 3 克

做法

1. 猪瘦肉洗净，切件；莲藕洗净，去皮，切块；红枣洗净；葱洗净，切段。

2. 锅中烧水，放入猪瘦肉煮净血水。

3. 锅中放入猪瘦肉、莲藕、红枣，加入清水，炖2小时，放入葱段，调入盐和鸡精即可。

专家点评

体胖、舌苔厚腻、风邪偏盛者以及冠心病、高血压、高脂血症患者忌食。

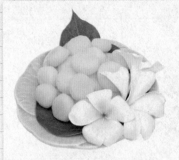

马蹄

别名：荸荠、乌芋、地粟、地梨
能量：246.9 千焦 /100 克
每日用量：50 ~ 150 克
性味归经：性微凉，味甘。归肺、胃、大肠经。
调理关键词：磷

马蹄中的磷，能促进人体生长发育和维持正常生理功能，对牙齿骨骼的发育有很大好处，同时可促进体内的糖、脂肪、蛋白质三大物质的代谢，调节酸碱平衡，改善体质，有助于调理失眠症状。

食疗作用

马蹄具有清热解毒、凉血生津、利尿通便、化湿祛痰、消食除胀的功效，对黄疸、痢疾、小儿麻痹、便秘等疾病有食疗作用。另外，其含有一种抗菌成分，对降低血压有一定的效果，这种物质还对癌症有预防作用。马蹄适合儿童、发热者、肺癌及食道癌患者食用。但脾胃虚寒、血虚、血淤者及经期女子忌食。

选购保存

马蹄的生产季节在冬春两季，选购时，应选择个体大的，外皮呈深紫色而且芽短粗的。不宜置于塑料袋内，置于通风的竹箩筐最佳。

♥ 应用指南

1. **清热消炎、生津止渴、除烦安神：**鲜马蹄250克，甘蔗汁300毫升。马蹄去皮洗净、切小块，放入锅中加适量清水煮，熟后加入甘蔗汁稍煮即可。

2. **清热解暑、理气安神：**马蹄250克，莲藕150克，白萝卜100克。马蹄去皮洗净，莲藕、白萝卜去皮切块。放入锅中加水一同煮熟食用。

3. **润肠通便、改善睡眠、提高记忆力：**核桃仁100克，菜心100克，马蹄、冬菇、冬笋各30克，盐、白糖、生抽、味精、高汤各适量。马蹄去皮，冬菇、冬笋切丁，核桃仁炸熟沥干。锅留底油，放入所有原材料煸炒，再加调味料炒匀，煮熟即可。

搭配宜忌

宜	马蹄 + 核桃仁 止咳	马蹄 + 核桃仁 有利于消化
	马蹄 + 香菇 补气强身，益胃助食	马蹄 + 黑木耳 补气强身，益胃助食

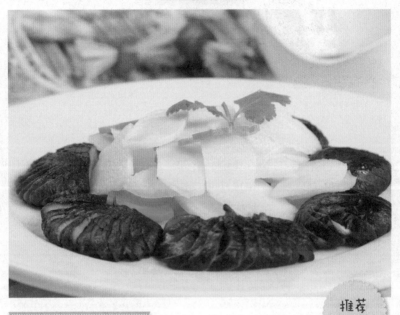

推荐食谱

益胃合中 + 透疹解毒

马蹄炒香菇

材料

马蹄 400 克
香菇 200 克
盐 3 克
味精 3 克
香油 10 毫升
水淀粉 8 毫升
色拉油 40 克

做法

❶ 将马蹄洗干净，削去外皮，切片。

❷ 香菇去蒂，开水烫一下，再用冷水洗净。

❸ 锅置火上，加油烧至七成热，煸炒香菇，加盐、味精和马蹄片翻炒，下水淀粉勾芡，淋入香油，出锅装盘即成。

专家点评

慢性畏寒型胃炎患者、痘疹透发者忌食。

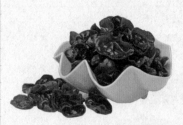

黑木耳

别名：树耳、木蛾、黑菜
能量：87.9 千焦 /100 克
每日用量：15 克左右（干木耳）
性味归经：性平，味甘；归肺、胃、肝经。
调理关键词：磷脂酰胆碱、铁

黑木耳富含的磷脂酰胆碱可使体内脂肪呈液质状态，有利于脂肪在体内完全消耗，可降低血脂和防止胆固醇在体内沉积。黑木耳的含铁量很高，可及时为人体补充足够的铁质，是天然的补血佳品。

食疗作用

黑木耳具有补气血、滋阴、补肾、活血、通便的功效，对便秘、痔疮、胆结石、肾结石、膀胱结石、贫血及心脑血管疾病等有食疗作用。黑木耳含维生素 K 和丰富的钙、镁等无机盐，能防治动脉粥样硬化和冠心病。黑木耳较难消化，并有一定的滑肠作用，故脾虚、消化不良或大便溏稀者慎食。

选购保存

优质黑木耳乌黑光润，其背面略呈灰白色，体质轻松，身干肉厚，朵形整齐，表面有光泽，耳瓣舒展，朵片有弹性，嗅之有清香之气。有霉味或其他异味的说明是劣质木耳。用最好的塑料袋装好，封严，常温或冷藏保存均可。

❤ 应用指南

1. **治疗贫血**：黑木耳30克，红枣10枚，红糖适量。先将黑木耳洗净泡发，然后将红枣提前用冷水浸泡约10分钟洗净，剔除枣核。锅内放入清水，加入所有食材，大火煮开，加红糖调服。

2. **治高血压**：黑木耳、冰糖各适量。黑木耳用清水洗净，浸泡一夜后，在饭锅上蒸1～2小时，加适量冰糖，睡前服用。

搭配宜忌

宜		忌	
黑木耳 + 绿豆 降压消暑		**黑木耳 + 田螺** 不利于消化	
黑木耳 + 银耳 提高免疫力		**黑木耳 + 茶** 不利于铁的吸收	

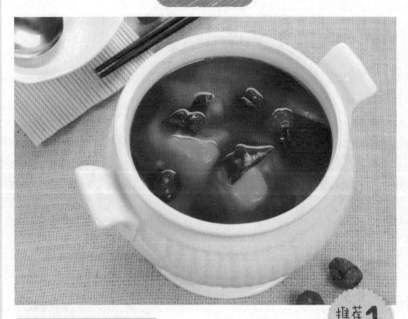

推荐食谱 **1**

润燥补虚 + 养血安神

黑木耳猪蹄汤

材料
猪蹄 350 克
黑木耳 10 克
红枣 2 枚
盐 3 克
姜片 4 克

做法

❶ 猪蹄洗净，斩件；黑木耳泡发后洗净，撕成小朵；红枣洗净。

❷ 锅注水烧开，下猪蹄煮尽血水，捞出洗净。

❸ 砂煲注水烧开，下入姜片、红枣、猪蹄、黑木耳，大火烧开后改用小火煲煮 2 小时，加盐调味即可。

专家点评

动脉硬化、高脂血症患者忌食。

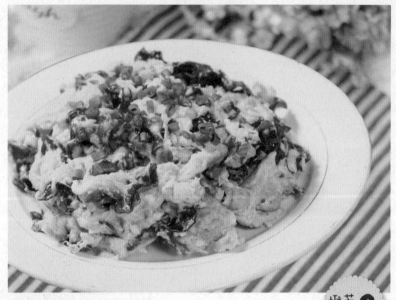

滋补肝肾 + 养血安神

推荐食谱 **2**

黑木耳炒鸡蛋

材料

鸡蛋 4 个

水发黑木耳 20 克

葱 5 克

盐 3 克

油适量

做法

❶ 鸡蛋打入碗中,加少许盐搅拌均匀;水发黑木耳洗净,撕成小片;葱洗净,切葱花。

❷ 锅中加油烧热,下入鸡蛋液炒至凝固后,盛出;原锅再加油烧热,下入黑木耳炒熟后,加盐调味,再倒入鸡蛋炒匀,加葱花即可。

专家点评

补益肝肾、养血活血。

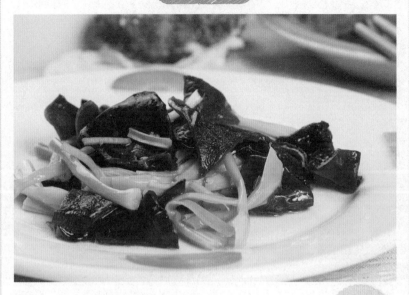

推荐食谱 3

凉血止血 + 清热除烦

黑木耳炒黄花菜

材料
黑木耳 50 克
黄花菜 60 克
盐 2 克
味精 1 克
葱花 3 克
素鲜汤适量
水淀粉适量
食用油 5 毫升

做法
① 黑木耳泡发洗净，用手撕成小片；黄花菜用冷水泡发，洗净，挤去水分。

② 锅中放油烧热，先放入葱花煸香，再放入黑木耳、黄花菜煸炒，加入素鲜汤、盐、味精煸炒至入味，用水淀粉勾芡即可。

专家点评
脾虚、消化不良或大便稀烂者不宜食用。

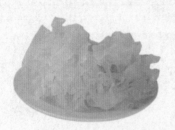

银耳

别名：白木耳、雪耳、银耳子
能量：837.2 千焦/100 克（干品）
每日用量：30 克
性味归经：性平，味甘。归肺、胃、肾经。
调理关键词：铁、硒

银耳营养丰富，含有无机盐，其中铁和钙的含量最高，食用银耳能防止缺铁性贫血。银耳中含有的微量元素硒，能提高机体的免疫力，此外还能安神补脑。

食疗作用

银耳具有强精补肾、补气和血、润肠益胃、提神补脑、美容嫩肤、延年益寿的功效。银耳中的多糖类成分能提高肝脏解毒能力，保护肝脏功能，常吃不但能增强机体免疫力，促进免疫细胞的分化和生长，预防癌症的发生，还能增强癌症患者对放疗、化疗的耐受力。银耳中富含膳食纤维，可帮助胃肠蠕动，加速代谢废物的排出，防治便秘、预防结肠癌，还可减少小肠对脂肪的吸收，从而达到一定的瘦身效果。

选购保存

优质银耳干燥，没有硫黄味，色泽淡黄，泡发后大而松散，耳肉肥厚，呈白色或微带黄色，整体圆整，大而美观。干银耳应在阴凉干燥处密封保存。

♥ 应用指南

1. **滋阴清热、补血、缓解更年期症状：**菠萝150克，水发银耳50克，红枣、冰糖各适量。菠萝去皮洗净切块，银耳洗净撕碎，红枣洗净去核。汤锅加适量清水，加入银耳、红枣，煮至银耳黏软，倒入菠萝块煮至熟，加冰糖溶化搅匀即可。

2. **滋阴养血、健脾祛湿：**鲫鱼300克，木瓜40克，水发银耳100克。银耳洗净去根，撕成小块，鲫鱼洗净。鲫鱼稍煎，加入清水及剩余食材，小火煲2小时即可。

搭配宜忌

宜	银耳 + 莲子 滋阴润肺		银耳 + 菠菜 破坏维生素 C
	银耳 + 鹌鹑蛋 健脑强身		银耳 + 动物肝脏 不利消化

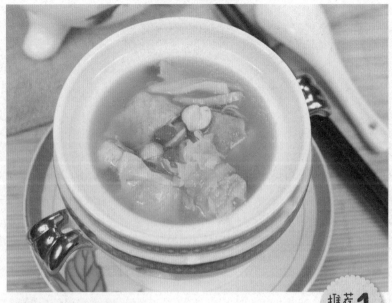

助眠吃法

补气养血 + 清心安神

银耳莲子鸡汤

材料
鸡肉 400 克
银耳 15 克
山药 100 克
莲子 15 克
枸杞 15 克
盐 4 克
鸡精 3 克

做法

❶ 鸡肉洗净，切块，汆水；银耳泡发洗净，撕小块；山药去皮，洗净，切片；莲子洗净，对半切开，去莲心；枸杞洗净。

❷ 炖锅中注水，放入鸡肉、银耳、山药、莲子、枸杞，大火炖至莲子变软。

❸ 加入盐和鸡精调味即可。

专家点评

调理气血亏虚、心悸失眠。

推荐食谱1

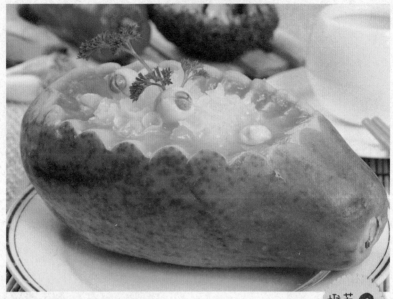

补气和血 + 润肠益胃

银耳木瓜盅

推荐食谱 **2**

材料
银耳 20 克
木瓜 1 个（约 250 克）
莲子 15 克
冰糖适量

做法

❶ 木瓜洗净后在 1/3 处切开，去掉内瓤，并在开口处切一圈花边，制成木瓜盅。

❷ 银耳泡发；莲子去心洗净待用。

❸ 将银耳和莲子放入木瓜盅内，加入冰糖，倒入适量清水，置于蒸锅中，隔水蒸熟即可。

专家点评

小便淋涩、疼痛患者忌食。

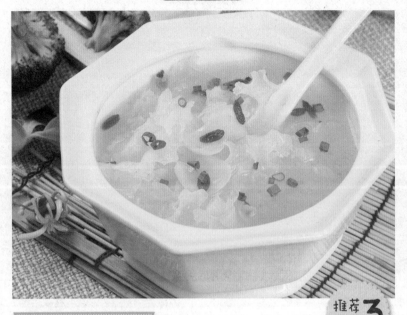

助眠吃法

凉血通经 + 滋阴润燥

推荐食谱 3

雪梨银耳百合汤

材料
银耳 20 克
雪梨 1 个
枸杞 15 克
百合 20 克
冰糖适量

做法

1. 雪梨洗净，去皮、去核，切小块待用。

2. 银耳泡半小时后，洗净撕成小朵；百合、枸杞洗净待用。

3. 锅中倒入清水，放银耳，大火烧开，转小火将银耳炖烂，放入百合、枸杞、雪梨、冰糖，炖至梨熟即可。

专家点评

调理燥热、失眠等病症。

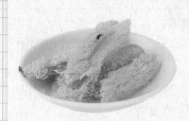

竹荪

别名: 长裙竹荪、竹参
能量: 648.8 千焦 /100 克（干品）
每日用量: 10 ～ 30 克
性味归经: 性平，味甘、涩。归脾、肾、心经。
调理关键词: 氨基酸、维生素

竹荪含有丰富的氨基酸、维生素、无机盐等，具有滋补强壮、益气补脑、宁神健体的功效；可补充人体必需的营养物质，提高机体的抗病能力；能够保护肝脏，减少腹壁脂肪的积存。

食疗作用

竹荪具有滋补强壮、益气补脑、宁神健体、补气养阴、润肺止咳、清热利湿的功效；主治肺虚热咳、喉炎、痢疾、白带、高血压、高脂血症等病。肥胖者、脑力工作者、失眠者以及高血压、高脂血症、高胆固醇患者，免疫力低下者、肿瘤患者可以常食。但请注意脾胃虚寒者，不宜多食。

选购保存

选购竹荪时应尽量挑形状完整，菌裙摆较长且均匀、色泽金黄的品种。颜色太白的竹荪一般是加工过的，不是天然色泽。真空是最好的保存方式，如果是散装的建议太阳晒干后再保存。

♥ 应用指南

1. **清肝明目、清热解暑：** 竹荪10克，黄瓜50克，枸杞10粒，浓汤宝1盒。用凉淡盐水泡竹荪20分钟，把水沥干后再用清温水泡10分钟，沥去水分，剪去菌头；黄瓜切成片；在锅中加入3碗水和枸杞，煮沸；沸后放入竹荪、黄瓜片和浓汤宝，再沸10分钟即可。

2. **滋补强身、益气安神：** 牛肝菌100克，水发竹荪50克，白果50克，油菜300克，盐、鸡精、水淀粉、胡萝卜各适量。油菜洗净、焯熟摆盘。热油下入牛肝菌、竹荪、白果、胡萝卜炒熟。下盐和鸡精调味，倒入水淀粉勾芡，出锅淋在油菜上即可。

搭配宜忌

宜	竹荪 + 百合 润肺止咳	竹荪 + 鸡腰 煮粥食可缓解咳嗽
	竹荪 + 银耳 增强免疫力	竹荪 + 枸杞 清肝明目，益气宁神

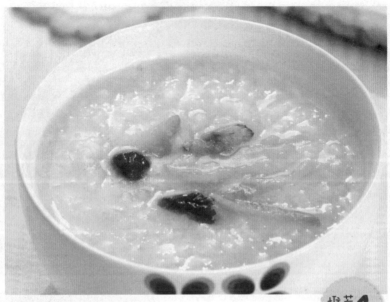

助眠吃法

清热润肺 + 益气安神

红枣苦瓜竹荪粥

推荐食谱 1

材料
红枣 20 克
苦瓜 20 克
竹荪 20 克
大米 100 克
蜂蜜适量

做法

❶ 苦瓜洗净，剖开，去瓤，切成薄片；红枣洗净，去核，切成两半；竹荪洗净切成丝；大米洗净，泡发。

❷ 锅置火上，注入适量清水，放入大米、红枣，用大火煮至米粒绽开。

❸ 放入苦瓜、竹荪，用小火煮至粥成，放入蜂蜜调匀即可。

专家点评

脾胃虚寒者及孕妇忌食。

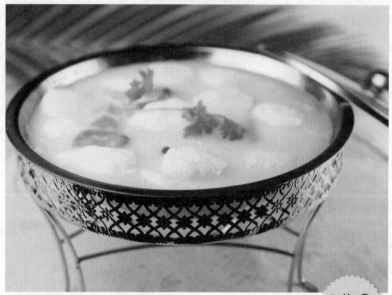

温中补气 + 填精益髓

推荐
食谱 **2**

竹荪肉丸汤

材料
鸡肉丸 300 克
竹荪 30 克
胡萝卜 80 克
枸杞 3 克
高汤 600 毫升
盐 3 克
白胡椒粉 3 克
香菜少许

做法
① 鸡肉丸加盐、白胡椒粉抹匀入味；竹荪、枸杞泡发洗净；胡萝卜去皮洗净，切片；香菜洗净备用。

② 高汤倒入锅中煮沸，放入肉丸煮至变色；再加入竹荪、胡萝卜、枸杞煮熟，最后撒上香菜。

专家点评
可调理气血亏虚、失眠健忘。

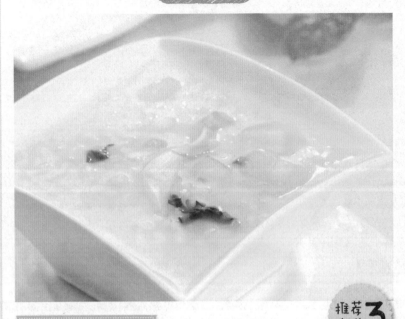

助眠吃法

清心安神 + 生津止渴

推荐食谱 **3**

竹荪百合粥

材料
竹荪 30 克
百合 15 克
大米 100 克
盐 3 克
味精 1 克
葱少许

做法

1. 百合洗净；竹荪洗净，切丝；葱洗净，切葱花；大米洗净。

2. 锅置火上，注入清水，放入大米，用大火煮至米粒绽开。

3. 放入百合、竹荪，改用小火煮至粥成，调入盐、味精入味，撒葱花即可食用。

专家点评
脾虚便溏者不宜多吃。

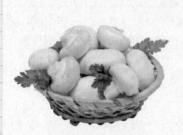

口蘑

别名：白蘑、白蘑菇、蒙古口蘑、云盘蘑、银盘蘑
能量：1013.0 千焦 /100 克
每日用量：50 ～ 100 克
性味归经：味甘，性平。归肺、心经。
调理关键词：硒、植物纤维

口蘑是补硒食品，能够减轻过氧化物的损伤，降低血压和血液黏稠度，提高免疫力，辅助调理失眠。它还具有防止便秘、促进排毒、预防糖尿病及大肠癌、降低胆固醇含量的作用。

食疗作用

口蘑具有宣肠益气、散血热、透发麻疹的功效，主治小儿麻疹透出不畅、烦躁不安，且对癌症、心血管系统疾病、肥胖、便秘、糖尿病、肝炎、肺结核、软骨病等病症有一定辅助疗效。口蘑中含有大量的维生素 D，是唯一一种能提供维生素 D 的菌类蔬菜，适量摄入维生素 D，能很好地预防骨质疏松症。此外，白蘑菇中还含有可以抵抗病毒侵害的物质，而且经常食用可以防止癌症的发生。

选购保存

口蘑宜选择干燥、无腐烂、无酸味或异味的。想让口蘑储存得更久一些，买回来后先要在阴凉处摊开，稍微晾干后再放入冰箱保存。

♥ 应用指南

开胃理气、滋阴养颜，治疗面黄枯瘦、不思饮食、体弱等症： 雪蛤油50毫升，口蘑100克，冬笋10克，豌豆10克，香菜、姜、葱各4克，鸡汤50毫升，酱油、味精、绍酒、花椒水各适量。冬笋、口蘑切片，香菜切末，葱、姜切片。热油爆香葱、姜片，加酱油、鸡汤煮沸后捞出葱、姜，放入雪蛤油、绍酒、味精、花椒水、冬笋、豌豆、胡椒粉、口蘑。煮熟后勾薄芡，淋芝麻油、撒香菜即可。

搭配宜忌

宜	口蘑 + 青豆 清热解毒		口蘑 + 香菇 清神降压
	口蘑 + 鸡蛋 滋阴润燥	忌	口蘑 + 驴肉 引起腹痛

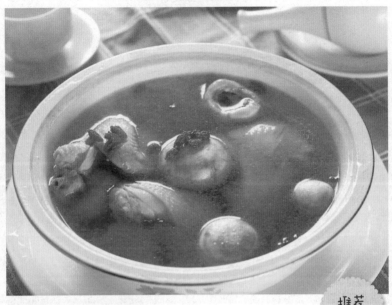

助眠吃法

益气滋阴 + 改善免疫

推荐食谱

口蘑枸杞鸡汤

材料

鸡肉 350 克
口蘑 80 克
枸杞 10 克
葱 5 克
姜片 5 克
盐 3 克
胡椒粉 3 克
料酒 5 毫升
香油适量
味精适量

做法

1. 鸡肉洗净剁大块，氽烫沥干；口蘑去蒂，洗净切片；葱洗净切段；姜洗净切片备用。

2. 锅中烧水，放香油、姜片，煮沸后下入鸡块、口蘑、胡椒粉、料酒煮 40 分钟。

3. 加盐、味精、枸杞稍煮即可。

专家点评

可调理气血亏虚、失眠。

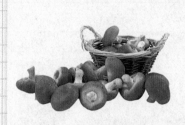

香菇

别名：冬菇、香菌、爪菰、花菇、香蕈、香菰、香信
能量：79.5 千焦 /100 克
每日用量：50 ~ 100 克
性味归经：性平，味甘。归脾、胃经。
调理关键词：香菇多糖、无机盐

香菇含有的多糖可调节人体内免疫细胞的活性，预防致癌物质对细胞的损伤，而且对癌细胞有一定的抑制作用。香菇中的无机盐含量较为丰富，能防止酸性食物中毒，而且铁的元素含量高，可补血、安神。

食疗作用

香菇有补肝肾、健脾胃、理气养血、益智安神、美容、抗肿瘤的功效。香菇中的多糖类物质有明确的保健及治疗作用，更年期女性常吃香菇能提高机体细胞免疫功能，清除自由基，延缓衰老，防癌抗癌，降低血压、血脂，预防动脉硬化、肝硬化等疾病，降低心脑血管疾病风险，还可调节内分泌，从而改善体质，推迟绝经、缓解更年期症状。

选购保存

优质香菇的菇伞肥厚，伞缘曲收未散开，内侧为乳白色，皱褶明显，菇柄短而粗。新鲜香菇冰箱冷藏可保鲜 1 星期左右。干香菇应放在密封罐中，置于干燥避光处，可保存半年以上。

♥ 应用指南

补气养身、益胃助食：鸡脯肉100克，鲜香菇3朵，大米100克，葱、姜少许，橄榄油10毫升，盐和鸡精各适量，胡椒粉3克。大米淘洗干净后用清水浸泡1小时；鸡脯肉切丝，用少许盐、淀粉、橄榄油拌匀；鲜香菇洗净切丝，葱、姜切末；锅中放入足量水烧开，放入浸泡后的大米和橄榄油；大火煮开后转小火继续煮20分钟；加入香菇丝煮5分钟，再加入鸡肉丝煮滚；调入盐、鸡精、胡椒粉，撒入葱、姜末调匀即可。

搭配宜忌

宜	香菇 + 木瓜 降压减脂	忌	香菇 + 鹌鹑肉 面部易长黑斑
	香菇 + 豆腐 健脾养胃，增加食欲		香菇 + 河蟹 易引起结石症状

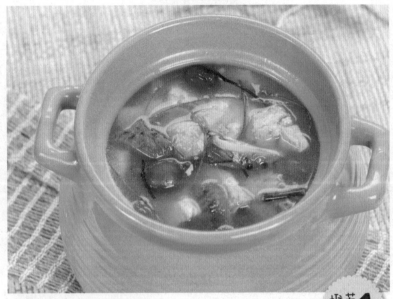

推荐食谱 **1**

健脾润肠 + 滋阴生津

香菇排骨汤

材料
排骨 300 克
香菇 50 克
红枣适量
盐 3 克
鸡精 5 克

做法

1. 排骨洗净，斩块；香菇泡发，洗净撕片；红枣洗净。

2. 热锅注水烧开，下排骨焯水，捞出洗净。

3. 将排骨、红枣放入砂锅，注入水，大火烧开后放入香菇，改小火煲煮 2 小时，加盐、鸡精调味即可。

专家点评

可改善免疫力、养血安神。

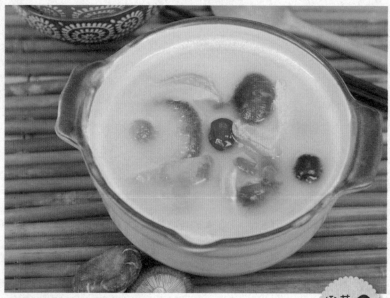

补气养血 + 理气安神

推荐食谱2

香菇煲牛肚

材料
牛肚 180 克
香菇 30 克
红枣 8 枚
枸杞适量
姜适量
盐 2 克

做法

❶ 牛肚洗净，翻转去脏杂，以生粉反复搓擦后用清水冲净；香菇泡发洗净；红枣、枸杞洗净，略泡。

❷ 砂锅内注清水烧沸，加入所有食材，大火煮沸后改小火煲 5 小时。

❸ 加盐调味即可。

专家点评

　　本品适于气血亏虚、疲劳、失眠、多梦、消化不良者食用。

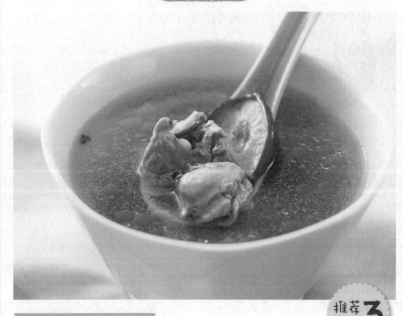

推荐食谱 **3**

驱寒保暖 + 滋补肝肾

香菇鸡肉汤

材料
香菇 20 克
鸡腿 70 克
盐 2 克

做法

1. 香菇洗净，切片。

2. 鸡腿去皮洗净，剁成适当大小，再放入滚水中余烫。

3. 将水、香菇放入锅中，开中火，待滚后再将鸡腿放入，最后以盐调味即可。

专家点评

　　鸡肉性温，多食容易生热动风，不宜过食。外感发热、热毒未清或内热亢盛者忌食。

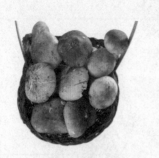

松茸

别名：松菇、松蘑、鸡丝菌、松口蘑、松蕈
能量：468.8 千焦 /100 克
每日用量：9 ~ 15 克
性味归经：性平，味甘。归肾、胃经。
调理关键词：多元醇、铬

松茸营养丰富，含有多种珍贵的活性物质：双链松茸多糖、松茸多肽和松茸醇，有提高免疫力、抗肿瘤、治疗糖尿病及心血管疾病，辅助调理高血压、糖尿病引起的失眠的食疗作用。

食疗作用

松茸具有抗癌、提高免疫力、抗衰老、养颜、治疗糖尿病、治疗心血管疾病、促进胃肠功能、保护肝脏、抗辐射、抗突变的作用。适宜身体虚弱、容易疲劳的亚健康人群，以及癌症患者、癌症术后人群，心血管疾病患者、糖尿病患者，孕期、产后人群，抗衰老、养颜的女性人群，体弱多病、不爱吃饭的儿童，消化不良、胃动力较弱的人群食用。

选购保存

品质好的松茸闻起来有一种独特的香气，而闻起来香味较淡的松茸相对次之，完全没有香气的松茸不能食用。松茸越大，营养价值越高。鲜松茸在家庭常温下的存储一般不能超过 2 天，放在冰箱冷冻室内储存，保存期可以延长 3 ~ 5 天时间。

♥ 应用指南

1. **养肝明目、降血压、降血脂、降血糖**：鸽子1只，松茸20克，枸杞5克，姜片5克，黄酒适量。松茸泡发至软，倒掉底部残渣；鸽子洗净放入锅中，添清水、黄酒煮沸去血水，冲净。砂锅中加适量水，放入鸽子和姜片煮半个小时，加松茸和枸杞继续煮半小时即可。

2. **提高免疫力、防癌抗癌、抗衰老、改善睡眠**：松茸100克，浓鸡汤300毫升，姜丝、葱丝、香菜、芝麻油、盐适量。松茸洗净，去根切片，锅内放入鸡汤及等量清水、葱丝、姜丝煮沸，放入松茸煮熟调味，撒上香菜即可。

搭配宜忌

宜	松茸 + 鹌鹑 营养丰富	松茸 + 猪肉 补肾益精、滋肝养血
	松茸 + 乌鸡 滋阴补血、抗衰老	松茸 + 莲子 养血安神、改善睡眠

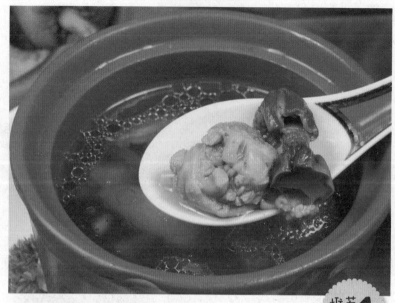

补肾养肝 + 益气养血

推荐食谱 **1**

松茸乳鸽盅

材料
乳鸽 500 克
松茸 20 克
盐适量

做法
1. 松茸洗净泡发，去尾部硬蒂；鸽子洗净。
2. 锅入冷水，加入洗净的乳鸽，开火将水烧开，这时乳鸽会释放一些血水，捞出乳鸽。
3. 砂锅中加入热水，放入乳鸽。再放入松茸炖煮 1 个小时，加盐拌匀即可。

专家点评
　　食积胃热、先兆流产、体虚乏力者及尿毒症患者忌食。

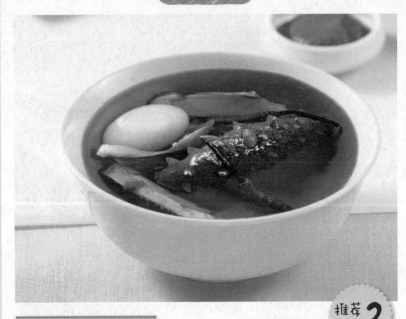

滋阴补肾 + 活血安神

推荐食谱 **2**

松茸鸽蛋海参汤

材料
海参 20 克
松茸 20 克
鸽蛋适量
水发虫草适量
清鸡汤适量

做法

1. 海参泡发洗净；松茸洗净，用适量温水泡透，原汤留用；将鸽蛋、水发虫草、海参分别下入沸水中快速焯水，捞出备用。

2. 净锅下清鸡汤、松茸，汤开后倒入盛有原料的炖盅内，盖上盖子，放入蒸笼，以大火蒸 10 分钟至味足即可。

专家点评

适于体质虚弱、失眠者。

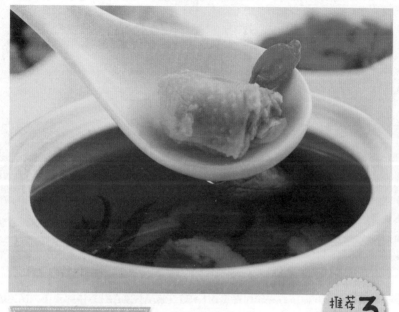

助眠吃法

`清热降压 + 补血安神`

推荐食谱3

松茸炖鸡肉

材料
鸡肉 500 克
枸杞 20 克
松茸 10 克
盐适量

做法
❶ 松茸洗净，用水泡开；鸽子洗净；枸杞用水泡一下。

❷ 鸡切块，用盐稍微腌一下。

❸ 将所有材料放入砂锅，加水炖煮 4 个小时即可。

专家点评

　　鸡肉性温，多食容易生热动风，不宜过食。外感发热、热毒未清或内热亢盛者忌食。

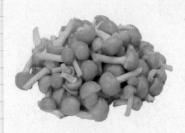

滑子菇

别名: 珍珠菇、滑菇、光帽鳞伞、纳美菇（日本）
能量: 62.8 千焦 /100 克
每日用量: 30 ~ 50 克
性味归经: 性平，味甘、涩。归脾、肾、心经。
调理关键词: 蛋白质、多糖

滑子菇含丰富的维生素、人体必需氨基酸及无机盐，不仅味道鲜美、营养丰富，而且其中所含的多糖类物质对提高人体的精力和脑力大有益处，并且还有抑制肿瘤的作用。

食疗作用

滑子菇能够防止过氧化物损害机体，降低因缺硒引起的血压升高和血黏度增加，提高免疫力，对肝脏也能起到良好的保护作用，且对病毒性肝炎有一定食疗效果。它所含的大量膳食纤维，具有防止便秘、促进排毒、预防糖尿病及大肠癌的作用；而且滑子菇又属于低热量食物，可以防止发胖。

选购保存

滑子菇的选择应以菌盖半圆形、黄褐色、菌柄粗短的为佳。滑子菇保存不同于其他蔬菜，需要干燥保存。

♥ 应用指南

益气宽中、清热散血，改善睡眠: 豆腐100克，滑子菇30克，虾仁100克，豌豆20克，胡萝卜100克，火腿50克，海鲜菇30克。将滑子菇、切碎的海鲜菇及豌豆分别在开水中焯一下，捞出放入晾凉的水中；虾仁去沙线，用黄酒腌一下，胡萝卜、火腿切丁；锅内倒入少量油，下入除豆腐外的食材翻炒，加盐，少加一点水；待水开的时候将豆腐放入，稍微炖一会，加鸡精、水淀粉勾芡，再倒入少量的麻油炒匀即可出锅。

搭配宜忌

宜	滑子菇 + 油菜 养肝防癌	滑子菇 + 乌鸡 活血补血、美容抗衰老
	滑子菇 + 虾仁 美容、抗癌防癌	滑子菇 + 豆腐 益气宽中、清热散血，改善睡眠质量

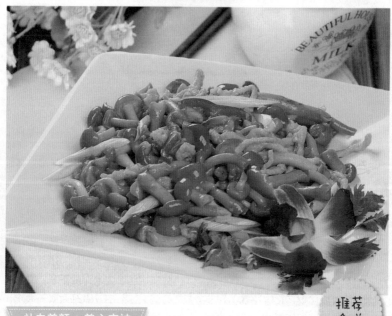

推荐
食谱

补血养颜 + 养心安神

滑子菇炒鸡丝

材料
鸡肉 150 克
滑子菇 200 克
鸡蛋 1 个（取蛋清）
葱 7 克
红椒适量
盐 3 克
味精 2 克
淀粉适量

做法
1. 鸡肉洗净切丝，用蛋清、淀粉拌匀；滑子菇洗净；大葱、红椒切丝。

2. 锅中加油烧热，下入肉丝滑炒至肉色发白时，捞出；热油爆香葱丝、红椒丝，再下入滑子菇炒 2 分钟，最后下入炒好的肉丝及盐、味精，翻炒均匀即可。

专家点评
适于气血亏虚、失眠者食用。

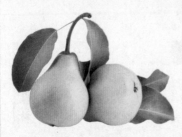

梨

别名：雪花梨、黄金梨、鸭梨、香水梨

能量：180.0 千焦 /100 克

每日用量：1 ~ 3 个

性味归经：味甘、微酸，性凉。归肺、胃经。

调理关键词：B 族维生素、多糖

梨含丰富的维生素和多糖，能保护心脏，减轻疲劳，增强心肌活力，降低血压；所含的苷及鞣酸等成分，能祛痰止咳，对咽喉有养护作用；梨性凉并能清热镇静，能防止动脉粥样硬化，还能改善头晕、失眠等症。

食疗作用

梨具有清热化痰、止咳平喘、调节降火、养血生津、润肺去燥、润五脏、镇静安神等功效。对高血压、心脏病、口渴便秘、头昏目眩、失眠多梦患者，有良好的食疗作用。值得注意的是，脾虚便溏、慢性肠炎、胃寒病、寒痰咳嗽、外感风寒咳嗽以及糖尿病患者，产妇和经期中的女性应少食或禁食。

选购保存

梨以梨身完整、无虫害、无压伤、坚实者为佳。保存时可将梨置于室内阴凉角落处，也可将其冷藏保存，可装在纸袋中放入冰箱保存 2 ~ 3 天。

♥ 应用指南

1. **清热润燥，治疗肠胃虚弱、便秘、消化不良**：大米50克，雪梨1个。雪梨去皮切丝，大米淘洗干净；雪梨放入汤锅，加清水，煮开后放入大米，煮至米烂即可。

2. **润肺滋阴、益气安神，调理热病伤津所致的口渴、心烦、失眠**：雪梨1个，百合15克，桂圆肉10克，冰糖适量。将梨去皮、去核，切成小块，百合、桂圆肉洗净浸泡。将上述材料一同放入锅中，加水煮沸后，转小火煮40分钟，放入冰糖搅拌至溶化即可服用。

搭配宜忌

宜	雪梨 + 银耳 润肺止咳	忌	雪梨 + 螃蟹 引起腹泻，损伤肠胃
	雪梨 + 核桃仁 治疗百日咳		雪梨 + 白萝卜 易诱发甲状腺肿大

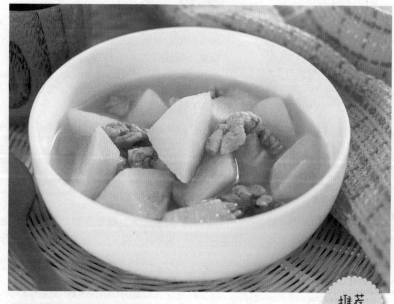

推荐
食谱

滋补肝肾 + 生津安神

核桃仁冰糖炖梨

材料
核桃仁 30 克
梨 150 克
冰糖 30 克

做法

❶ 梨洗净，去皮去核，切块；核桃仁洗净。

❷ 将梨块、核桃仁放入煲中，加入适量清水，用小
火煲 30 分钟，再下入冰糖调味即可。

专家点评

　　本品可健脑、改善记忆力、滋阴润肺、益气安神、
助眠，对各年龄段失眠、记忆力下降者都有一定的
调理、补益作用。

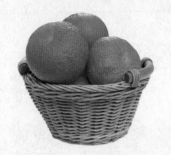

柑橘

别名：橘柑、橘子、桔柑子
能量：180.0 千焦 /100 克
每日用量：1 ~ 3 个
性味归经：性凉，味酸、甘。归肺、胃经。
调理关键词：维生素、膳食纤维

柑橘富含维生素 C 与柠檬酸，具有美容、消除疲劳的作用；含有膳食纤维及果胶，可以促进通便、降低胆固醇；橘皮苷可预防冠心病和动脉硬化，有助于延缓动脉粥样硬化，调理高血压引起的失眠。

食疗作用

柑橘具有开胃理气、止渴润肺的功效，主治胸膈结气、呕逆少食、胃阴不足、口中干渴、肺热咳嗽及饮酒过度。一般人群均可食用，风寒咳嗽、痰饮咳嗽者不宜食用。

选购保存

柑橘的底部有明显小圆圈的，为雌柑橘，有小圆点的则为雄柑橘；雌柑橘多半比雄柑橘要甜一些；柑橘底部捏起来感觉软的，多为甜柑橘，捏起来硬硬的，一般皮较厚，吃起来口感多半较酸；拿起柑橘，侧面看，长柄的一端突出的比凹进去的酸。可置于通风处保存，也可冷藏。

♥ 应用指南

1. **清热去火、降压安神**：马蹄9个，柑橘1个，梨1个，冰糖适量。全部去皮，马蹄、梨切小块，柑橘掰成小瓣；在锅内用小火煮马蹄、梨；2分钟后加入柑橘瓣和冰糖再煮2分钟即可。

2. **美容养颜、缓解疲劳**：火龙果、柑橘、梨、胡萝卜、石榴、柠檬、香蕉、苹果各1份，千岛酱适量。所有原料洗净、切丁取粒，用千岛酱和匀装入火龙果壳里即可。

3. **理气、健脾除湿、清肺化痰、安神助眠**：粳米100克，橘皮20克，红糖适量。粳米洗净浸，泡20分钟，橘皮洗净，去掉内层白色，切丝。锅内注水煮沸，放入粳米煮至米粒熟软，倒入橘皮同煮至粥熟，加红糖搅拌均匀即可。

搭配宜忌

忌	柑橘 + 螃蟹 不利于消化	柑橘 + 龙须菜 影响消化
	柑橘 + 羊肉 不利于消化	柑橘 + 牛肉 不利于蛋白质吸收

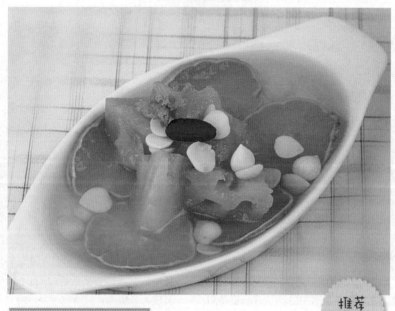

推荐食谱

〈 生津润肺 + 止咳安神 〉

柑橘杏仁菠萝汤

材料
菠萝 100 克
杏仁 10 克
柑橘 100 克
冰糖适量

做法

1 将菠萝去皮切块；杏仁洗净；柑橘切片。

2 锅上火倒入水，调入冰糖，下入菠萝、杏仁、柑橘烧沸即可。

专家点评

　　本品可改善食欲、通利肠胃，适于高血压、高脂血症及食欲不佳者食用，不仅可调节血压、血脂，还有助于改善睡眠。但急、慢性肠炎患者不宜食用。

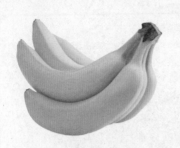

香蕉

别名：蕉果
能量：380.9千焦/100克
每日用量：1～2根
性味归经：性寒，味甘。归脾、胃经。
调理关键词：糖类、钾

香蕉含有大量糖类物质，可充饥、补充营养及能量；能润肠通便，治疗热病烦渴等症，保护胃黏膜；可以抑制血压的升高，辅助调理失眠；可消炎解毒、防癌抗癌。

食疗作用

香蕉具有清热、通便、解酒、降血压、抗癌之功效。香蕉中的钾能降低机体对钠盐的吸收，故其有降血压的作用。纤维素可润肠通便，对于便秘、痔疮患者大有益处。维生素C是天然的免疫强化剂，可抵抗各类感染。但请注意，慢性肠炎、虚寒腹泻、经常大便溏薄、急性肾炎、慢性肾炎、风寒感冒咳嗽、糖尿病患者，胃酸过多、关节炎或肌肉疼痛、女子月经来潮期间及有痛经症状者忌食。

选购保存

果皮颜色黄黑泛红，稍带黑斑，表皮有皱纹的香蕉风味最佳。香蕉手捏后有软熟感的一定是甜的。买回来的香蕉最好悬挂起来，减少受压面积。

♥ 应用指南

1. **通便排毒、安神：**香蕉8根，冰糖80克，陈皮5克。陈皮用温水浸泡后切丝备用；香蕉去皮后切成3段；将陈皮放入砂煲内，加清水适量，用大火煲至水开，放入香蕉再煲沸，改用小火煲15分钟，加入冰糖，煲至冰糖溶化即成。

2. **养血安神、润肠通便：**香蕉1根，菠萝100克，酸奶250毫升，蜂蜜适量。菠萝去皮，洗净，切块，用淡盐水泡10分钟，捞出；香蕉去皮，掰成小块；把菠萝块、香蕉块、酸奶放入搅拌机中搅拌成汁，加适量蜂蜜即可。

搭配宜忌

宜	香蕉 + 燕麦 改善睡眠	忌	香蕉 + 土豆 诱发色素沉积
	香蕉 + 川贝母 清热生津、润肺滑肠		香蕉 + 芋头 引起不良反应

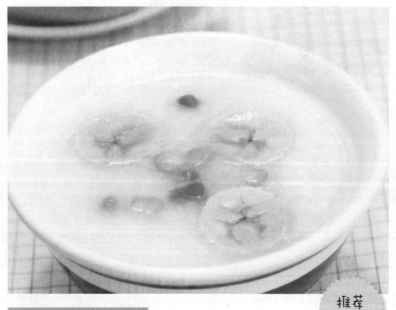

助眠吃法

推荐
食谱

宁心润燥 + 降压降脂

香蕉玉米羹

材料

香蕉1个
玉米粒50克
豌豆50克
大米80克
冰糖12克

做法

① 大米泡发洗净；香蕉去皮，切片；玉米粒、豌豆洗净。

② 锅置火上，注入清水，放入大米，用大火煮至米粒绽开。

③ 放入香蕉、玉米粒、豌豆、冰糖，用小火煮至出香味即可。

专家点评

遗尿症、糖尿病患者忌食。

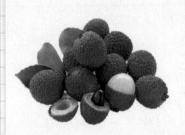

荔枝

别名：丹荔、丽枝、香果、勒荔、离支
能量：293.0 千焦 /100 克
每日用量：5 颗左右
性味归经：味甘、酸，性温。归心、脾、肝经。
调理关键词：维生素

荔枝富含葡萄糖、果糖、蔗糖、苹果酸及蛋白质、脂肪、维生素 A、B 族维生素、维生素 C、磷、铁及柠檬酸等，对大脑组织有补养作用，对失眠、健忘、神经疲劳等症有一定调理效果。

食疗作用

食鲜荔枝能生津止渴、和胃平逆；干荔枝水煎或煮粥食用有补肝肾、健脾胃、益气血的功效，是病后体虚、年老体弱、贫血、心血不足引起的心悸、失眠等患者的滋补果品。荔枝富含铁元素及维生素 C，铁元素能提高血红蛋白的含量，使人面色红润，而维生素 C 能使皮肤细腻富有弹性。体质虚弱、病后津液不足、贫血、脾虚腹泻者或老年人五更泄、胃寒疼痛、口臭者适宜食用。但出血病患者、妊娠女性及糖尿病患者忌用。

选购保存

新鲜荔枝的颜色一般不会很鲜艳，挑选时可以先在手里轻捏，好荔枝的手感应该发紧而且有弹性。可以在荔枝上喷点水装在塑料保鲜袋中放入冰箱贮存。

♥ 应用指南

养心安神，治疗血虚失眠： 净龟肉200克，桂圆15克，荔枝20克（去核），黑枣5枚，莲仁15克，枸杞10克，色拉油、盐、味精、料酒、酱油、胡椒粉、冰糖、姜片、葱段各适量。龟肉斩块，焯水，沥去血水；锅中放少许油，下姜、葱，炒香，下龟肉煸炒，烹料酒、酱油，加汤，上笼蒸至七成熟，取出，捞出姜、葱等料待用；将桂圆、荔枝、黑枣、莲仁放入龟肉中，调味，上笼蒸至龟肉软烂进味，取出，撒胡椒粉、枸杞即成。

搭配宜忌

宜	荔枝 + 鸭肉 补中益气、补血生津	忌	荔枝 + 鹅肉 脸上长斑
	荔枝 + 山药 补益心肾、止渴固涩		荔枝 + 动物肝脏 破坏维生素 C

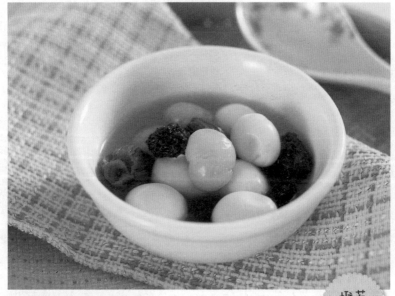

推荐
食谱

补中益气 + 和胃补肾

荔枝黑枣汤

材料
荔枝 50 克
黑枣 30 克
冰糖适量

做法

① 荔枝去壳、去核备用；黑枣洗净。

② 锅中加水烧开，下入黑枣煮 5 分钟后，加入荔枝。

③ 一起煮 25 分钟，再下冰糖煮至溶化即可。

专家点评

  本品有补肾、温中益气的效果，对于失眠、健忘、体虚疲乏等症状有调理作用。但糖尿病患者忌食。

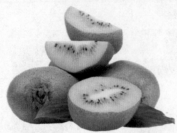

猕猴桃

别名：毛桃、藤梨、苌楚、羊桃、毛梨、连楚、奇异果
能量：234.4 千焦 /100 克
每日用量：1 ~ 2 个
性味归经：性寒，味甘、酸。归胃、膀胱经。
调理关键词：维生素、无机盐

猕猴桃含有多种维生素、脂肪、蛋白质、钙、磷、铁、镁、果胶，还含有水解酶和超氧化物歧化酶，具有养颜、提高免疫力、抗癌、抗衰老、抗肿消炎的功能。

食疗作用

猕猴桃有生津解热、和胃降逆、止渴利尿、滋补强身之功效。猕猴桃含有谷胱甘肽，可抑制原癌基因的激活，配合其丰富的抗氧化物质，对肝癌、肺癌、皮肤癌、前列腺癌等多种癌细胞病变有一定的抑制作用。猕猴桃富含精氨酸，能有效地改善血液流动，阻止血栓的形成，对降低冠心病、高血压、心肌梗死、动脉硬化等心血管疾病的发病率有特别功效。

选购保存

优质猕猴桃果形规则，每个 80 ~ 140 克，呈椭圆形，表面光滑无皱，果脐小而圆并向内收缩，果皮呈均匀的黄褐色，果毛细而不易脱落。放置阴凉处保存。

♥ 应用指南

1. **健脾止泻、清热利湿，适于体形肥满、湿气重者食用**：薏仁30克，大米60克，猕猴桃1个，冰糖适量。将薏仁、大米洗净浸泡，猕猴桃去皮切小块。砂锅中添水煮沸，放入薏仁、大米煮沸后改小火煮粥。待米粒熟软时放入冰糖和猕猴桃，搅拌均匀，煮至粥熟即可食用。

2. **补充维生素C、调节神经功能**：猕猴桃1个，橙半个，蜂蜜少许。猕猴桃切块、橙取果肉，连同蜂蜜、饮用水一同放入搅拌机，搅打均匀即可饮用。

 搭配宜忌

宜	猕猴桃 + 蜂蜜 清热生津、润燥止渴	忌	猕猴桃 + 牛奶 引起腹胀、腹痛、腹泻
	猕猴桃 + 薏米 抑制癌细胞		猕猴桃 + 动物内脏 破坏维生素 C

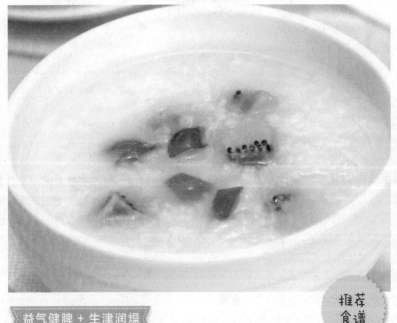

推荐食谱

益气健脾 + 生津润燥

猕猴桃樱桃粥

材料

猕猴桃 30 克
樱桃少许
大米 80 克
白糖 5 克

做法

① 大米洗净，清水浸泡半小时；猕猴桃去皮切小块；樱桃洗净，切块。

② 锅内注入清水，放大米煮至米粒绽开后，放入猕猴桃、樱桃同煮。

③ 改用小火煮至粥成后，放白糖调味即可食用。

专家点评

糖尿病、热性病患者及虚热咳嗽、便秘者勿食。

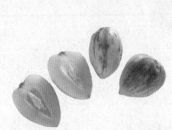

人参果

别名：香瓜茄、香瓜梨
能量：334.9 千焦 /100 克
每日用量：1 个
性味归经：性温，味甘。入脾、胃二经。
调理关键词：蛋白质、膳食纤维、叶酸、硒

人参果富含维生素 C、维生素 B_1、维生素 B_2 以及胡萝卜素，也富含多种微量元素，能激活人体细胞，增强人体免疫力，辅助调理失眠。

食疗作用

人参果能强心补肾、生津止渴、补脾健胃、调经活血；主治神经衰弱、失眠头昏、烦躁口渴、不思饮食。人参果除高蛋白、低糖、低脂外，还富含维生素 C，以及多种人体所必需的微量元素，尤其是硒、钙的含量大大高于其他的果实和蔬菜。因此人参果有抗癌、抗衰老、降血压、降血糖、消炎、补钙、美容等功能。

选购保存

应选食果皮较硬、金黄色、紫色花纹明显、蒂绿的人参为佳。可将其冷藏保存。

♥ 应用指南

1. **生津活血、治疗烦躁失眠：** 人参果 250 克，猪肉 100 克，盐、味精、植物油、料酒、葱花、姜末、酱油各适量。人参果去蒂洗净切片，猪肉洗净切薄片；用油热锅煸炒肉片，待七八成熟时加入人参果片和作料，再炒熟装盘即可。

2. **调理神经衰弱、失眠：** 人参果 200 克，猪瘦肉 100 克，料酒、葱花、姜末、酱油、盐、味精各适量。先将人参果洗净去蒂、去皮切片，猪瘦肉洗净、切薄片。油锅烧热，爆香葱花后下肉片煸炒，变色后加入人参果片及各种调味料，炒熟装盘即可。

搭配宜忌

宜	人参果 + 猪肉 生津止渴、活血	人生果 + 莲子 清心火、生津止渴
	人参果 + 葡萄 生津止渴、活血	人参果 + 黄酒 强心补肾、生津止渴

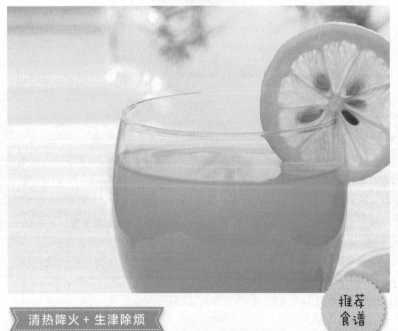

助眠吃法

清热降火 + 生津除烦

推荐
食谱

人参果梨葡萄汁

材料
人参果 1 个
梨子 1 个
葡萄 100 克
柠檬 1 个

做法
❶ 将人参果、梨洗净，削皮、去核，切块；将葡萄洗净，去皮去籽；柠檬洗净切片。

❷ 将所有原料放入榨汁机中，榨成汁即可。

专家点评
　　寒痰咳嗽、脾虚便溏者，慢性肠炎、胃寒病、糖尿病患者及产妇、经期女性不宜食用。

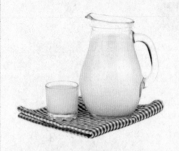

牛奶

别名: 牛乳

能量: 226.0 千焦 /100 克

每日用量: 250 ~ 500 毫升

性味归经: 性平、微寒,味甘。归脾、胃、心经。

调理关键词: 蛋白质、钙

牛奶中富含维生素 A, 可使皮肤白皙有光泽; 其所含的大量的维生素 B$_2$ 可以促进皮肤的新陈代谢; 其含有的丰富且易吸收的钙, 能安神, 辅助调理失眠。

食疗作用

牛奶具有补虚损、益肺胃、生津润肠之功效, 用于久病体虚、气血不足、营养不良、噎膈反胃、胃及十二指肠溃疡、消渴、便秘。脱脂奶适合老年人、血压偏高的人群; 高钙奶适合中等及严重缺钙的少儿、老年人、易怒、失眠者以及工作压力大的女性食用。但缺铁性贫血、消化道溃疡病、乳糖酸缺乏症、胆囊炎、胰腺炎、肾病患者忌食; 脾胃虚寒作泻、痰湿积饮者慎服。

选购保存

选购牛奶时应选择新鲜、无杂质和无其他不良气味的, 色乳黄、味浓郁的牛奶为佳。冷藏保存。

♥ 应用指南

1. **益智安神、美容丰胸:** 木瓜1个、牛奶1盒。木瓜洗净去皮去籽; 用勺子在木瓜心处开始一层一层刮成泥, 使木瓜能成为一个容器; 在木瓜泥中淋上牛奶, 搅拌均匀即可。

2. **益智安神、降血脂:** 鸡蛋1个、牛奶200毫升。鸡蛋加糖打散; 加入牛奶打匀, 可以用漏网过一下筛; 撇去泡泡, 盖上保鲜膜, 放入蒸笼; 小火炖10~15分钟, 待炖蛋的中心凝结即可。

3. **安神助眠, 适于神经衰弱、失眠患者:** 牛奶200毫升, 小米80克。锅内添水煮沸, 放入小米煮至米粒熟软时, 倒入牛奶搅拌均匀, 煮10分钟即可。

搭配宜忌

宜	牛奶 + 红枣 开胃健脾		牛奶 + 醋 产生不良反应
	牛奶 + 蜂蜜 改善贫血、缓解痛经		牛奶 + 韭菜 产生不良反应

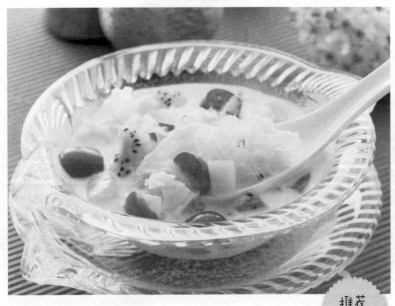

助眠吃法

清热生津 + 美容润肤

推荐食谱

牛奶银耳水果汤

材料
银耳 100 克
猕猴桃 1 个
圣女果 5 粒
鲜奶 300 毫升

做法

❶ 银耳用清水泡软，去蒂，切成细丁，加入牛奶中，以中小火边煮边搅拌，煮至熟软，熄火待凉装碗。

❷ 圣女果洗净，对切成两半；猕猴桃削皮切丁，一起加入碗中即可。

专家点评

　　胃寒虚弱、腹泻便溏、先兆性流产者及孕妇不宜食用。

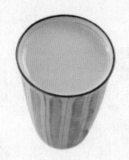

豆浆

别名：豆腐浆
能量：67.0 千焦 /100 克
每日用量：150 ~ 250 毫升
性味归经：性平，味甘。归心、脾、肾经。
调理关键词：蛋白质、维生素

豆浆富含钙、铁、磷、锌、硒等无机盐及优质蛋白质，不含胆固醇。多喝豆浆有助于增强抗病能力、防癌抗癌、调节内分泌、缓解烦躁、易怒、失眠、心慌等更年期综合征症状。

食疗作用

豆浆具有清火润肠、降脂降糖、化痰补虚、防病抗癌、增强免疫力等功效。常饮鲜豆浆对高血压、糖尿病、冠心病、慢性支气管炎、便秘、动脉硬化及骨质疏松等症患者大有益处。常人均宜饮用，尤其是中老年体质虚弱、营养不良者宜经常饮用。但胃寒、腹泻、腹胀、夜尿频多、遗精者及慢性肠炎患者忌食。

选购保存

很多人喜欢自己在家打豆浆，建议现打现食，如是在外采买，则以新鲜、无杂味、色淡黄、味浓郁的豆浆为佳。

即磨即食，不宜久放。

♥ 应用指南

1. **润肺益气、生津除烦：**燕麦半杯，薏仁半杯，白果1/3杯，黄豆3杯。黄豆洗净浸泡后打成豆浆，薏仁米与燕麦洗净，清水浸泡一夜。将豆浆倒入锅中，加入薏仁、燕麦、白果，煮沸改小火煲稠即可。

2. **健脑保肝、软化血管：**鸡蛋2个，豆浆200毫升。鸡蛋打散，加少许盐打匀；将豆浆（用半个鸡蛋壳取8次量）加入打散的蛋液中；搅拌均匀、静置、稍泡后将豆浆蛋液倒入平底较浅的容器中静置约8分钟；容器放入蒸锅中，上面盖一个盘子防止水气进入；开火蒸，待锅中水开后，再继续蒸5分钟即可。

搭配宜忌

宜	豆浆 + 花生 润肤、补虚	宜	豆浆 + 胡萝卜 增强机体免疫力
宜	豆浆 + 红枣 滋阴益气、养血安神	忌	豆浆 + 红糖 破坏营养成分

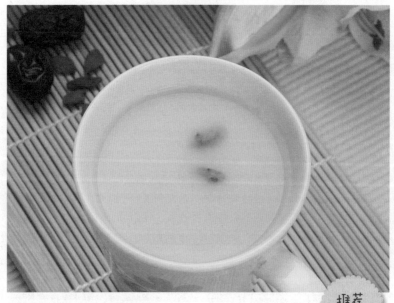

推荐食谱

降脂降压 + 补血安神

红枣枸杞豆浆

材料
黄豆 45 克
红枣 15 克
枸杞 10 克

做法

① 将黄豆浸泡 6 ~ 16 小时，捞出洗净；将红枣洗净浸泡 10 分钟，去核；枸杞洗净备用。

② 将上述材料装入豆浆机网罩内，杯体内加入清水，启动豆浆机，搅打成浆并煮熟。

③ 过滤装杯即可。

专家点评

本品可滋阴养血、安神助眠。但消化不良、腹胀者不宜多饮。

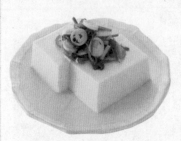

豆腐

别名：水豆腐、老豆腐
能量：339.1千焦/100克
每日用量：约70克
性味归经：性凉，味甘。归脾、胃、大肠经。
调理关键词：氨基酸、不饱和脂肪酸、磷脂酰胆碱

大豆蛋白属于完全蛋白质，其中包含人体所需的各种氨基酸。常吃豆腐等豆制品有益于儿童及青少年血管的保养及大脑的生长发育，对成年人来说可降低血胆固醇，有益于安神。

食疗作用

豆腐能益气宽中、生津润燥、清热解毒、和脾胃、抗癌，还可以降低血铅浓度、保护肝脏、促进机体代谢。豆腐中含丰富的大豆卵磷脂有益于神经、血管、大脑的发育生长，豆腐在健脑的同时，所含的豆固醇还抑制了胆固醇的摄入。适宜心血管疾病、糖尿病、癌症患者食用。但痛风、肾病患者及缺铁性贫血、腹泻者忌用。

选购保存

豆腐本身的颜色略带点黄色，选购时应注意，优质的豆腐切面比较整齐，无杂质，豆腐本身有弹性。豆腐买回后，应立刻浸泡于清凉水中，并置于冰箱中冷藏，待烹调前再取出。

♥ 应用指南

益气生津、增强免疫力： 羊肉500克，豆腐200克，红辣椒1个，洋葱半个，葱30克，姜1块，蒜3瓣，红油10毫升，豆瓣酱8克，孜然粉5克，胡椒粉5克，盐5克，味精3克，桂皮5克，生抽8毫升。羊肉切块，豆腐切块，辣椒切菱形片，葱切段，姜、蒜去皮切片；油烧至六成热，下豆腐炸至呈金黄色，捞起沥油；留少许底油，下入姜、蒜片爆香后放羊肉、洋葱、红辣椒；调入所有调味料，炖约1小时即可食用。

搭配宜忌

宜	豆腐 + 金针菇 益智强体	忌	豆腐 + 蜂蜜 产生不良反应
	豆腐 + 羊肉 清热泻火、除烦止渴		豆腐 + 菠菜 破坏营养素

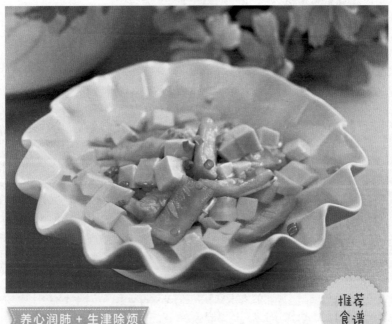

推荐食谱

养心润肺 + 生津除烦

丝瓜豆腐汤

材料
鲜丝瓜 150 克
嫩豆腐 200 克
姜 10 克
葱适量
盐 3 克
味精 2 克
酱油适量
米醋适量

做法
① 将丝瓜去皮，洗净切片；豆腐切块；姜、葱切丝。

② 热油投入姜、葱煸香，加适量水，下豆腐块和丝瓜片，大火烧沸。

③ 用小火煮 3 ~ 5 分钟，调入盐、味精、酱油、米醋即可。

专家点评
本品可清热润燥、益气宽中，可调理失眠、神经衰弱等症。

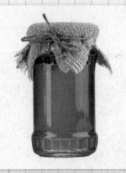

蜂蜜

别名：食蜜、蜜、白蜜、白沙蜜、蜜糖、沙蜜、蜂糖
能量：1343.7 千焦 /100 克
每日用量：约 20 克
性味归经：性平，味甘涩。归肺、大肠经。
调理关键词：葡萄糖、各种维生素、氨基酸

蜂蜜的主要成分为糖类，其中固体部分 60% ~ 80% 是人体容易吸收的葡萄糖和果糖。对体质虚弱者、幼儿及老年人具有一定的保健作用，能辅助调理失眠。

食疗作用

蜂蜜能改善血液的成分，增强心脑血管功能，促进睡眠。失眠的人在每天睡觉前口服 1 汤匙蜂蜜（加入 1 杯温开水内），可以帮助尽快进入梦乡。蜂蜜对肝脏有保护作用，能促使肝细胞再生，对脂肪肝的形成有一定的抑制作用；能迅速补充体力，消除疲劳，增强对疾病的抵抗力；还有杀菌的作用；能治疗中度的皮肤伤害，特别是烫伤；并能促进胃肠蠕动。

选购保存

选购蜂蜜时以色浅、光亮透明、黏稠适度为佳，且有浓厚的天然花蜜的香气，尝之清爽、细腻、味甜、喉感清润。避光保存，保持干燥，温度过高时，可放入冷藏箱保存。

♥ 应用指南

1. **补充维生素 C，提高免疫力**：苹果半个，猕猴桃 1 个，蜂蜜适量。猕猴桃去皮切块，苹果去皮去核切块，一同放入搅拌机中，加适量蜂蜜和纯净水，搅打均匀即可。

2. **滋补肝肾、养心安神，调理肝肾亏虚所致的失眠**：桑葚 10 克，蜂蜜 6 克。将桑葚洗净放入砂锅，添水煮 30 分钟，放置待稍凉后调入蜂蜜，搅拌均匀即可饮用。

搭配宜忌

宜	蜂蜜 + 牛奶 滋补人体、提高免疫力		蜂蜜 + 莴笋 产生不良反应
	蜂蜜 + 螃蟹 引起消化不良		蜂蜜 + 豆腐 产生不良反应

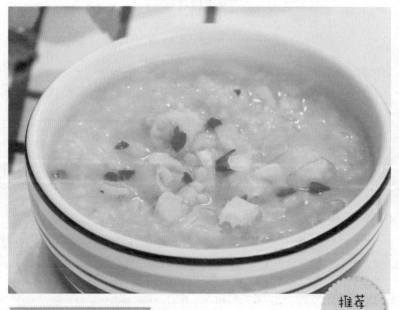

助眠吃法

推荐食谱

补脾止泻 + 养心安神

莲子糯米蜂蜜粥

材料
糯米 100 克
莲子 30 克
蜂蜜少许

做法

① 糯米、莲子洗净，用清水浸泡 1 小时。

② 锅置火上，放入糯米、莲子，加适量清水熬煮至米烂、莲子熟。

③ 放入蜂蜜调匀便可。

专家点评

　　本品可健脾养胃、滋阴、润燥，适于体虚、气血亏虚导致失眠者调理食用。但糖尿病患者不宜食用。

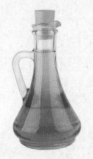

醋

别名：苦酒、醋酒
能量：129.8 千焦 /100 克
每日用量：5 ~ 20 毫升
性味归经：性温，味酸、苦。归肝、胃经。
调理关键词：有机酸

醋可延缓人体衰老，软化血管，降低血液中胆固醇含量，从而预防动脉粥样硬化的发生和发展。醋中的有机酸对人体皮肤有柔和的刺激作用，能促使小血管扩张，改善血液循环，有助于安神。

食疗作用

醋具有活血散淤、消食化积、解毒的功效，可以预防流感、上呼吸道感染。适当饮醋既可杀菌，又可增强胃肠消化功能，还可降低血压、防治动脉硬化。此外，食醋能滋润皮肤、改善皮肤的供血、对抗衰老。适宜慢性萎缩性胃炎、胃酸缺乏、流感、流脑、白喉、麻疹、肾结石、输尿管结石、膀胱结石、癌症、高血压、小儿胆道蛔虫症、传染性肝炎等症，过敏者、发风疹者以及醉酒者也宜食用。

但脾胃湿甚、胃酸过多、支气管哮喘、严重胃及十二指肠溃疡患者忌食。

选购保存

酿造食醋以琥珀色或红棕色、有光泽、澄清、浓度适当的为佳品。开封的醋保存时，应放于低温、避光处。

♥ 应用指南

补脾益气、强筋健骨：牛肉300克，香芹适量，盐3克，味精2克，醋8毫升，生抽15毫升，红甜椒适量。牛肉洗净切丝，红甜椒洗净切粗丝，香芹洗净切段；锅内注油烧热，放入牛肉丝翻炒至变色后，再放入红甜椒、香芹翻炒至熟；加入盐、醋、生抽，再加入味精调味即可。

搭配宜忌

宜	醋 + 芦荟 缓解紧张情绪	忌	醋 + 羊肉 引发心脏病
忌	醋 + 酒 引发胃炎	忌	醋 + 丹参 影响药效

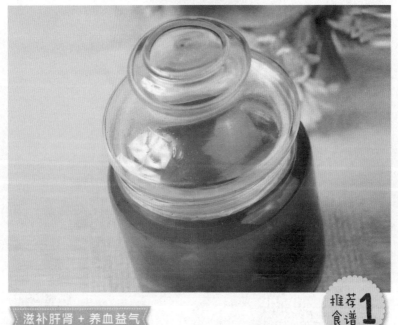

滋补肝肾 + 养血益气

推荐食谱 **1**

葡萄醋

材料
醋 600 毫升
葡萄 500 克
冰糖 300 克

做法
1. 将葡萄用清水洗干净，切开晾干。
2. 将葡萄和冰糖以交错堆叠的方式放入玻璃容器。
3. 倒入醋，发酵 2 个月后饮用，放置 3 ~ 4 个月以上饮用，风味更佳。

专家点评

　　本品可防治高血压，有助于改善睡眠质量。但糖尿病患者及便秘、阴虚内热、肥胖、脾胃虚寒、服用人参者忌食。

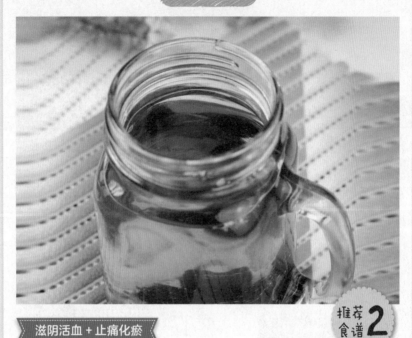

推荐
食谱 **2**

滋阴活血 + 止痛化瘀

黑枣醋

材料
黑枣 1000 克
陈醋 2000 毫升
红糖 300 克

做法

❶ 将黑枣除去杂质清洗干净，用米酒略泡，晾干后切开。

❷ 将黑枣和红糖以堆叠的方式放入玻璃罐中，再将陈醋倒入，密封。

❸ 发酵 4 个月后即可饮用。

专家点评

平素痰湿偏盛、消化不良、肥胖者及糖尿病患者忌食。

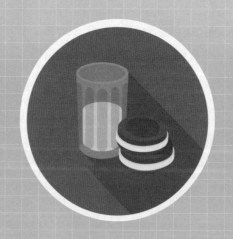

PART 3
31 道辅助治疗
失眠的蔬果汁

··

　　针对失眠的饮食疗法，除了上一章所介绍过的中药材和食材外，在本章，读者还能看到我们精心收集整理的 31 道能辅助治疗失眠的蔬果汁。

　　蔬果汁不仅制作简单方便、味道可口、热量低、维生素及无机盐丰富，同时还具有一定的食疗作用。

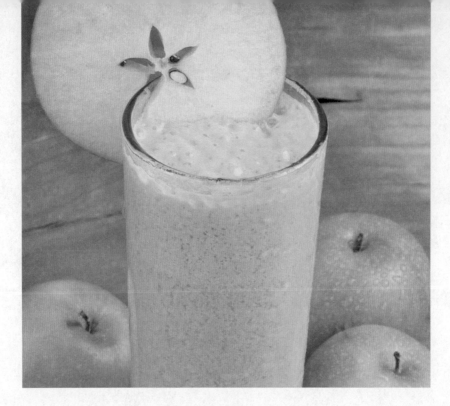

圆白菜苹果蜂蜜汁

圆白菜中富含维生素 C、叶酸、膳食纤维、胡萝卜素、维生素 B_1、维生素 B_2、烟酸，对睡眠不佳、失眠多梦有一定的调理功效。蜂蜜能改善睡眠质量，苹果富含纤维素，三者结合使用，对失眠、便秘等症有一定疗效。

材料
圆白菜 30 克
苹果 50 克
蜂蜜少许

做法

① 将圆白菜清洗干净，撕成大块；苹果去皮，切丁。

② 将以上材料放入榨汁机中，加入适量冷开水搅打成汁，倒入杯中。

③ 稍凉加入蜂蜜，调匀即可。

温馨提示

圆白菜要选择结球紧实、无焦边、无侧芽萌发、无病虫害损伤的。皮肤瘙痒性疾病患者及咽部充血者忌食，肺、胃发炎者不宜多食。

爽口胡萝卜芹菜汁

　　胡萝卜含大量蔗糖、淀粉、胡萝卜素、B 族维生素、叶酸等，能促进肠道蠕动。芹菜富含蛋白质、糖类，能清热除烦、平肝降压。常饮本品能健脾胃、降血压，缓解失眠症状。

材料
胡萝卜 50 克
芹菜 20 克
圆白菜 30 克
柠檬汁少许

做法
❶ 将胡萝卜洗净，去皮切块；芹菜洗净切段；包菜洗净，切片。

❷ 将以上材料放入榨汁机中，加入适量冷开水搅打成汁，倒入杯中。

❸ 加入柠檬汁，调匀即可。

温馨提示
　　芹菜要选色泽鲜绿、叶柄厚、茎部稍呈圆形、内侧微向内凹的。血压偏低者不宜多食。

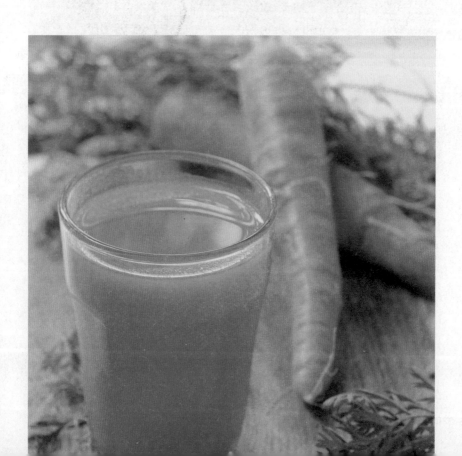

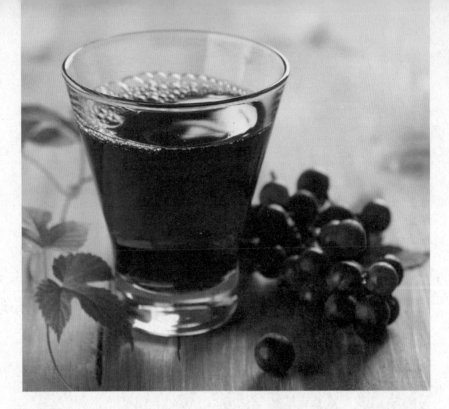

芹菜杨桃葡萄汁

芹菜含维生素、矿物质等营养成分，对失眠有辅助治疗效果。杨桃带有一股清香味，含有大量的草酸、柠檬酸等营养成分，能增强机体免疫力。常饮用此款果汁，能镇静安神，对失眠有一定的疗效。

材料
芹菜 20 克
杨桃 50 克
葡萄 50 克

做法

❶ 将芹菜洗净，切成小段，备用。

❷ 将杨桃洗净，切成小块；葡萄洗净后对切，去籽

❸ 将所有材料倒入榨汁机内，加入适量冷开水榨出汁即可。

温馨提示

选购杨桃时应选择硕大、颜色金黄、闻起来有香味的，清洗时用软毛刷子刷净。血压偏低者、肺热咳嗽者不宜多食。

芹菜西蓝花莴笋汁

芹菜富含纤维素、能清热除烦。西蓝花中钙、磷、铁、钾、锌、锰等无机盐含量非常丰富。牛奶能有效改善睡眠。几种搭配能除烦降压、排解压力，对压力造成的失眠有一定的疗效。

材料
芹菜 20 克
西蓝花 30 克
莴笋 20 克
牛奶少许

做法
1. 将芹菜洗净，切段；西蓝花洗净，切小朵；莴笋去皮洗净，切块。
2. 将以上材料放入榨汁机中，加入适量冷开水搅打成汁，倒入杯中。
3. 加入牛奶，调匀即可。

温馨提示
选购西蓝花以菜株亮丽、花蕾紧密结实的为佳。血压偏低者、尿路结石者不宜多食。

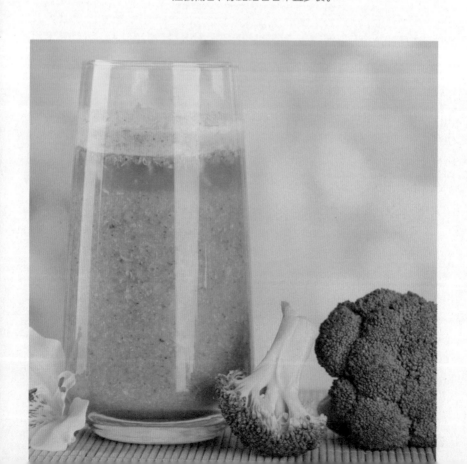

柠檬芹菜莴笋汁

柠檬富含有机酸、糖类、钙、磷、铁等无机盐、维生素。莴笋富含蛋白质、镁、脂肪、烟酸、铁、糖类、维生素、锰、膳食纤维、钾、磷、维生素 A。搭配食用对便秘、高血压、失眠等症有疗效。

材料
柠檬 20 克
芹菜 20 克
莴笋 30 克

做法
1. 柠檬洗净去皮，切块；芹菜洗净，切段；莴笋去皮，洗净，切块。
2. 将所有材料放入榨汁机中，加入适量冷开水榨成汁，调匀即可。

温馨提示
莴笋在挑选时需挑选叶绿、根茎粗壮、无腐烂疤痕的。痛风患者、脾胃虚寒者、腹泻便溏者忌食。

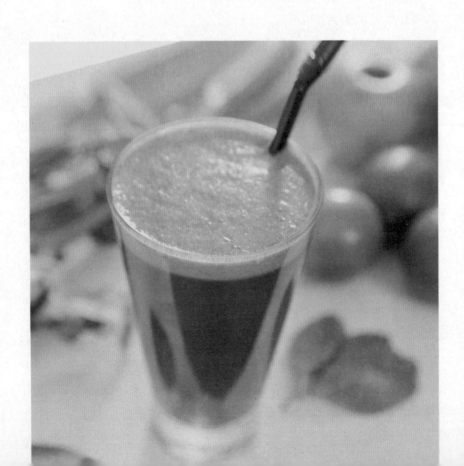

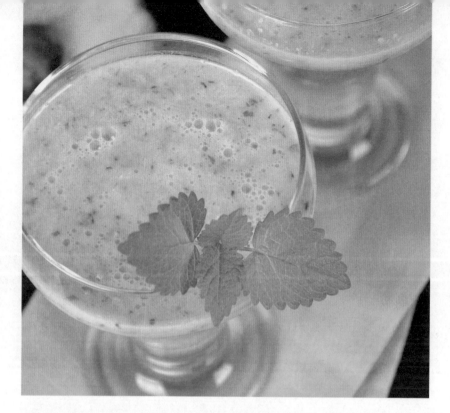

双瓜西芹蜂蜜汁

　　黄瓜主要成分为葫芦素，具有抗肿瘤的作用。芹菜的叶、茎含有挥发性物质，别具芳香，能增强人的食欲。芹菜汁还有降血糖作用。此款果汁能帮助缓解失眠症状。

材料

黄瓜 30 克
苦瓜 20 克
西芹 20 克
蜂蜜适量

做法

① 将黄瓜洗净，切块；青苹果洗净，切块；西芹洗净，切块；苦瓜洗净去籽，切块。

② 将所有材料放入榨汁机中，加入适量冷开水榨成汁。

③ 加入适量蜂蜜，调匀即可。

温馨提示

　　质量好的黄瓜鲜嫩，外表的刺粒未脱落，色泽绿，手摸时有刺痛感，外形饱满，硬实。脾胃虚弱、腹痛腹泻、肺寒咳嗽者应少吃黄瓜。

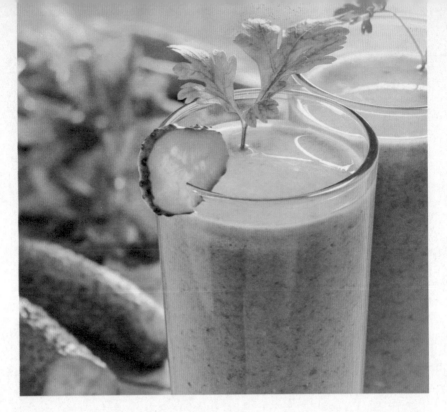

苦瓜芹菜黄瓜汁

苦瓜含类似胰岛素物质、蛋白质、脂肪、淀粉、维生素C、粗纤维、胡萝卜素，能清热除烦。芹菜富含纤维素，能清热除烦、缓解压力，对失眠、健忘有一定疗效。三种蔬菜结合打成菜汁，对心情烦躁、压力过大引起的失眠有很好的疗效。

材料

苦瓜 30 克
芹菜 30 克
黄瓜 20 克

做法

1. 苦瓜洗净，去籽，切成块；芹菜洗净，切段；黄瓜洗净，去皮，切块。

2. 将所有材料放入榨汁机中，加入适量冷开水榨成汁，调匀即可。

温馨提示

苦瓜身上一粒一粒的果瘤，是判断苦瓜好坏的特征。颗粒越大越饱满，表示瓜肉也越厚。脾胃虚寒者及孕妇忌食。

黄瓜芹菜汁

黄瓜具有除湿、利尿、降脂、镇痛、促消化的功效。芹菜含有蛋白质、脂肪、糖类、纤维素、维生素、无机盐等营养成分，对失眠有辅助治疗的效果。此款果汁能帮助缓解失眠症状。

材料
黄瓜 30 克
芹菜 50 克
蜂蜜适量

做法

① 将黄瓜洗净，去皮切块；芹菜洗净，切段。

② 将所有材料放入榨汁机中，加入适量冷开水榨成汁。

③ 加入适量蜂蜜，调匀即可。

温馨提示

选购黄瓜，以色泽亮丽、外表有刺状凸起，而且黄瓜头上顶着新鲜黄花者为佳。脾胃虚弱、腹痛腹泻、肺寒咳嗽者忌食。

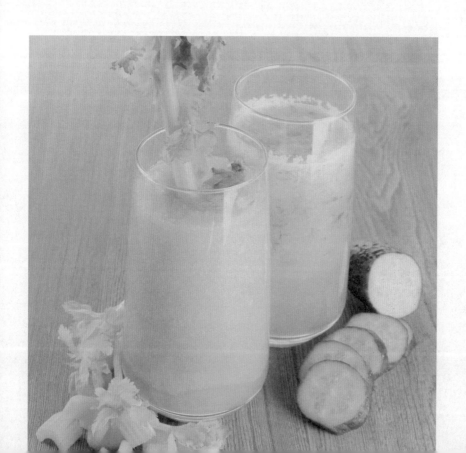

芦笋鲜奶汁

芦笋对心血管疾病有一定疗效。其中富含的维生素、氨基酸和蛋白质有养心护心的功效，搭配上鲜奶，对失眠有一定的辅助治疗作用。

材料
芦笋 50 克
鲜奶 100 毫升

做法
① 将芦笋洗净，切小段，将冷开水放入榨汁机中榨汁。
② 加入鲜奶，调匀即可。

温馨提示
选购芦笋以全株形状正直、笋尖花苞紧密、不开芒、未长腋芽、细嫩粗大者为佳。痛风患者忌食。

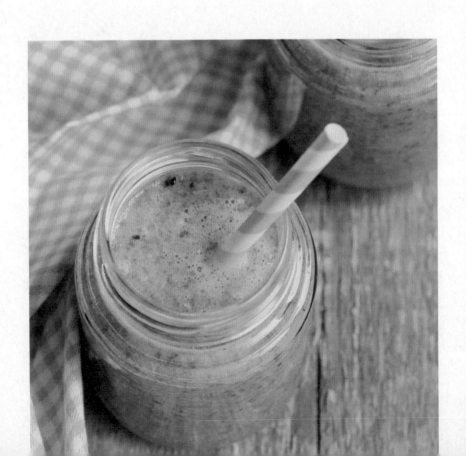

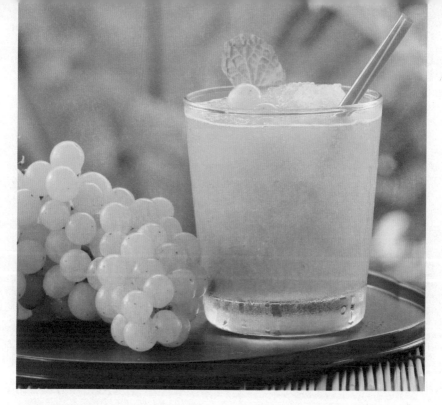

芹菜葡萄梨汁

芹菜对失眠有辅助治疗的效果，葡萄中所含白藜芦醇可保护心血管系统；梨有止咳化痰、清热降火、养血生津、镇静安神的功效。此款果汁对高血压、心脏病、口渴便秘、头昏目眩、失眠多梦患者有良好的作用。

材料
芹菜 30 克
葡萄 50 克
梨 1 个

做法

① 将芹菜洗净，切段；葡萄洗净，去皮，去籽；梨洗净，去皮，切块。

② 将所有材料放入榨汁机中，加入适量冷开水榨成汁，调匀即可。

温馨提示

选购梨子以果粒完整、无虫害、无压伤、坚实者为佳。脾虚便溏者、慢性肠炎患者、寒痰咳嗽者、产妇和经期女性忌食。

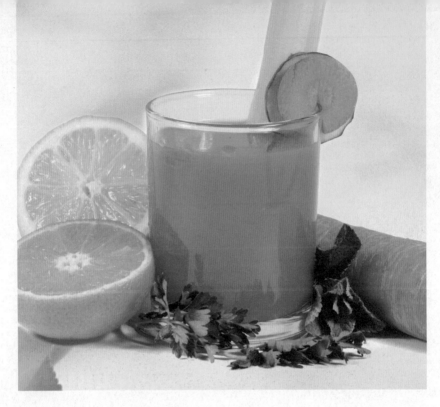

芹菜胡萝卜柑橘汁

芹菜含蛋白质、脂肪、糖类、纤维素、维生素，对失眠有辅助治疗的效果。胡萝卜含丰富的糖类、胡萝卜素、维生素，能促进肠道蠕动。两者结合食用，对心情烦躁、失眠多梦有一定疗效。

材料

芹菜 30 克
胡萝卜 20 克
柑橘 30 克

做法

① 将芹菜洗净，切段；胡萝卜洗净，去皮，切块；柑橘去皮洗净，切块。

② 将以上材料放入榨汁机中，加入适量冷开水搅打成汁，倒入杯中，搅匀即可。

温馨提示

挑选柑橘时要选择表面平滑光亮、外表皮薄、果实比较成熟、果蒂不干枯、不皱的。风寒咳嗽、食欲不振、咳嗽多痰者忌食。

西瓜柠檬蜂蜜汁

西瓜富含葡萄糖、果糖、蔗糖酶、谷氨酸、瓜氨酸、精氨酸、苹果酸、番茄红素等，能有效地保护心脏。柠檬富含维生素 C 和维生素 P，可预防和治疗高血压和心肌梗死。此款果汁能强心宁神，对失眠有一定功效。

材料
西瓜 50 克
柠檬 20 克
蜂蜜少许

做法
1 将西瓜去皮去籽，切小块；柠檬洗净后切薄片。
2 将以上材料放入榨汁机中，加入适量冷开水榨汁。
3 将果汁倒入杯中，加少许蜂蜜拌匀即可。

温馨提示
瓜皮表面光滑、花纹清晰，用手指弹瓜可听到"嘭嘭"声的是熟瓜。脾胃虚寒者、小便频数者、胃及十二指肠溃疡患者忌食。

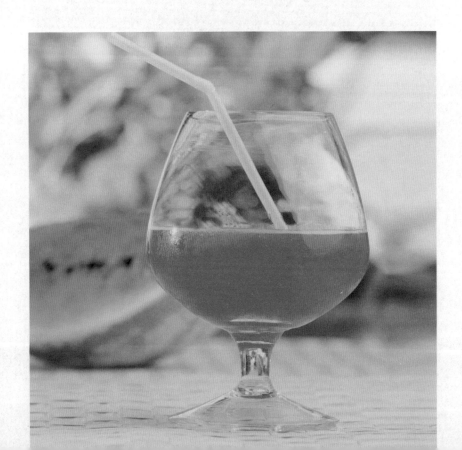

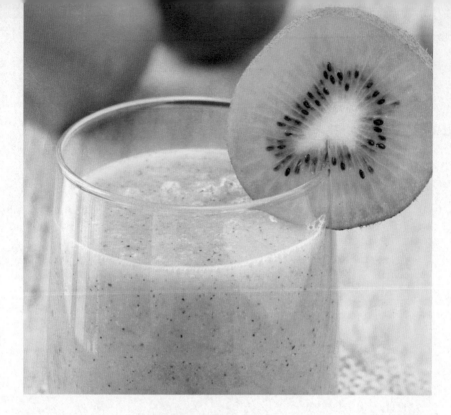

酸甜猕猴桃柳橙汁

　　猕猴桃富含精氨酸，能有效地改善血液流动，阻止血栓形成。柳橙富含膳食纤维，维生素 A、B 族维生素、维生素 C、磷、苹果酸等，能有效降低胆固醇，预防心脏病。

材料
猕猴桃 30 克
柳橙 20 克
蜂蜜适量

做法
① 将猕猴桃对切，挖出果肉；柳橙对半切开，去皮，切小块。
② 将处理好的猕猴桃和柳橙放入榨汁机内榨汁。
③ 倒入果汁，加少许蜂蜜拌匀即可饮用。

温馨提示
　　猕猴桃不宜与牛奶一起食用，会引起腹痛、腹泻。本品不宜长期饮用，会使人脏腑寒气太重而导致腹泻。

猕猴桃香蕉汁

　　猕猴桃果实含有糖类，丰富的蛋白质和氨基酸，能滋补强身，是抵抗癌症的上等果品。香蕉除了能平稳血清素和褪黑素外，还含有可让肌肉松弛的镁元素。二者合用可以有效改善失眠症状。

材料

猕猴桃 30 克
香蕉 1 根
蜂蜜适量

做法

① 将猕猴桃洗净，去皮，切成片；香蕉去皮，切成段。

② 将两种材料放进榨汁器中榨汁。

③ 榨成汁后倒进杯中，加上蜂蜜，搅拌均匀即可。

温馨提示

　　香蕉不宜与芋头一起食用，会引起腹胀。如害怕香蕉性寒，可以将香蕉果肉煮熟后食用。

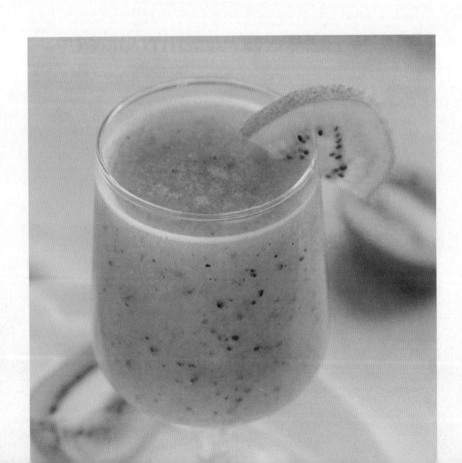

胡萝卜红薯汁

红薯富含钾、胡萝卜素、叶酸、维生素 C 等，能预防心血管疾病，其含有的钾有助于人体细胞液体和电解质平衡，维持正常血压和心脏功能。胡萝卜含有大量的胡萝卜素、糖、钙、磷、铁等营养成分，有明目养肝的功效。

材料

胡萝卜 30 克
红薯 20 克

做法

1 将红薯洗净，去皮，煮熟；胡萝卜洗净，不去皮，均以适当大小切块。

2 将所有材料放入榨汁机一起搅打成汁，滤出果肉即可。

温馨提示

胡萝卜不宜与酒一起食用，会损害肝脏。红薯不宜与柿子一起食用，会导致肠胃出血。胃及十二指肠溃疡者或是胃酸过多者不宜饮用此款果汁。

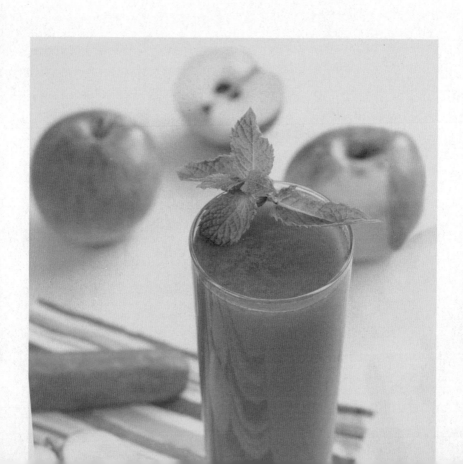

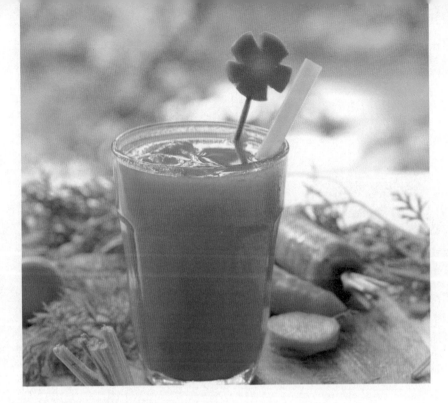

胡萝卜蜂蜜汁

　　胡萝卜能清除血液及肠道的氧自由基，达到排毒、防癌、防治心血管疾病的功效。胡萝卜素对补血极有益，所以用胡萝卜熬的汤，是很好的补血饮品。蜂蜜也是最常用的滋补品之一。此款果汁对失眠者有一定作用。

材料
胡萝卜 30 克
蜂蜜适量

做法
① 将胡萝卜洗净，去皮，切成段。
② 放进榨汁器中，榨成汁。
③ 将胡萝卜汁倒进杯中，加上蜂蜜，搅拌均匀即可饮用。

温馨提示
　　胡萝卜不宜与酒一起食用，会损害肝脏。蜂蜜中所含的单糖比蔗糖更容易被人体吸收，对妇女、儿童和老人都具有良好的保健作用。

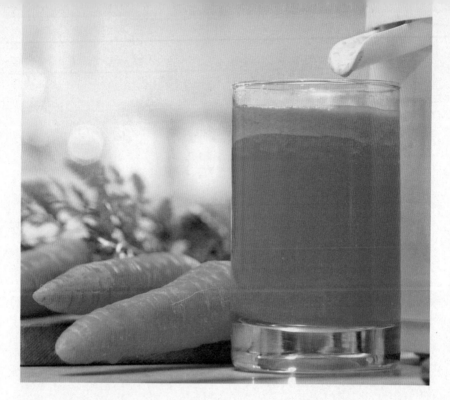

胡萝卜梨汁

胡萝卜含有胡萝卜素，能起到轻微而持续发汗的作用，可刺激皮肤的新陈代谢，促进血液循环。梨含有蛋白质、脂肪、糖、粗纤维、钙、磷、铁等无机盐，多种维生素等，具有降低血压、养阴清热的功效。

材料

胡萝卜 30 克
梨 20 克
蜂蜜适量

做法

❶ 将胡萝卜洗净，去皮，切成块；梨洗净，去皮去籽，切成片。

❷ 将两种材料放进榨汁器中榨成汁。

❸ 将果汁倒进杯中加上蜂蜜，搅拌均匀即可饮用。

温馨提示

梨不宜与螃蟹一起食用，会引起腹泻、损伤肠胃。为了防止农药危害身体，最好将梨洗净削皮后食用。

香蕉柠檬蔬菜汁

　　香蕉含蛋白质、果胶、钙、磷、铁、胡萝卜素、维生素、粗纤维等营养元素，能清热通便。本道果汁具有清热排毒、养心安神的功效。

材料
香蕉 100 克
柠檬半个
莴笋 50 克
菠菜 50 克

做法

① 香蕉去皮取肉，切成小块装入盘中；柠檬去皮切成薄片；莴笋去皮，切成小块；菠菜切段，入沸水中汆熟。

② 榨汁机入水适量，将以上材料一同放入其中榨成汁。

③ 依据个人口味加适量蜂蜜或者白糖即可。

温馨提示

　　因香蕉含有大量的钾，故胃酸过多、胃痛消化不良、肾功能不全者应慎食。

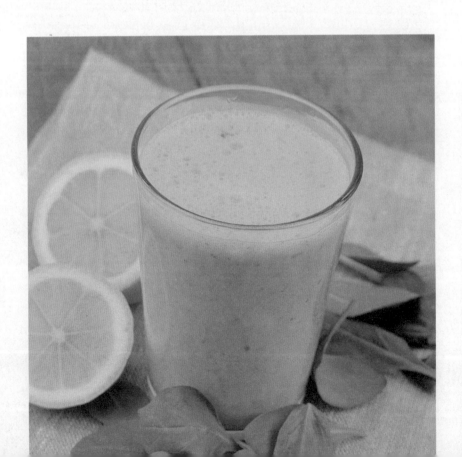

菠菜西蓝花汁

菠菜具有促进肠道蠕动的作用，有利于改善失眠状态，对痔疮、慢性胰腺炎、便秘、肛裂等病症也有食疗作用，能促进生长发育、增强抗病能力，促进人体新陈代谢，延缓衰老。

材料

西蓝花 100 克
菠菜 100 克

做法

❶ 将西蓝花洗净，切成小朵；菠菜洗净，去掉根须，切成小段。

❷ 将榨汁机打开，然后慢慢将西蓝花和菠菜倒入榨汁机内。

❸ 可依据个人口味添加适量白糖或者蜂蜜食用。

温馨提示

以叶色较青、新鲜、无虫害的菠菜为佳。冬天可用无毒塑料袋保存，如果温度在 0℃以上，可在菜叶上套上塑料袋，口不用扎，根朝下戳在地上即可。

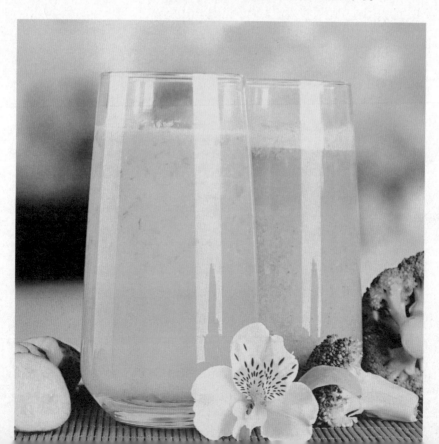

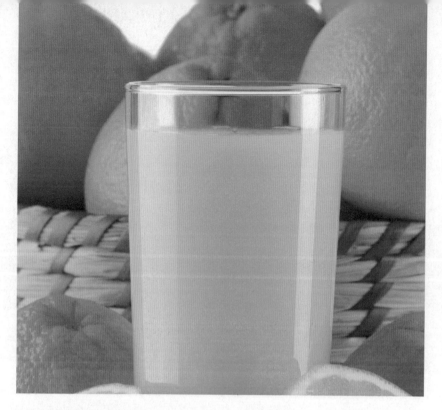

柑橘香蕉蜂蜜汁

柑橘含钙、磷、铁、钾、胡萝卜素、维生素 B_1、维生素 B_2、烟酸、维生素 C、葡萄糖、果糖、蔗糖、苹果酸、柠檬酸。本道果汁有很好的助眠功效，可改善睡眠质量。

材料
香蕉 100 克
柑橘 50 克
蜂蜜适量

做法

① 香蕉去皮取肉，切成小块装入盘中；柑橘剥去皮，掰成小瓣。

② 榨汁机内装入适量水，将以上材料一同放入榨汁机榨成汁。

③ 加适量蜂蜜即可食用。

温馨提示

挑选柑橘要选表面平滑光亮、皮薄、果实成熟的，果蒂不干枯的才是新鲜的。储存时装在有洞的网袋中，放置于通风处即可。长期储存则需放进冰箱保鲜。

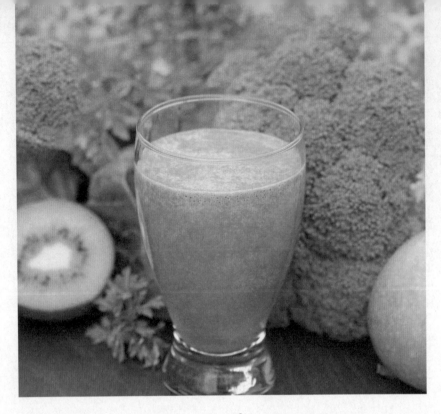

猕猴桃西蓝花苹果汁

猕猴桃含有多种维生素、脂肪、蛋白质、解元酸、钙、磷、铁、镁、果胶。具有生津解热、调中下气、止渴利尿、滋补强身之功效。此果汁具有稳定情绪的作用。

材料
西蓝花 100 克
苹果 1 个
猕猴桃 1 个

做法
❶ 将西蓝花洗净切小朵；苹果去皮切块；猕猴桃取肉切块。

❷ 打开榨汁机，加入适量水，将所有材料依次放入榨汁机内。

❸ 可依据个人口味添加蜂蜜或者冰糖食用。

温馨提示
未成熟的猕猴桃可与苹果放在一起，有催熟作用，保存时间不宜太长，应尽快食用。但脾胃虚寒者、糖尿病患者、先兆性流产者和孕妇慎食。

莲藕柠檬苹果汁

莲藕具有滋阴养血的功效，可以补五脏之虚、强壮筋骨、补血养血。生食能清热润肺、凉血行淤，熟食可健脾开胃、止泄固精。本款果汁能很好地帮助失眠患者调养心绪，以养心安神。

材料

莲藕 50 克
柠檬半个
苹果 1 个

做法

❶ 莲藕、柠檬均去皮，切成薄片；苹果去皮，切成小丁。

❷ 打开榨汁机，加入适量水，依次将以上所有材料放入榨汁机内。

❸ 依据个人口味添加适量蜂蜜或者白糖食用。

温馨提示

莲藕要选择两端节细、身圆而直，用手轻敲声厚实，表皮颜色为淡茶色，没有伤痕的。莲藕不宜保存，应尽量现买现食。脾胃消化功能低下者及产妇慎食。

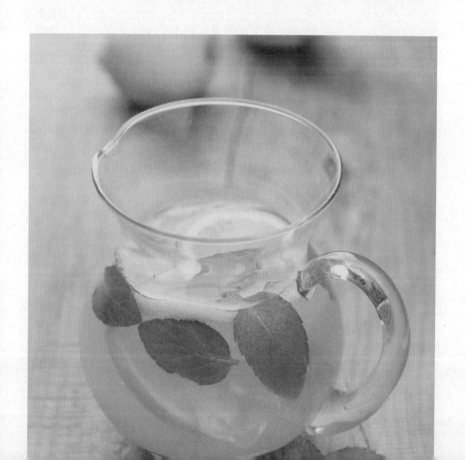

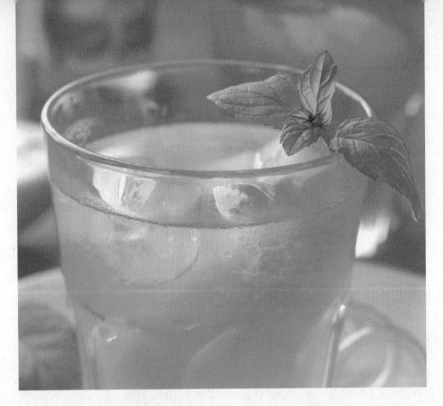

莲藕橙子汁

　　莲藕具有补五脏之虚、强壮筋骨、滋阴养血的作用，而橙子富含多种维生素及果胶等营养成分，具有化痰、健脾、温胃、助消化、增食欲等作用，两者配合食用能增强食欲、清除内热、降低血脂。

材料
莲藕适量
橙子1个

做法

① 将莲藕刮去外皮，切块并洗净；橙子剥去外皮，洗净切块。

② 莲藕、橙子同入榨汁机，加纯净水少许，榨汁，搅打好后倒入杯中加少许白糖拌匀即可。

温馨提示

　　莲藕以藕身肥大、肉质脆嫩、水分多而甜、带有清香者为佳；在挑选橙子时宜选表皮皮孔较多，摸起来比较粗糙的。

莲藕木瓜李子汁

莲藕具有滋阴养血、清热润肺、凉血行淤的作用；木瓜具有消食、驱虫、清热、祛风的功效；而李子具有清热生津、利水消肿的作用。三者搭配食用，能清热利尿，活血生津。

材料
莲藕适量
木瓜半个
李子3枚

做法

1 将莲藕洗净，刮去外皮切丁。

2 木瓜去皮去籽，切块洗净。

3 李子洗净去核，与莲藕和木瓜同入榨汁机，加水少许榨汁，搅打好后倒入杯中，再加少许白糖拌匀即可。

温馨提示

挑选木瓜时要轻按其表皮，不可买表皮很软的；在挑选李子时要选择颜色均匀、果粒完整、无虫蛀的。

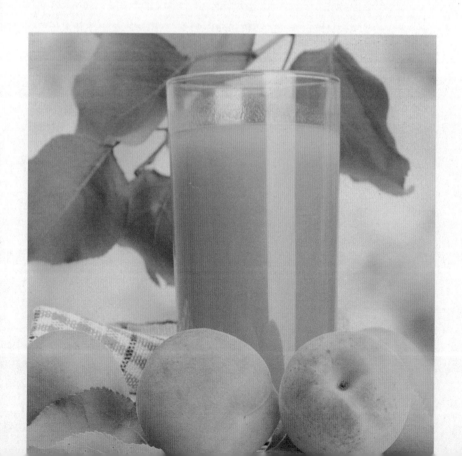

西红柿芹菜莴笋汁

西红柿具有降压利尿、消食、生津止渴的功效；芹菜具有清热除烦、利水消肿的功效；莴笋有增进食欲、刺激消化液分泌、促进胃肠蠕动等功能。三者搭配食用能清热利尿、利水消肿、降低血压。

材料

西红柿 30 克
芹菜 20 克
莴笋 30 克

做法

① 将西红柿洗净，在沸水锅中烫一下后去皮，切块备用。

② 芹菜洗净切段，莴笋去皮泡水后切块。

③ 将材料一同入榨汁机，加水少许榨汁即可。

温馨提示

挑选西红柿时以颜色粉红、蒂部圆润者为佳。芹菜以色泽鲜绿、叶柄厚、茎部稍呈圆形、内侧微向内凹的为佳。

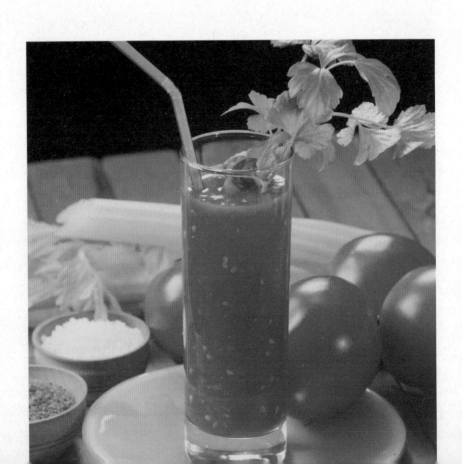

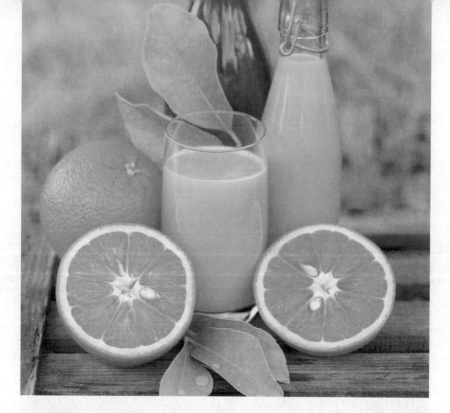

梨柑橘蜂蜜饮

梨含丰富蛋白质、维生素及膳食纤维等成分，有止咳化痰、清热降火、养血生津、润肺去燥的功效；柑橘含有蛋白质、无机盐及有机酸等多种成分，能生津消食、化痰利咽。两者搭配食用能止咳化痰、消食、去除烦渴。

材料
梨1个
柑橘1个
蜂蜜适量

做法
❶ 将梨去皮洗净并切块。

❷ 柑橘去皮洗净，与梨一同入榨汁机，加纯净水少许，榨汁，搅打好后，倒入杯中加入蜂蜜拌匀即可。

温馨提示
在挑选梨时应以果粒完整、无虫害、无压伤、坚实的为佳；而柑橘要选择果皮颜色金黄、平整、柔软的。

美味荔枝柠檬汁

柠檬具有生津祛暑、化痰止咳、健脾消食之功效；荔枝含有丰富的糖类及多种维生素，具有生津止渴、和胃平逆、健脾胃、益气血的功效。两者搭配食用能生津止渴、健胃消食、增强气力。

材料

荔枝 5 枚
柠檬 1 个

做法

① 将荔枝去壳、去核洗净；柠檬切片洗净。

② 将荔枝和柠檬片同入榨汁机，加纯净水少许，榨汁，打好后倒入杯中，加入少许白糖拌匀即可。

温馨提示

在选购柠檬时要选果皮有光泽、果实新鲜而完整的；在选购荔枝时可以先在手里轻捏，好荔枝的手感应该发紧而且有弹性。

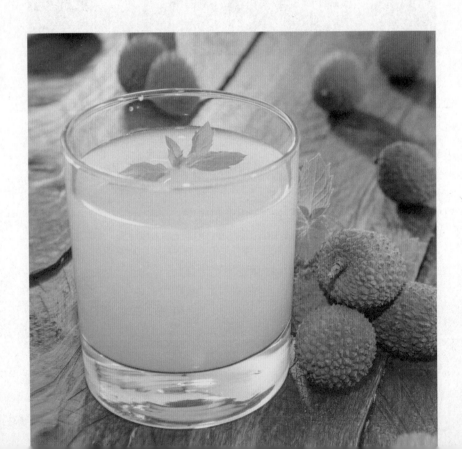

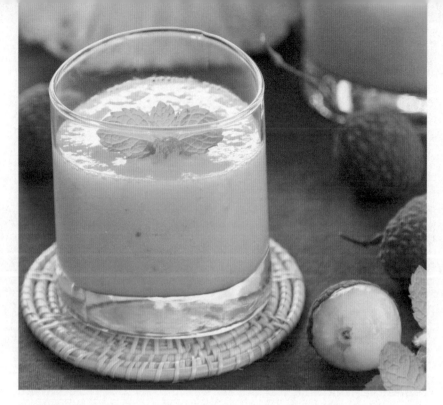

荔枝菠萝汁

荔枝具有生津止渴、补肝肾、健脾胃的功效；而菠萝含有脂肪、蛋白质及丰富的维生素和有机酸等成分，具有清暑解渴、消食止泻、补脾胃、消食、祛湿的功效。两者搭配食用能清热除烦、健胃消食。

材料
荔枝 4 枚
菠萝适量

做法
① 将荔枝去壳、去核，然后洗净。
② 菠萝去皮切块，用盐水浸泡后洗净，然后与荔枝同入榨汁机，加纯净水少许，榨汁，打好后可加入少许白糖拌匀即可。

温馨提示
在挑选时荔枝可以先在手里轻捏，好荔枝的手感应该发紧而且有弹性；在挑选菠萝时则应选择顶部充实、果皮变黄、果肉变软、呈橙黄色的。

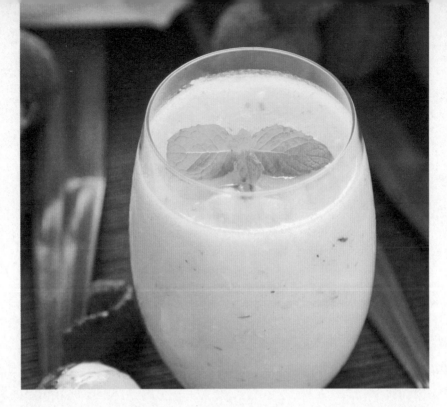

香蕉荔枝哈密瓜汁

香蕉具有清热、通便、解酒、降血压、抗癌的功效；荔枝具有生津止渴、补肝肾、健脾胃的功效；而哈密瓜具有利便、益气、清肺热、止咳的功效。三者搭配食用能清热利尿、除烦、通便、降低血压。

材料
香蕉 1 根
荔枝 4 枚
哈密瓜适量

做法
1. 将香蕉去皮，切段。
2. 荔枝去壳去核，洗净；哈密瓜去皮切块洗净。
3. 将食材一同入榨汁机，加少许纯净水榨汁，打好后倒入杯中即可。

温馨提示
过敏体质者、糖尿病患者及阴虚火旺者慎食。

橘子马蹄蜂蜜汁

橘子具有开胃理气、生津润肺、化痰止咳的功效；而马蹄含有粗纤维和无机盐等成分，具有清热解毒、凉血生津、利尿通便、化痰祛湿、消食除胀的功效。该类食材加蜂蜜食用能通便、解热除烦、消食。

材料
橘子 1 个
马蹄 3 个
蜂蜜 15 克

做法

① 将橘子剥去外皮，马蹄去皮，然后将其分别洗净备用。

② 将材料放入榨汁机中，加入少许纯净水榨汁，打好后加入蜂蜜调匀即可。

温馨提示

橘子以表面平滑光亮、外表皮薄、果实比较成熟的为佳；马蹄以个体大、外皮呈深紫色而且芽短粗的为佳。

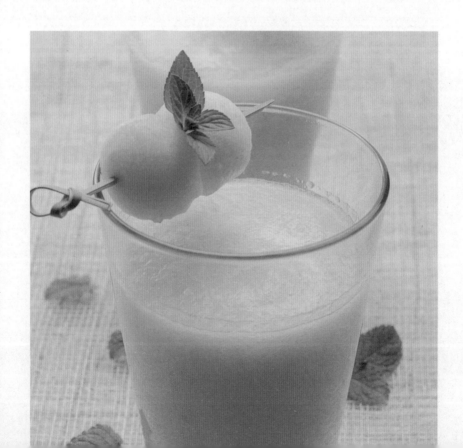

蜂蜜玉米汁

蜂蜜具有调补脾胃、润肺止咳、润肠通便、解毒的功效；玉米有开胃益智、宁心活血、调理中气的功效。两者搭配食用能降低血脂、延缓衰老、增强记忆力、通便。

材料
蜂蜜 20 克
玉米粒 200 克

做法

1. 将玉米粒用清水淘洗干净，然后将其倒入榨汁机，加入少许水榨汁，打 30 秒后倒入杯中备用。

2. 将蜂蜜加入杯中拌匀即可。也可以将榨好的汁倒入锅中温热后调入蜂蜜拌匀，趁热饮用。

温馨提示

玉米以整齐、饱满、无隙缝、色泽金黄、表面光亮者为佳。玉米棒可风干水分保存；玉米粒应放入密封容器中，置于通风、阴凉、干燥处保存。

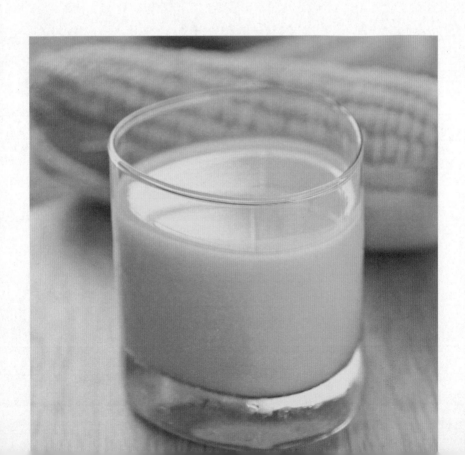

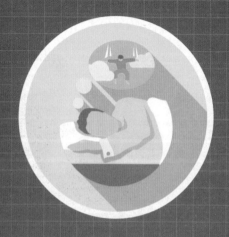

PART 4
62种失眠患者慎吃的食物，你吃错了吗

....

　　有相当一部分人稍有失眠迹象，便选择吃安眠药，久而久之便对药物产生了依赖，剂量使用越来越大，效果却一般。其实，治疗失眠，可以尝试不吃药，从饮食上着手调理。任何食物都有一定的功效，找准导致失眠的根本原因，对症饮食是可以起到治疗作用的。如果您不知道如何对症饮食，不要紧，看完本章后，您便能了然于心。

咖啡

✕ 慎喝咖啡的原因

1. 咖啡含有咖啡因成分，饮用后会兴奋大脑的中枢神经，使大脑处于兴奋状态，失眠者饮用后会使失眠更为严重。

2. 咖啡长期饮用，容易破坏大脑正常的运转规律，从而改变体内的代谢，导致出现某种疾病，对身体健康不利。另外，研究证明，咖啡的热量和脂肪含量均较高，长期饮用大量的煮沸咖啡，可使甘油三酯水平升高，出现高脂血症，对健康也不利。

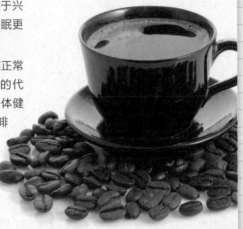

浓茶

✕ 慎喝浓茶的原因

1. 浓茶含有茶多酚等类似咖啡因的成分，能兴奋中枢神经，有提神醒脑的作用，失眠者饮用后会加重失眠症状。

2. 大量饮用浓茶后，鞣酸与铁质的结合就会更加活跃，给人体对铁的吸收带来障碍和影响，使人体表现为缺铁性贫血，从而出现气血亏虚，而气血虚弱也是造成失眠的原因。

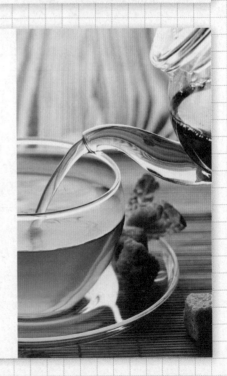

花椒

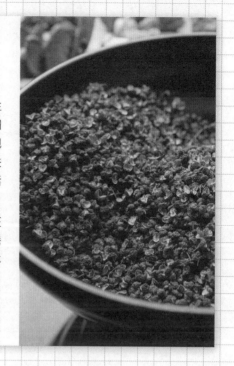

✗ 慎吃花椒的原因

1. 花椒性质温燥，食用后容易积热生
   燥、耗损阴液，而阴虚则阳盛，阳
   盛则火旺，从而出现阴虚火旺的现
   象，阴虚火旺者常常会出现心烦失
   眠、五心烦热等症，失眠者食用后
   无疑会加重失眠的症状。

2. 花椒是一种天然的香料，有研究证
   实，天然的香料其内都含有一种诱
   变物，能诱导癌症的发生，对人体
   健康不利。

桂皮

✗ 慎吃桂皮的原因

1. 桂皮中医讲其性属温热，对由于火
   旺、热盛等原因所致的心烦不寐
   者，食用后会加重体内的热象，从
   而加重失眠症状。

2. 桂皮本身有小毒，如用量过
   大，可发生头晕、眼花、眼
   胀、眼涩、咳嗽、尿少、干
   渴、脉数大等毒性反应，对健
   康不利。而长期的失眠会导致
   疲惫无力，抵抗力下降，毒性反
   应会更为明显。

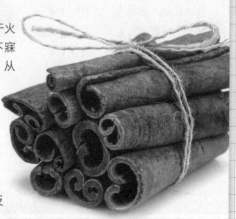

茴香

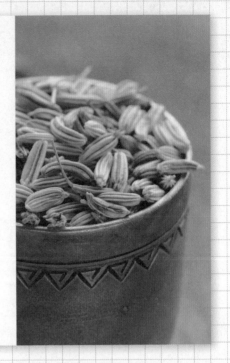

× 慎吃茴香的原因

1. 茴香为辛辣刺激的调味料，食用后可使心跳加快、血压升高，而失眠者本身，由于长期的失眠会出现心悸、心动过速，食用后显然会使病情更为严重。

2. 茴香性属温热，食用后容易加重内热，出现上火症状，而失眠者一般来说都内火较重，易烦躁不安，食用后会加重失眠等相关症状。

胡椒

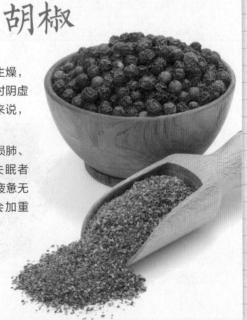

× 慎吃胡椒的原因

1. 胡椒性热，食用后容易积热生燥，加重内热，出现上火症状。对阴虚火旺、肝火上扰所致失眠者来说，食用后会使失眠更为严重。

2. 中医讲过多食用胡椒容易"损肺、发疮、齿痛、目昏"。而失眠者时感头昏眼花、烦躁易怒、疲惫无力，食用此类食物后无疑会加重病情。

咖喱粉

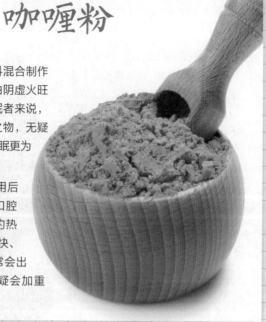

✕ 慎吃咖喱粉的原因

1. 咖喱粉是由多种辛热香料混合制作而成，其性属热，对于由阴虚火旺和肝气郁结化火所致失眠者来说，其内热较重，食用辛热之物，无疑会加重内热，从而会使失眠更为严重。

2. 咖喱粉是大热之物，食用后容易出现上火症状，如口腔溃疡、大便秘结、胃有灼热感等，此外还能使心跳加快、血压升高，而失眠者常常会出现此类症状，食用后无疑会加重病情。

芥末

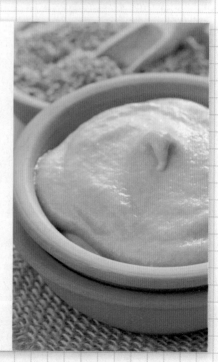

✕ 慎吃芥末的原因

1. 芥末适量食用具有开胃消食之功，由于其是温热之物，过多地食用后容易上火，而失眠者多数是由于肝火旺盛而扰乱心神，从而导致心神不宁，出现失眠，食用后会使肝火更旺，使失眠更为严重。

2. 芥末具有催泪性的强烈刺激性辣味，食用后可使人心跳加快、血压升高。而失眠者常常有高血压，心率快等症状，食用后会加重病情。

剁椒

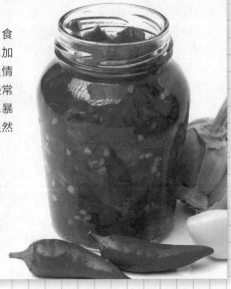

× 慎吃剁椒的原因

1. 剁椒是辛热之物，其辣味较足，食用后容易使人血压升高，心跳加快，也容易出现烦躁易怒等不良情绪，对失眠患者而言，由于其经常失眠，会出现焦躁不安、脾气暴躁、血压升高等现象，食用后显然会加重病情。

2. 过多地食用剁椒，容易上火，出现口腔炎症、大便燥结、便秘等症，会加重失眠患者的内热，使病情更加严重。

干辣椒

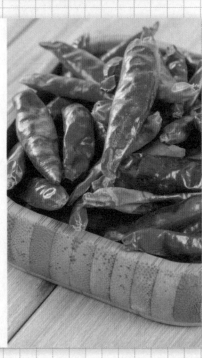

× 慎吃干辣椒的原因

1. 干辣椒性热味辛，过多食用容易上火，加重内热，失眠者多数由阴虚火旺、肝火旺盛、痰热内扰等所致，其本身内热较重，食用后无疑会加重相关症状。

2. 干辣椒少量食用可以健胃消食，但是过多食用会刺激肠胃，从而导致胃炎、肠炎、呕吐、腹痛等症出现，有疮疖、痈肿者不宜食用。

朝天椒

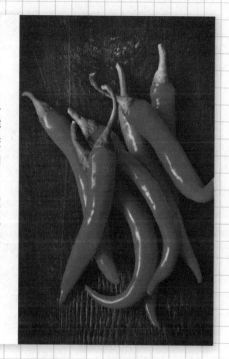

× 慎吃朝天椒的原因

1. 朝天椒辣味十足，是大辛大热之品，一般人过多食用容易上火，能积热生燥、耗损阴液、使内热较重。而失眠者一般内热较重，食用朝天椒后无疑会使病情加重。

2. 过多食用辛辣之品，对肠胃的刺激作用较大，容易损伤胃黏膜，出现胃炎、胃溃疡、肠炎等症，易造成便秘，危害健康，对失眠者不利。

腌芥菜

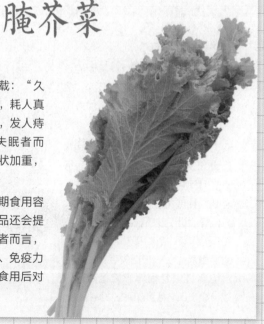

× 慎吃腌芥菜的原因

1. 芥菜是性温之品，医书记载："久食则积温成热，辛散太甚，耗人真元，肝木受病，昏人眼目，发人痔疮。"故不宜多食，对失眠者而言，食用后将会使失眠症状加重，不利病情。

2. 腌芥菜盐分含量较高，长期食用容易使血压升高，而且腌制品还会提高患癌症的概率。对失眠者而言，长期的失眠会导致精神差、免疫力低，而且易患高血压，故食用后对病情不利。

泡菜

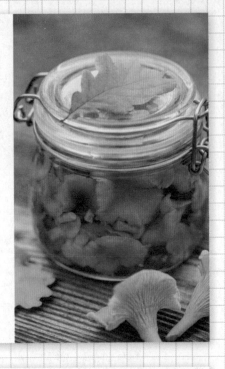

× 慎吃泡菜的原因

1. 泡菜盐分含量较高，若摄入的盐过多，会导致上呼吸道感染。因为高盐饮食可使口腔唾液分泌减少，溶菌酶亦相应减少，使上呼吸道黏膜抵抗疾病侵袭的作用减弱，导致感染上呼吸道疾病。

2. 泡菜过多地食用容易导致高血压，长期的失眠患者，由于体内代谢紊乱，易患高血压，如此，会使病情更为严重。

酸菜

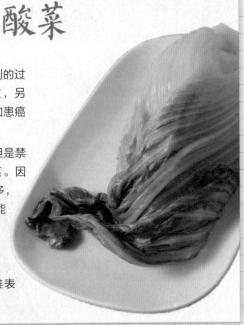

× 慎吃酸菜的原因

1. 酸菜是腌制品，而蔬菜在腌制的过程中营养成分损失较为严重，另外，长期食用腌制品，易增加患癌的风险，不宜多食。

2. 适量食用酸菜可开胃消食，但是禁止食用腌制时间较短的酸菜。因腌制时间短，含亚硝酸盐过多，会令红细胞失去携带氧气的能力，导致组织缺氧，出现皮肤和嘴唇青紫、头痛头晕等亚硝酸盐中毒症状。长期失眠者，常会有呼吸急促等呼吸困难表现，故食用之后会加重病情。

酸黄瓜

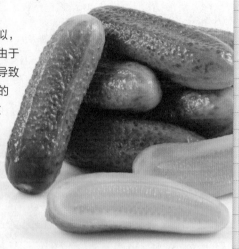

× 慎吃酸黄瓜的原因

1. 酸黄瓜和一般的腌制品作用相似，适量食用具有开胃消食之功。由于其盐分含量高，长期食用容易导致高血压，对失眠者而言，长期的失眠，患者会出现高血压，故食用后会加重病情。

2. 黄瓜经过腌制后，营养损失较为严重，长期食用营养不均衡，而且还会增加患癌的风险，对健康造成威胁。

酸笋

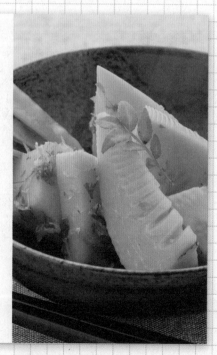

× 慎吃酸笋的原因

1. 竹笋是发物，酸笋尤甚，故暗疾、皮肤病患者不宜食用，对一般人来说，适当食用可以开胃消食但过多食用易导致消化不良、积滞，从而出现一些精神方面的表现，对失眠者而言，会加重病情。

2. 酸笋也是腌制品，盐分含量较高，食用后容易使血压升高，对失眠者健康不利。

榴莲

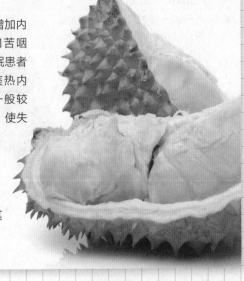

× 慎吃榴莲的原因

1. 榴莲性热而滞，过多食用能增加内热，可引发和加重头痛、口苦咽干、大便秘结等症状。对失眠患者来说，多数由肝火旺盛、痰热内扰、阴虚火旺所致，内热一般较重，食用后会加重内热表现，使失眠症状更为严重。

2. 榴莲含糖量很高，长期摄入容易引起糖类代谢紊乱，会增加高脂血症、糖尿病的发病率，故失眠者食用后对其不利。

韭菜

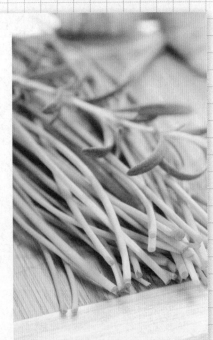

× 慎吃韭菜的原因

1. 韭菜多食能使人神昏目暗，而且韭菜的粗纤维较多，过多食用不利于消化吸收，而且大量粗纤维刺激肠壁，往往会引起腹泻。对失眠者而言，长期失眠会导致精神较差，常感神疲乏力、头晕等，食用后显然会加重病情。

2. 韭菜是温热之物，过多食用容易使肝阳上亢，加重内热，而失眠者内热本身较重，食用后无疑会使失眠更为严重。

生姜

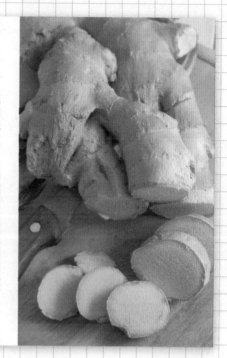

× 慎吃生姜的原因

1. 生姜性味温辛，是助阳之品，故有"男子不可百日无姜"的说法。但是并不是吃得越多越好，对一般人而言，有"秋不食姜，夜不食姜"之说，阴虚火旺者尤其禁止食用生姜，而失眠者多数为阴虚火旺者，易烦躁易怒，食用后会加重阴虚表现，会加重病情。

2. 生姜含有姜辣素，过多食用对肾脏有损伤，而且还易导致咽干、便秘等症，对身体不利。

大葱

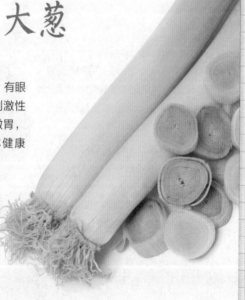

× 慎吃大葱的原因

1. 过多食用大葱，对视力有影响，有眼疾的人群不宜多食。大葱的刺激性很强，过多食用，会强烈刺激胃，引起烧心、反酸，对其身体健康不利。

2. 大葱是辛热之品，过多食用易上火，增加内热，对失眠者来说，多数由阴虚火旺、肝化火导致失眠，故食用大葱后会使症状更为严重。

香椿

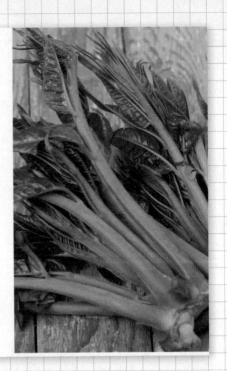

× **慎吃香椿的原因**

1. 有医书记载："椿芽多食动风，熏十经脉、五脏六腑，令人神昏血气微。"故不宜多食。香椿也是发物，有痼疾、慢性病的患者不宜食用。

2. 香椿是温性食材，过多食用容易加重内热，对失眠者而言，其本身就肝火旺盛而扰乱心神导致失眠，食用香椿后会加重肝火，从而使失眠症状更为严重。

洋葱

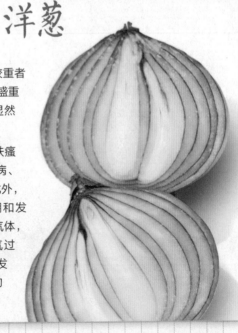

× **慎吃洋葱的原因**

1. 洋葱是辛辣刺激之品，内热较重者不宜食用，而失眠者多由内热盛重而致心神不宁，食用洋葱后显然会加重失眠症状。

2. 洋葱有强烈的刺激性，有皮肤瘙痒性疾病、患有眼疾以及胃病、肺胃发炎者应少吃或禁吃。此外，过多食用容易引起眼睛模糊和发热，又由于它易产生挥发性气体，过量食用会产生胀气和排气过多，给人造成不快，还会引发烦躁情绪，不利失眠症状的缓解。

南瓜干

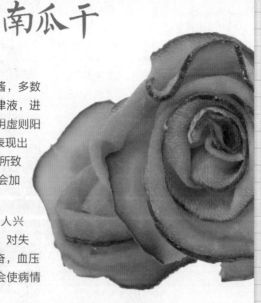

× 慎吃南瓜干的原因

1. 南瓜干在制作时上了一层酱，多数是辣酱，过多食用会耗损津液，进一步发展就会导致阴虚，阴虚则阳盛，就会出现阳热体征，表现出上火等症状。对因阴虚火旺所致失眠者来说，食用后显然会加重患者的失眠症状。

2. 南瓜能促进机体代谢，使人兴奋，同时也会使血压升高，对失眠者来说，其本身大脑兴奋，血压有波动，故食用南瓜干后会使病情恶化。

羊肉

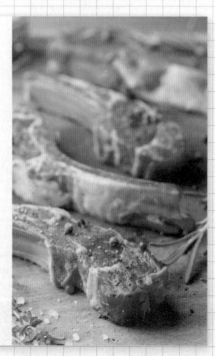

× 慎吃羊肉的原因

1. 羊肉是温补之品，对于身体虚弱、肝肾阳虚者适量食用大有益处。由于其性质温燥，食用后会积热生燥、耗损津液、加重内热症状，而失眠者本身内热较重，显然不利病情。

2. 羊肉蛋白质含量较为丰富，过多食用不利消化，对于脾胃虚弱、消化功能较差的人不宜多食。对失眠者来说，长期失眠会使其消化功能降低、脾虚也较为严重，食用后显然会加重病情。

狗肉

× 慎吃狗肉的原因

1. 狗肉是温补的佳品，适宜冬天食用，可以驱寒补虚，但是其性属温热，能积热生燥，所以阴虚火旺、痰多内热者不宜食用，对失眠者来说，其本身内热较重，食用此类温燥食物，会加重内热表现，从而使失眠症状更加严重。

2. 狗肉蛋白质和脂肪含量较高，不易消化，所以消化功能低下者不宜食用，而失眠者长期失眠后，消化功能会降低，故食用狗肉后会使病情更为严重。

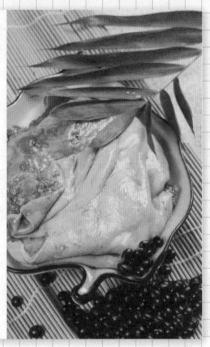

培根

× 慎吃培根的原因

1. 培根是腊肉的一种，在制作过程中添加了辛辣香料和盐分，是典型的腌制品。过多食用含盐量高的腌制品，容易患呼吸道疾病和高血压，对失眠者来说，食用后显然会使病情加重。

2. 培根是风干之品，质地坚硬，营养流失较为严重，过多食用易出现营养不均衡，而且不易消化，对健康不利。

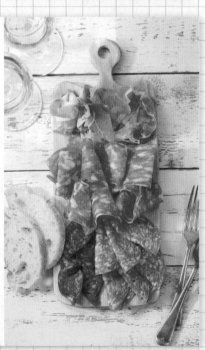

腊肠

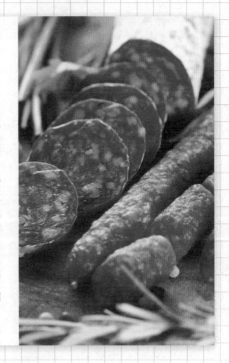

✕ 慎吃腊肠的原因

1. 腊肠在加工过程中要加入大量的食盐、防腐剂、色素等，吃多了同样对身体有害。此外，为了不使腌制品变质，盐的分量会特别"足"，保质期越长的，加得就越多。对失眠者而言，长期失眠后，其抵抗力会降低，过多食用高盐食物，会增加其患病风险。

2. 腊肠中肥肉比例高达50%以上，脂肪含量较高，长期摄入高脂肪食物，易患高血压、高脂血症及心脑血管疾病。

腊肉

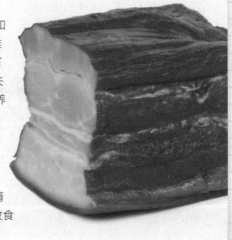

✕ 慎吃腊肉的原因

1. 腊肉在制作过程中，很多维生素和微量元素等几乎丧失殆尽，如维生素B$_1$、烟酸等含量均为零。可以说，腊肉是一种"双重营养失衡"的食物，过多食用不利于营养的吸收，对患者不利。

2. 腊肉的盐分含量较高，如果长期食用，会导致每天摄入的盐分过多，容易使血压出现波动，而长期失眠者，会因烦躁情绪等各种原因导致血压升高，故食用腊肉后不利病情的控制。

肥肉

× 慎吃肥肉的原因

1. 肥肉是肥厚甘腻之品，脂肪含量较高，而且多数是饱和脂肪酸，长期过多食用，易导致高脂血症等疾病。而失眠者，由于长期失眠会导致体内代谢紊乱，血压波动明显，因此食用后会加剧病情。

2. 失眠者多数是痰饮热扰、心脾两虚所致，过多食用肥厚油腻之品会使体内痰湿更为严重，加重痰热，使失眠症状更为严重。

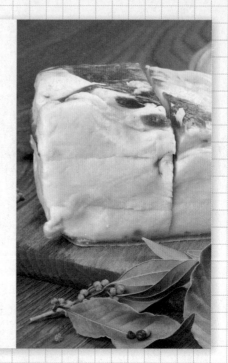

五花肉

× 慎吃五花肉的原因

1. 五花肉中肥肉较多，由痰热内扰所致失眠的患者，体内痰湿较重，而肥肉又属于肥甘厚腻之物，食用后会加重体内痰湿，从而加重失眠症状。

2. 五花肉油脂含量较高，长期食入含脂肪较高的食物，易导致肥胖，容易出现高血压、高脂血症等疾病，失眠者本来就情绪不稳定、烦躁易怒、易患高血压等心血管疾病，故食用此类食物会加大其患病风险。

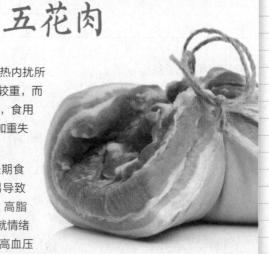

午餐肉

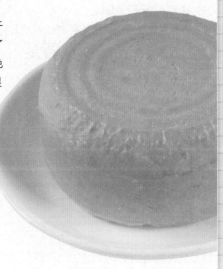

✕ 慎吃午餐肉的原因

1. 午餐肉是一种罐装压缩肉糜，属于加工的肉类制品，食品中都加入了防腐剂，有的还添加了人工合成色素、香精、甜味剂等，长期食用显然对身体不利。

2. 午餐肉含有亚硝酸盐成分，长期摄入含有此类物质的食物会增加人体患癌的概率，而长期失眠的患者，免疫力差，食用后比一般人患病概率要高。

咸肉

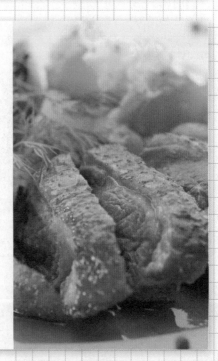

✕ 慎吃咸肉的原因

1. 咸肉属于腌制肉类，肉类经过盐浸后营养流失较重，长期食用不利营养均衡。另外，由于其盐分含量较高，食用后会导致血压波动，从而出现高血压，对失眠患者不利。

2. 咸肉中含有一种嗜盐菌，一旦过量摄入体内，嗜盐菌就会起到侵害作用，对人体不利，不宜多食。

咸鱼

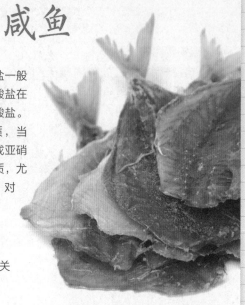

✗ 慎吃咸鱼的原因

1. 咸鱼是一种腌制品，所用的盐一般都是粗盐，含有硝酸盐，硝酸盐在细菌的作用下，可形成亚硝酸盐。而鱼中含有大量的胺类物质，当亚硝酸与胺作用时，就会形成亚硝胺，这是一种强烈的致癌物质，尤其易引起消化道癌、肝癌等，对健康造成威胁，不宜多食。

2. 失眠者多数因阴虚内热所致，阴虚者不宜食用过咸的食物，否则容易耗损津液，加重其相关症状。

香肠

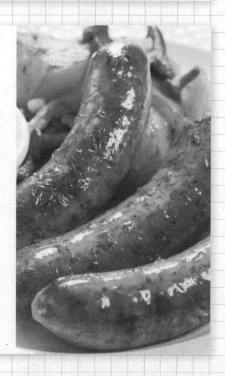

✗ 慎吃香肠的原因

1. 香肠在加工过程中，保管不善很容易发霉，而发霉的香肠是被一种毒力较强的肉毒杆菌所污染。人们进食受了污染的香肠后，会引起食物中毒。

2. 为了保证新鲜，香肠多数添加了防腐剂，即亚硝酸盐，而一次大量食入亚硝酸盐，可使血液失去携带氧气的功能而使人体缺氧，长期失眠的患者，常感呼吸急促、呼吸困难，若出现缺氧症状会使病情更为严重。

熏肉

× 慎吃熏肉的原因

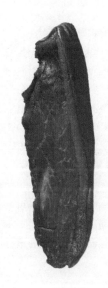

1. 熏肉在腌制过程中加入了很多盐，大量摄入可引起血压升高。若腌制的时间不够长还容易有亚硝酸盐存在，过多地摄入此类盐会给身体带来极大的危害。

2. 熏肉属于熏烤制品，在熏制过程中烟会在肉的表面形成一层固态物，其中含有致癌物质，含量很高，长期食用会损害健康，提高癌症发病率。

烤肉

× 慎吃烤肉的原因

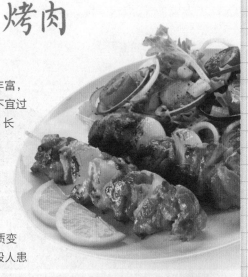

1. 烤肉中脂肪和蛋白质都较为丰富，脾胃虚弱、消化功能低下者不宜过多食用。而对失眠者来说，长期失眠会导致体内代谢紊乱、消化功能降低，食用烤肉后显然不利消化，会加重相关病情。

2. 烤肉如果是直接在火上烤，会使表面的肉烤焦，使蛋白质变性，长期摄入者可能会比一般人患癌的风险高。

风吹肉

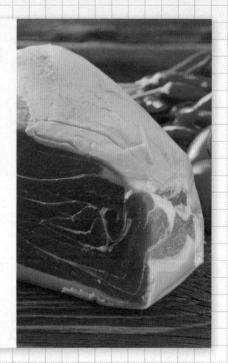

× 慎吃风吹肉的原因

1. 风吹肉是腊肉中的一种，经过腌制后自然风干而成。由于盐分含量较高，过多食用会引起血压波动，出现高血压。而长期失眠的患者，由于情绪不稳定、脾气暴躁、易怒，从而血压极不稳定、食用此类食物，无疑会使病情恶化。

2. 风吹肉质地坚硬，含有丰富的蛋白质和脂肪，对因心脾两虚所致失眠者来说，其本身脾胃功能差，消化功能低下，食用后不利于消化吸收。

风干牛肉

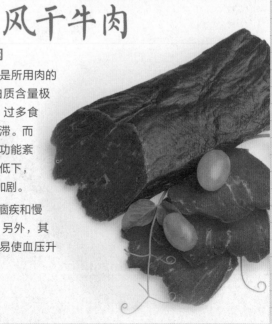

× 慎吃风干牛肉的原因

1. 风干牛肉也是腊肉，只是所用肉的种类不同。牛肉中蛋白质含量极高，脂肪酸含量也高，过多食用后不利于消化，易积滞。而失眠者，由于植物神经功能紊乱，从而导致消化功能低下，食用此类食物会使病症加剧。

2. 风干牛肉是发物，故有痼疾和慢性病的患者不宜食用。另外，其盐分含量足，食用后容易使血压升高，对失眠患者不利。

肠粉

✕ 慎吃肠粉的原因

1. 肠粉是一种特色风味小吃，根据个人口味不同、做法不同，馅也不同，多数是由米浆和猪肉制作而成。脾胃虚弱、消化功能低下者不宜过多食用。因为长期的失眠，植物神经功能紊乱，会导致患者的消化功能相应降低，食用后不利病情缓解，故不宜多食。

2. 对失眠者来说可以适当地食用，但不能用辣酱作为佐料。因为失眠者食用辛辣之物会加重烦躁情绪。

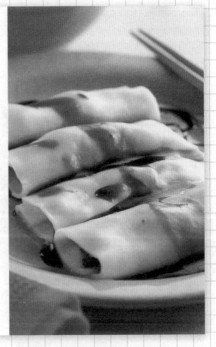

干酪

✕ 慎吃干酪的原因

1. 干酪含有乳糖，而乳糖是不容易被消化的，对失眠者来说，长期失眠会导致体内代谢紊乱，也会导致其消化功能降低，脾胃功能变弱，食用此类食物无疑会使病情加剧。

2. 干酪营养丰富，但其脂肪含量和热能比较高，过多食用易发胖。故肥胖者忌食。

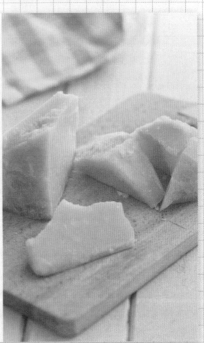

蟹黄

× 慎吃蟹黄的原因

1. 蟹黄中含有较高的胆固醇和蛋白质成分，故高血压、冠心病、高脂血症患者不宜食用。对失眠者而言，长期失眠会导致患者血压波动、情绪急躁，而食用蟹黄会使血压升高，无疑会使病情恶化。

2. 螃蟹是寒性食物，对失眠的女性而言，失眠会导致植物神经功能紊乱，会出现月经不调，若食用寒性的食物，会加重痛经、闭经等症状。

鱼子

× 慎吃鱼子的原因

1. 鱼子胆固醇含量较高，过多的胆固醇不但可使血清胆固醇水平升高，而且低密度胆固醇在血管内壁的堆积能使管腔变窄，会加重心脏和血管的负担，容易出现高脂血症、冠心病等症。长期的失眠者，由于各种原因也会出现类似症状，故食用此类食物，会加速病情的发展。

2. 鱼子虽小，但是不易煮烂透，不利于消化吸收。长期的失眠会导致食欲减退，消化腺萎缩等，食用后会加剧病情。

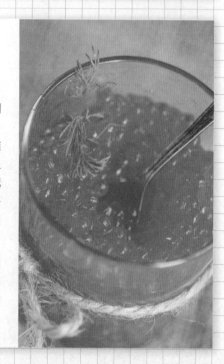

咸蛋

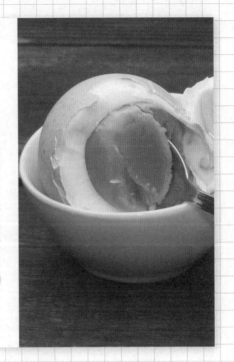

× 慎吃咸蛋的原因

1. 咸蛋是腌制产品，在工业生产过程中，为了使咸蛋的保质期长和新鲜，会添加 些防腐剂，若过多地食用含防腐剂的食物，对身体的损害极大。

2. 咸蛋中盐分的含量很高，能刺激血管收缩，使血压升高，而且咸蛋中蛋黄的胆固醇含量较高，过多地食用容易导致动脉粥样硬化和结石，对精神差、情绪不稳、免疫低下的失眠患者来说都不利。

松花蛋

× 慎吃松花蛋的原因

1. 松花蛋即所熟知的皮蛋，含有重金属铅，过多食用容易引起铅中毒，出现智能低下、反应迟钝、多动、注意力不集中、听力下降、学习困难、运动失调、贫血、食欲低下等症状。

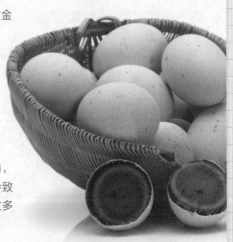

2. 松花蛋的蛋壳含有大量的细菌，较脏的皮蛋更不用说，这些细菌若大量通过蛋壳的孔隙进入蛋内，吃了这样带有病菌的松花蛋就会致病，而失眠者的免疫力较差，过多食用会增加患病风险。

荷包蛋

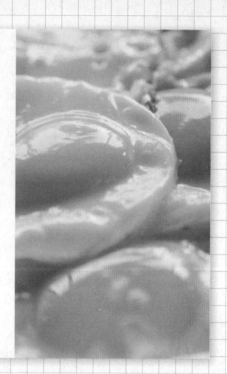

✕ 慎吃荷包蛋的原因

1. 荷包蛋是油煎的鸡蛋，而油煎、油炸等食物过多食用容易耗损人体的津液、伤阴，导致阴虚火旺，而对因阴虚火旺所致失眠者来说，食用后会加重此类症状，不利健康。

2. 鸡蛋中蛋黄的胆固醇含量较高，长期食用会导致体内胆固醇过剩，出现高脂血症、动脉硬化等现象，长期的失眠也会出现心血管疾病，食用后会加速病情发展。

猪油

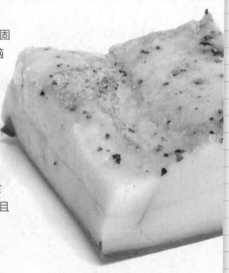

✕ 慎吃猪油的原因

1. 猪油是动物油脂，其热量高、胆固醇高，所以老年人、肥胖者、心脑血管病患者不宜食用。对失眠者而言，长期的失眠会使血压波动，出现心脏功能代偿，食用猪油会加速病情的发展，不利其缓解。

2. 猪油适量食用可以使菜肴味道鲜美，增加食欲，但不宜放凉食用，因为有腥味而会影响食欲，且长期食用容易肥胖，对健康不利。

白酒

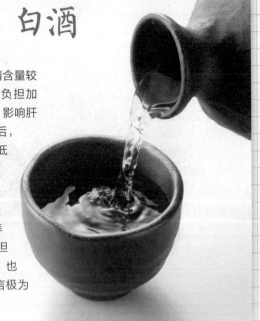

✕ 慎饮白酒的原因

1. 白酒是酒精类饮品，其酒精含量较高，过多地饮用会使肝脏负担加重，严重的会出现失代偿，影响肝功能，而失眠者长期失眠后，体内代谢紊乱，脏器功能低下，过多饮用显然会使病情恶化。

2. 白酒是热能饮品，能分解产生能量，但不含任何营养素。长期过多地饮用，不但会影响其他营养素的吸收，也会影响食欲，对失眠者而言极为不利。

葡萄酒

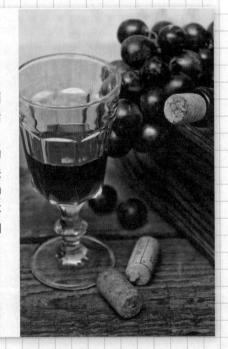

✕ 慎喝葡萄酒的原因

1. 葡萄酒是酒精类产品，但不如白酒酒精度数高，适量饮用可以舒筋活络、美容养颜，但是过多地饮用，也会对身体造成伤害，首当其冲的是肝脏。对失眠者来说，长期的失眠，会导致情绪低落、郁闷、精神不振等，从中医角度讲，对肝脏不利，饮用葡萄酒后会加速其向不利方向发展。

2. 葡萄酒不宜和碳酸饮料混合饮用，会使酒味变质，口感变差。

红酒

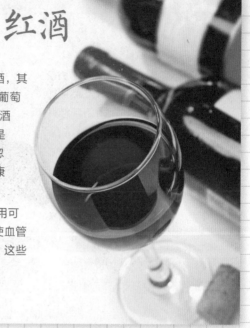

× 慎喝红酒的原因

1. 一般人把葡萄酒都统称为红酒，其实红酒的范围较广，不单指葡萄酒，还包括其他酒类。红酒的酒精度数虽不如白酒的高，但是过度地饮用，其影响也不容忽视，同样会损害肝脏，对健康不利。

2. 红酒对女性而言，适当地饮用可以美容护肤，过度地饮用会使血管舒张，心跳加快、血压升高，这些对失眠者来说都不利。

啤酒

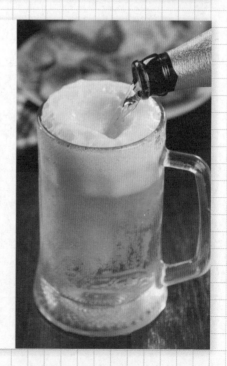

× 慎喝啤酒的原因

1. 啤酒酒精含量不高，但是过多地饮用，其酒精含量也会相对增加，会损害肝脏，故肝功能不健全者不宜饮用。对失眠者而言，长期的失眠会导致植物神经紊乱，体内代谢变化，脏器功能降低，饮用此类饮品，显然会加速病情发展。

2. 啤酒的水分含量较多，过多地饮用会增加肾脏负担，也会导致心肌功能减弱，长此以往会出现心力衰竭、心律失常等。

醪糟

× 慎吃醪糟的原因

1. 醪糟含有少量的酒精成分，过多地食用也会使酒精量相对增加，能扩充血管，加速心跳。对失眠者来说，由于其植物神经功能失调，使得神经功能亢进，同样会使心跳加快，过多地食用此类食物，严重者会出现心律不齐。

2. 醪糟富含碳水化合物及糖类等成分，容易产生饱腹感，过多地食用容易引起腹胀、腹痛等症状。

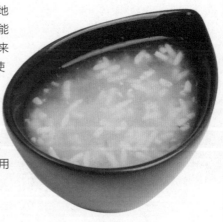

红茶

× 慎饮红茶的原因

1. 红茶具有提神的作用，对失眠者来说，饮用后会加重失眠等症状。

2. 红茶是温性饮品，有胃热的患者不宜饮用，对因阴虚火旺或肝阳上扰所致心神不安、失眠，饮用此类饮品会加重内热，从而使病情向不利方向发展。

3. 对女性而言，长期失眠会导致月经不调，若出现月经不止，饮用茶类会出现贫血，不利健康。

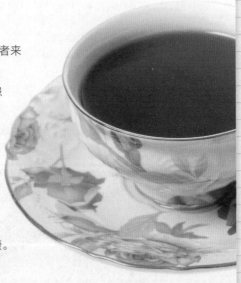

花茶

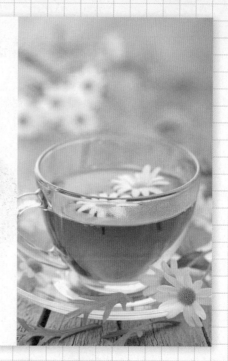

× 慎饮花茶的原因

1. 花茶的种类繁多，常见的有茉莉花茶、玫瑰花茶、菊花茶。花茶不能随便喝，要根据自己的体质不同而适当地饮用，其药效较佳。对于失眠者而言，多因阴虚火旺、肝郁化火所致失眠，故不宜过多饮用温性茶类，否则会加重失眠症状。

2. 失眠者，经过长期的失眠后其消化功能降低、脾胃虚弱，故不宜长期饮用金银花茶等性质寒凉的饮品。

绿茶

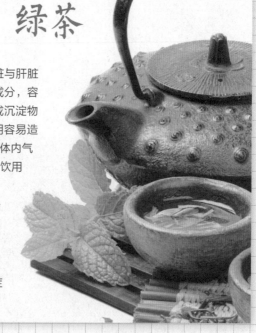

× 慎饮绿茶的原因

1. 绿茶能促进中枢神经、心脏与肝脏的功能，绿茶中含有鞣酸成分，容易与体内的铁分子结合形成沉淀物而被排出体外。过多地饮用容易造成贫血，对因心脾两虚所致体内气血亏虚而导致的失眠来说，饮用绿茶不利病情好转。

2. 绿茶中的鞣酸具有收敛作用，可使肠蠕动减慢，进而导致大便滞留在肠道，容易引起便秘。而长期便秘会积热，出现烦躁等症状，使失眠者症状加重。

油条

× 慎吃油条的原因

1. 油条在制作时，需加入一定量的明矾，明矾是一种含铝的无机物。被摄入的铝虽然能经过肾脏排出一部分，但如果天天摄入则很难排净。超量的铝会毒害人的大脑及神经细胞，对健康不利。

2. 经过高温的油脂所含的必需脂肪酸和维生素D等遭到氧化破坏，使油脂的营养价值降低，食用后难以起到补充营养的作用。此外，油条经过高温处理后，会产生丙烯酰胺，易导致癌症的发生。

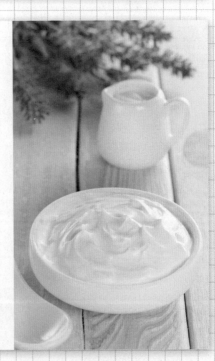

奶油

× 慎吃奶油的原因

1. 奶油的热量和脂肪含量都很高，特别是动物油，长期食用易患心血管疾病。另外，奶油中的含钠量很高，多食可引起水肿、血压升高，对健康不利。

2. 市售奶油多为植物奶油，植物奶油不如动物奶油含有较高的胆固醇和高热量，但是含有大量的反式脂肪酸，而其能增加血液的黏稠度，可以提高低密度脂类的数量，减少高密度脂类的数量，从而促进动脉硬化的发生。

薯片

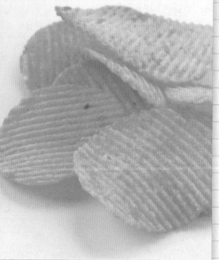

× 慎吃薯片的原因

1. 薯片属于高温油炸类的食物，其中含有一定量的丙烯酰胺，而丙烯酰胺对人体健康威胁极大，是一种强致癌物质。对失眠者而言，长期的失眠会使其免疫力降低，食用后会增加其患癌症的风险。

2. 薯片中油脂的含量极高，而油脂中的成分主要是反式脂肪酸，能增加血液的黏稠度，增加低密度脂蛋白的含量，从而促进动脉粥样硬化的发生，对健康不利。

巧克力

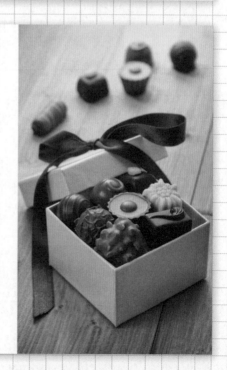

× 慎吃巧克力的原因

1. 巧克力能够使下食道括约肌放松，过多地食用很容易引起胃酸倒流，不利于人体健康。

2. 巧克力含有酪胺，这是一种活性酸，过多食用容易引起头痛。因为此类物质会导致机体产生能收缩血管的激素，而血管又在不停地扩张以抵抗这种收缩，从而出现头疼。对失眠者来说，时常自感头晕脑胀、体倦无力、精神不振等，食用后会使病情更为严重。

冰淇淋

× 慎吃冰淇淋的原因

1. 冰淇淋多数是由人工奶油加工制作,而人工奶油能增加血液的黏稠度,导致动脉硬化的形成。同时也会增加患冠心病、高血压、糖尿病的风险,还能使记忆力减退。对失眠者而言,以上症状也都易发,食用后显然会加重病情。

2. 冰淇淋是生冷食品,过多地食用对肠胃的刺激很大,不利消化吸收,影响食欲,而长期的失眠后,消化功能降低、免疫力减弱,食用后不利病情好转。

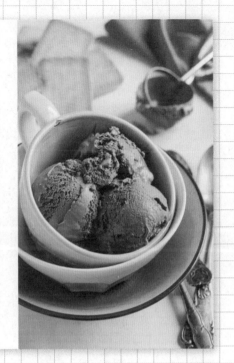

方便面

× 慎吃方便面的原因

1. 方便面油脂含量高,油脂经过氧化后变为"氧化脂质",易积于血管或其他器官中,加速人的衰老,引起多种疾病。此外,方便面在制作过程中大量使用棕榈油,其含有的饱和脂肪酸可加速动脉硬化的形成,对免疫力低下、脏器功能降低的失眠者而言都极为不利。

2. 方便面盐分含量偏高,吃盐过多易患高血压,且损害肾脏。另外,方便面为油炸干燥的食物,长期食用不利于肠胃。

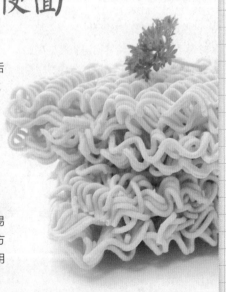

臭豆腐

✕ 慎吃臭豆腐的原因

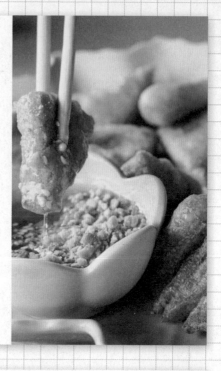

1. 豆腐在发酵过程中会产生甲胺、腐胺、色胺等胺类物质以及硫化氢。它们具有一股特殊的臭味和很强的挥发性，多吃对健康无益。

2. 臭豆腐是发酵的豆制食品，发酵前期是用毛霉菌种，发酵后期易受其他细菌污染，其中还有致病菌，过多地食用容易引起胃肠道疾病，而长期的失眠会使免疫力降低，食用这种食物，无疑会加大患病风险。

豆腐乳

✕ 慎吃豆腐乳的原因

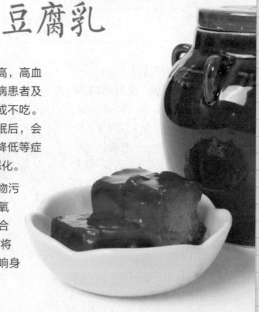

1. 腐乳含盐和嘌呤量普遍较高，高血压、心血管病、痛风、肾病患者及消化道溃疡患者，宜少吃或不吃。而失眠者，经过长期的失眠后，会出现血压升高、消化功能降低等症状，食用后显然会使病情恶化。

2. 腐乳发酵后，容易被微生物污染，使豆腐坯中的蛋白质氧化分解后产生含硫的化合物。如果吃太多的腐乳，将对人体产生不良作用，影响身体健康。

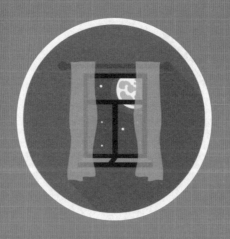

PART 5
失眠常用的 31 种中药材和 20 种中成药

本章介绍了 31 种失眠常用的中药材及调理药膳、药茶，还介绍了失眠常用的 20 种中成药，适于失眠症状较重，通过药膳及饮食生活调整效果不理想的读者参考使用。希望读者能从中受益，调理好身体，远离失眠困扰，保持健康、充满活力。

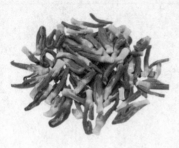

莲子心

别　　名：莲心、莲薏
性味归经：性寒，味苦。归心、肾经。

　　莲子心有清心火，止遗精的作用，对心肾不交、阴虚火旺的失眠患者，食之最宜。从临床应用上看，莲子心适用于轻度失眠人群。

功效主治

　　莲子心具有清心安神、交通心肾、涩精止血的功效，用于热入心包、神昏谵语、心肾不交、失眠遗精、血热吐血。此外，它还具有强心、降压、降脂的作用。

 莲子心与元参、麦冬等搭配，可治温热病的高热、神昏谵语及心火亢盛、烦躁不安等症。

 莲子心味苦性寒，脾胃虚寒、腹泻者不宜食用。

♥ 应用指南

1. 莲子心5克，夜交藤25克，茯苓12克。水煎服。本方用莲子心清心热，夜交藤、茯苓宁心安神，主治心经有热、烦躁失眠。

2. 莲子心10克，夏枯草30克。水煎服。本方以莲子心清热除烦，夏枯草清肝火，主治高血压、心烦发热、眩晕头痛。

调养药膳

莲子心栀子甘草茶

材料 莲子心3克，栀子9克，甘草6克。
做法 将莲子心、栀子、甘草分别洗净放入杯中，用开水冲泡、代茶饮用。
功效 本品可清心泻火，适于调理心烦失眠、燥热、高血压、高脂血症等。

莲子心茶

材料 莲子心2克，生甘草3克。
做法 将莲子心、甘草分别洗净入杯中，用开水冲泡饮用，每日一杯。
功效 本品可清心火、平肝火、调节情绪、安神、改善睡眠，还有很好的降糖、降脂、强心作用，可调理心火内炽所致的烦躁不眠，兼有手足心热、口渴咽干、口舌糜烂等症。

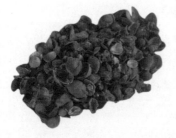

合欢花

别　名：夜合欢

性味归经：性平，味甘。归心、肝经。

合欢花含有合欢苷、鞣质，可解郁安神、滋阴补阳、理气开胃、活络止痛、清热解暑、养颜祛斑、解酒，适用于治疗郁结胸闷、失眠、健忘、风火眼。

功效主治

合欢花有理气解郁、宁心安神、清肝明目的作用，主治情志不舒、肝脾气郁、胸闷、失眠健忘、眼疾、神经衰弱等症状。

♥ 应用指南

1. 合欢花、柏子仁各9克，白芍6克，龙齿15克，琥珀粉3克(分2次冲服)。水煎服。主治神烦不宁、抑郁失眠。
2. 合欢花、官桂、黄连、夜交藤各适量。水煎服。可治疗心肾不交所致的失眠。

 宜 合欢花与香橼、郁金、佛手、木香等同用，可疏肝解郁、改善情绪、和胃消滞；与菊花、黄芩、草决明等相配，具有清肝、疏风、明目的功能，常用于风火目疾、视物不清等症。

 忌 本品芳香，阴虚津伤者慎用。

调养药膳

合欢花粥

材料 合欢花30克，粳米50克，红糖适量。

做法 将粳米用清水清洗干净，合欢花用清水略为冲洗，与红糖一起放入锅内，加清水500毫升，用小火烧至粥稠即可。每晚睡前1小时空腹温热顿服。

功效 本品适用于愤怒忧郁、虚烦不安、健忘失眠等症。

合欢花猪肝汤

材料 合欢花10克，猪肝100克，猪瘦肉60克，盐3克。

做法 将合欢花用水浸泡，洗净；猪肝、瘦肉洗净，切片，用调味料拌匀；把合欢花放入锅内，加清水适量，小火煮沸10分钟，放入猪肝、瘦肉再煮沸，调味即可。

功效 此汤有消风明目、舒郁理气、养肝安神的功效。

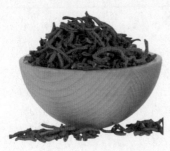

远志

别　　名：棘菀、苦远志
性味归经：性温，味苦。归心、肾、肺经。

远志主要成分为远志皂苷，有镇静、抗惊厥、祛痰、抗菌等作用。

功效主治

远志具安神益智、祛痰、消肿的功效，用于心肾不交引起的失眠多梦、健忘惊悸、神志恍惚、咳痰不爽、疮疡肿毒、乳房肿痛。远志还有祛痰作用，含植物皂苷，能刺激胃黏膜，引起轻度恶心，因而反射地增加支气管的分泌而有祛痰作用。

宜	常用量3~10克。
忌	心肾有火、阴虚阳亢者忌服。畏珍珠、藜芦、蜚蠊、蛴螬。

♥ 应用指南

1. 用于因惊恐所伤而致的惊悸、多梦不宁，常配朱砂、石菖蒲等药同用，如远志丸。
2. 远志可与人参、石菖蒲、茯苓同用，人参能滋补益气，茯苓能调理安神，可治疗失眠、健忘，改善记忆力。
3. 心气虚、不能藏神、惊恐而不安卧者，常与人参、龙齿、茯苓同用。

调养药膳

天王补心饮

材料 酸枣仁12克，柏子仁10克，当归10克，天冬9克，麦冬10克，生地15克，人参10克，丹参9克，玄参10克，云苓12克，五味子8克，远志肉9克，桔梗8克。

做法 将上述药材洗净，放入砂锅内，加入5碗水，用大火煮沸；煮沸后改用小火，煮至2碗水，倒出药汁。重复上述过程2次后，把3次药汁混合均匀，分3次服用。

功效 本品有滋阴养血、补心安神的功效，适用于心悸失眠、虚烦神疲、梦遗健忘、手足心热、口舌生疮、舌红少苔、脉细而数等症。

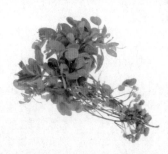

花生叶

别　　名: 花生茎叶

性味归经: 性平，味甘、淡。归肝经。

花生叶含多种挥发油，能止血、降压、镇静催眠。

功效主治

可活血化淤、清热解毒、安神降压。可用于治疗失眠、神经衰弱、失眠多梦、易于惊醒、头胀痛、心悸健忘、食少、中老年高血压、妊娠高血压综合征、跌打损伤、痈肿疮毒等。

 宜 常用量30~60毫升水煎服。

♥ 应用指南

1. 治疗失眠：取鲜花生叶40克（干品则减半），制成200毫升煎剂，早晚2次分服。一般用药4~7剂后，睡眠情况即有不同程度的改善。

2. 失眠、多梦：花生叶30克，红枣10枚，浮小麦9克，煎一碗汤睡前服下，连用7天痊愈。忌浓茶、咖啡、海鲜。

3. 高血压并发失眠：花生叶45克，水煎代茶饮，长期饮用效果较佳。

调养药膳

凝神降压汤

材料 鲜花生叶100克（干品则30克）。

做法 将花生叶用清水清洗干净，放入砂锅中，加入300毫升水，大火煮沸，转小火熬煮，煮制成200毫升煎剂，早晚2次分服。

功效 一般用药4~7剂后，睡眠情况即有不同程度的改善。

花生叶安神茶

材料 干燥花生叶30克，枸杞10克。

做法 将枸杞洗净浸软，花生叶洗净，放入砂锅加水煎煮30分钟，取汁弃渣，放入枸杞闷5分钟，饮茶食枸杞即可。

功效 本品有较好的安神、助眠效果，兼有滋阴养血、养心安神的功效。

夜交藤

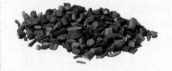

别　　名：首乌藤、何首乌藤、夜交屯

性味归经：性平，味甘、微苦。归心、肝经。

具有安神、镇静、养血活络作用，用于阴虚血少所致的失眠，常与合欢皮、酸枣仁、柏子仁、远志等药配合使用。

功效主治

养心安神、通络祛风。治失眠、劳伤、多汗、血虚身痛、痈疽、瘰疬、风疮疥癣。

 宜　常用量10~20克。夜交藤配酸枣仁可滋心阴、宁心神；配生地可养血补阴；配天门冬、麦冬可清虚火、养心阴。

 忌　属实火者慎服。

♥ 应用指南

治疗心悸、怔忡、不寐、健忘、遗精：知母10克，黄柏10克，生地12克，山萸肉10克，丹皮6克，泽泻6克，茯苓10克，夜交藤18克，合欢皮12克，石菖蒲10克，莲心10克。以上方药，浓煎取汁200~300毫升，每日1剂，温服，1日3次。

调养药膳

天麻钩藤饮

材料 天麻10克，钩藤15克，石决明20克，杜仲10克，牛膝10克，桑寄生10克，益母草20克，黄芩10克，夜交藤20克，茯苓10克，栀子10克。

做法 以上方药，共入锅中，加入适量清水煎煮，浓煎取汁200~300毫升，每日1剂，温服，1日3次。

功效 本品主治肝阳偏亢、肝风上扰。症见头痛、眩晕、失眠多梦、口苦面红、舌红苔黄、脉弦或数。

圣愈汤

材料 党参20克，黄芪30克，川芎15克，当归15克，熟地15克，元胡15克，香附15克，症见头晕、心悸、失眠者，加夜交藤15克，枸杞15克。

做法 以上方药，浓煎取汁200~300毫升，每日1剂，温服，1日3次。

功效 本品有补气、补血、摄血的功效，主治因气血两虚所致的体倦神衰、心烦不安以及睡卧不宁。

桑葚

别　　名：桑实、乌椹、桑葚子

性味归经：味甘酸，性微寒；入心、肝、肾经。

桑葚主入肝肾，善滋阴养血、生津润燥，适于肝肾阴血不足及津亏消渴、肠燥等症。

功效主治

滋阴补血、润肠、生津。用于阴亏血虚、阴虚消渴、津亏口渴、眩晕耳鸣、肠燥便秘。补肝、益肾、息风、滋阴。治肝肾阴亏、消渴、便秘、目暗、耳鸣、瘰疬、关节不利。

 宜 常用量10~15克。用于阴亏血虚所致的眩晕、耳鸣、失眠、须发早白，可单用水煎汁加蜂蜜熬膏服；或用干品研末制蜜丸服。

忌 属实火者慎服。

♥ 应用指南

1. 桑葚、蜂蜜各适量，将桑葚水煎取汁，小火熬膏，加入蜂蜜拌匀饮服，每次10~15毫升，每日2~3次，可滋阴补血，适用于阴血亏虚所致的须发早白、头目晕眩，女子月经不调、闭经等。中药桑葚味甘质润，善于滋阴补血，用于阴亏血虚所致的眩晕、耳鸣、目暗、失眠、须发早白。

2. 鲜桑葚60克，桂圆肉30克。炖烂食，每日2次，可以辅助治疗贫血。

调养药膳

桑葚膏

材料 桑葚、蔗糖。

做法 取新鲜成熟的桑葚，洗净后放入榨汁机中，榨取汁液。然后将汁液静置，并用纱布过滤，滤液浓缩成稠膏，每350克稠膏加加蔗糖615克的转化糖液适量，搅拌均匀，浓缩至稠膏状，制成1000克，每1克含桑葚膏0.35克。

功效 本品有滋养肝肾、补益气血的功效，适用于神经衰弱属肝肾不足、气虚血少者，症见面色苍白、精神疲乏、失眠健忘、目暗耳鸣、烦渴便秘等；亦用于病后气血虚损、阴液不足者。

绞股蓝

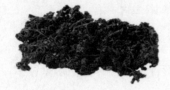

别　　名：五叶参、七叶胆、小苦药、公罗锅底
性味归经：性寒、味苦。归肺、脾、肾经。

绞股蓝中含有绞股蓝苷，具有促进生长发育，延长正常细胞寿命，延缓衰老的作用；此外还有镇静、催眠、降血脂等作用。

功效主治

绞股蓝有清热、补虚、解毒作用，主治体虚乏力、虚劳失精、白细胞减少症、高脂血症、病毒性肝炎、慢性胃肠炎、慢性气管炎。绞股蓝具有降血脂、调血压、促眠、消炎解毒、止咳祛痰等作用。现多用作滋补强壮药，有降血脂、调节血压、降低血黏稠度、保护心肌、镇静、催眠、抗紧张、缓解疲劳、增强记忆力等功效；还有防癌抗癌、提高免疫力、降血糖和改善糖代谢的作用。

♥ 应用指南

1. 绞股蓝杜仲茶：绞股蓝15克，杜仲叶10克。沸水浸泡饮。本方用二者降血压，绞股蓝兼以清热、安神。主治高血压病、眩晕头痛、烦热不安、失眠烦躁。
2. 柴胡50克，绞股蓝15克，山楂20克，当归10克，酸枣仁15克。煎水服。本方可治疗动脉硬化。

 宜　常用量15~30克。

调养药膳

绞股蓝交藤饮

材料 绞股蓝10克，夜交藤15克，麦冬12克。
做法 煎水，或沸水浸泡饮。本方以绞股蓝益气安神，夜交藤养心安神，麦冬养阴清心。
功效 本品适用于气虚、心阴不足、心悸失眠、烦热不宁者。

绞股蓝红枣汤

材料 绞股蓝10克，红枣5枚。
做法 洗净后加水，小火煮至红枣熟。
功效 绞股蓝与甘润温和、补脾胃、益气血的红枣配合，能发挥很好的抗疲劳、促深睡、提高思维能力及记忆力的作用。

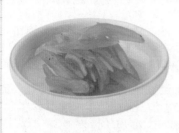

天门冬

别　　名：天冬、大当门根
性味归经：性寒，味甘、苦。归肺、肾经。

天门冬含天门冬素、甾体皂苷、羊齿皂苷等物质，具有抗菌、抗肿瘤、镇咳、祛痰、平喘、增强免疫力等作用。

功效主治

养阴生津、润肺清心。用于肺燥干咳、虚劳咳嗽、津伤口渴、心烦失眠、内热消渴、肠燥便秘、白喉。适用于老年慢性气管炎和肺结核患者，尤其有黏痰难以咯出，久咳而偏于热者，可用天门冬润燥化痰和滋补身体。除此之外，它还可治疗肺痿、肺痈，取天门冬凉润能解热。

　常用量6~12克。

♥ 应用指南

1. 治疗阴虚发热，如贫血、结核病、病后体弱等之低热，配熟地补血，党参补气。
2. 如为热病后期之阴虚兼有肠燥便秘，则配生地、当归、火麻仁等。
3. 治燥热伤肺、痰中带血等肺热燥咳证，可配麦冬、生地黄、天花粉等药用。

调养药膳

天门冬黑豆汤

材料 天门冬、黑豆、黑芝麻各30克，糯米60克，冰糖适量。

做法 将天门冬、黑豆、黑芝麻及糯米洗干净，放入砂锅，加水适量，同煮成粥。待粥将熟时，加入冰糖，再煮1~2沸即可。每日2次，5~7日为1疗程。也可随意食，温热服，可益肝补肾、滋阴养血、固齿乌发、延年益寿。

功效 适用于头晕目眩、目暗耳鸣、发白枯落、面色早枯、腰酸腿软、神经衰弱以及肠燥便秘等症。

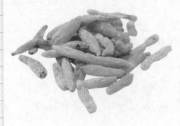

麦冬

别　名: 寸冬、麦冬

性味归经: 味甘、微苦, 性微寒。归肺、心、胃经。

主要含甾体皂苷、β-谷甾醇、樟脑、沉香醇等物质, 有镇静、增强心肌收缩力、抗菌、增强免疫力等作用。

功效主治

麦冬有滋阴生津、润肺止咳、清心除烦的功效, 用于肺燥干咳、虚痨咳嗽、肺结核、津伤口渴、心烦失眠、内热消渴、肠燥便秘等症。麦冬还具有降血糖的作用, 可明显降低正常小鼠血糖浓度, 并使肝糖原含量明显增加, 用于糖尿病的辅助治疗。

| | 常用量 10~20克。 | | 忌款冬、苦瓠、苦参、青襄。 |

♥ 应用指南

1. 用于阴虚有热, 心烦失眠: 与酸枣仁、生地黄等同用, 如天王补心丹。

2. 热病心烦不安: 麦冬、栀子、竹叶各9克, 生地15克, 莲子心6克。水煎服。

3. 若是热病烦渴, 热病后期, 余热未清, 气津两伤之证。可配人参、竹叶等; 若治肺热燥咳, 喘咳无痰者, 宜配天门冬、白果、款冬花以润肺止咳。

调养药膳

枸杞麦冬炒蛋丁

材料 猪瘦肉50克, 鸡蛋4个, 花生仁（生）30克, 枸杞10克, 麦冬10克, 盐2克, 味精1克, 豌豆淀粉3克, 花生油30毫升。

做法 枸杞洗净, 在沸水中略汆一下; 麦冬洗净, 于水中煮熟, 剁成碎末; 花生米炒脆; 猪瘦肉切成丁; 鸡蛋打在碗中, 加盐打匀隔水蒸熟, 冷却后切成粒状备用; 将锅置旺火上, 加花生油, 把猪肉丁炒熟; 再倒入蛋粒、枸杞、麦冬碎末, 炒匀; 加盐, 以水淀粉勾芡, 加味精调味, 盛入盘中, 撒花生米即可。

功效 本品滋补肝肾、强身明目; 适用于慢性肝炎、早期肝硬化患者。

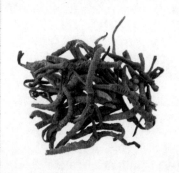

冬虫夏草

别　　名: 虫草
性味归经: 性温、味甘。归肾、肺经。

对中枢神经系统能起镇静作用；能调节人体内分泌、加速血液的流动，促进体内的新陈代谢活动趋于正常；有抗疲劳的作用。

功效主治

冬虫夏草具有补虚损、益精气、止咳嗽、补肺肾之功效，主治肺肾两虚、精气不足、阳痿遗精、咳嗽气短、自汗盗汗、腰膝酸软、劳嗽痰血、病后虚弱等症。冬虫夏草对中枢神经系统能起镇静、抗惊厥、降温作用，对心血管系统有降压、降低心肌耗氧量、改善心肌缺血、抗心律失常作用，对呼吸系统能扩张支气管、祛痰平喘，对慢性肾炎、肾功能衰竭都有显著疗效。冬虫夏草还有抗疲劳、延缓衰老作用。

♥ 应用指南

1. 肾阳，又可益肺阴，且可止血化痰。用于久咳虚喘，可单用，或与蛤蚧、人参等同用。
2. 肺阴不足、劳嗽痰血，多与阿胶、川贝母等补阴清肺、止血、化痰药同用。

宜	常用量7.5～15克。用于肾阳虚损所致的阳痿、遗精、腰膝酸痛，又可用于病后体虚不复或自汗畏寒者。
忌	感冒风寒引起的咳嗽者、肺热咯血者不宜用。

 调养药膳

冬虫夏草汤

材料 冬虫夏草15～30克
做法 炖肉或炖鸡服
功效 本方滋阴补血，可治血虚所致的失眠、贫血、阳痿、遗精。

冬虫夏草茶

材料 冬虫夏草3克，红茶3克。
做法 用冬虫夏草的煎煮液150毫升，泡茶饮用，冲饮至味淡。
功效 治疗阳痿、遗精、自汗、盗汗、痰饮喘嗽、腰膝酸痛、心烦失眠。

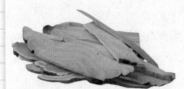

灵芝

别　　名：赤芝、红芝

性味归经：性平，味甘。归心、脾、肾经。

灵芝具有很好的补虚、补气作用，适于气血亏虚所致的失眠。

功效主治

灵芝有补气安神、止咳平喘的功效，用于调理眩晕不眠、心悸气短、虚劳咳喘、神疲乏力、冠心病、矽肺、肿瘤等症。

宜	气血两虚者，可配人参、黄芪、当归、熟地黄等，以增益气补血之效。
忌	发热恶寒者，阴虚内热者以及手术后一周内者均不宜食用。

♥ 应用指南

1. 灵芝可与酸枣仁、柏子仁等同用，有养心安神的功效，适用于血不养心而导致的心悸、失眠者。

2. 灵芝与其他扶正药如党参、黄芪、白术等配伍，对久病或消耗性疾病所致的体虚乏力、心悸、失眠、盗汗等症，有良好的调理效果。

调养药膳

银耳杜仲灵芝羹

材料 银耳20克，炙杜仲20克，灵芝10克，冰糖适量。

做法 银耳泡发、去蒂、撕成小块备用。将灵芝切片，与杜仲反复水煎3次，滤取药汁合并，放入银耳熬煮至软烂，加冰糖调味即可。早晚温服1小碗。

功效 本品可养阴润肺、益胃生津，适宜于中老年脾肾两虚型高血压病患者。

灵芝田七山楂饮

材料 灵芝20克，田七5克，山楂汁200毫升。

做法 将灵芝切片，与田七一同煎煮40分钟，取汁弃渣，与山楂汁混合即可，每日1剂，早晚饮用。

功效 本品可益气活血、通络止痛，适于气虚咳喘、心悸气短、眩晕、失眠、食欲不振、消化不良、腹泻者饮用。

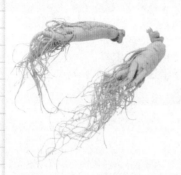

人参

别　　名：山参、园参
性味归经：性平，味甘、微苦。归脾、肺、心经。

人参具有养心安神的作用，适于调理气血亏虚、心脾气虚、心肾不交等造成的失眠。

功效主治

人参大补元气、复脉固脱、补脾益肺、生津安神，用于体虚欲脱、肢冷脉微、脾虚食少、肺虚喘咳、津伤口渴、内热消渴、久病虚羸、惊悸失眠、阳痿宫冷、心力衰竭、心源性休克等症。

♥ **应用指南**

人参与养血安神药物如龙眼肉、酸枣仁等配伍，适于调理气血亏虚而致的心神不安、失眠多梦、惊悸健忘。其中人参能大补元气，人体元气充沛、血养心神，则神安智聪。

 宜
常用量3~9克，人参宜与莲子搭配食用，可补气健脾；宜与鳝鱼搭配，可补益气血。

 忌
服用人参不宜饮茶和吃萝卜，以免影响药力；人参忌与藜芦、五灵脂、皂荚同用。患有出血性疾病、实证、热证而正气不虚者忌服人参。

调养药膳

人参鸡汤

材料 人参10克，糯米60克，鸡腿1个，红枣5枚，盐适量。

做法 糯米洗净，以清水浸泡半小时，沥干。鸡腿剁块，氽烫沥干放入砂锅，加水煮沸，再放入红枣、糯米、人参，炖至肉熟米烂后加盐调味，关火加盖闷5分钟即可食用。

功效 本品有大补元气、复脉固脱、补脾益肺、生津止渴、安神益智之功效，适于气血两虚、体虚无力、免疫力差、心悸气短、多汗、失眠者食用。

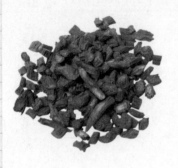

丹参

别　　名：紫丹参、活血根

性味归经：性微温，味苦。归心、心包、肝经。

丹参属于养心安神药，可调理心血不足所致的心悸、失眠症状。

功效主治

丹参有活血化淤、安神宁心、排脓、止痛的功效，主治心绞痛、月经不调、痛经、经闭、血崩带下、血淤腹痛、骨节疼痛、惊悸不眠、恶疮肿毒。丹参还能扩张外周血管、降低血压，对高血压合并失眠的患者有效。

 常用量5～15克。丹参宜与鲫鱼或苦瓜搭配食用。

 丹参忌藜芦。患有出血性疾病的患者慎用。

♥ 应用指南

1. 丹参性寒，能清心凉血且有养血安神作用，常与酸枣仁、柏子仁、生地黄等配伍，用于调理心血不足所致的心悸、失眠症状。

2. 丹参与五味子、花茶等搭配泡茶频饮，有滋阴养血、活血、养心安神等作用，适于调理神经衰弱、心烦、心悸、失眠、盗汗、五心烦热等心肾不交所致的症状。

调养药膳

丹参枣仁安神茶

材料 丹参3克，酸枣仁5克，花茶1克。

做法 将酸枣仁、丹参分别洗净，放入砂锅添适量清水煎煮，滤取药汁直接饮用或冲泡花茶饮用。

功效 每日睡前饮用此茶，有滋阴养血、清热除烦、安神助眠的功效，尤其适于高血压、冠心病伴有失眠者饮用。

丹参金银花茶

材料 丹参5克，金银花10克。

做法 丹参、金银花冲洗后放入砂锅，加水以大火煮沸，后转小火煎煮，滤汁取液，可代茶饮用。

功效 本品有滋阴清热、凉血活血、散淤消痛、安神等作用，适于调理肝肾阴虚、心火亢盛、心烦失眠、高血压、乳腺炎等症。本品孕妇禁用。

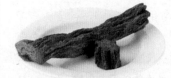

锁阳

别　　名：琐阳，不老药

性味归经：性温，味甘。归肝、肾、大肠经。

锁阳有温补肾阳、补益精血的功效，适于心肾不交或气血亏虚所致的失眠。

功效主治

锁阳有补肾阳、益精血、润肠通便的功效，主治阳痿早泄、气弱阴虚、大便燥结、小便频数、淋漓不尽、血尿、腰膝酸软、疲乏无力、畏寒、月经不调、带下、不孕不育、失眠健忘、脱发早白、胃酸溃疡等症。

♥ 应用指南

1. 腰膝痿软，肾虚阳痿：配仙茅、肉苁蓉、淫羊藿、枸杞等。

2. 锁阳能补肝肾、益精血、润燥养筋而起痿，用于肝肾不足、精血亏虚所致的腰膝酸软、筋骨无力、行步艰难或下肢瘫痪等，常与熟地黄、虎骨等同用，如虎潜丸。

宜	常用量10～15克。锁阳可补肝肾、益精血、润燥养筋，与熟地黄、虎骨等同用，调理肝肾不足，精血亏虚所致的腰膝酸软、筋骨无力、行步艰难等症。
忌	大便溏泄者不宜用。

调养药膳

锁阳龙胆茶

材料 锁阳5克，龙胆草3克，寒水石3克，绿茶3克，冰糖适量。

做法 将前三味药材放入砂锅中，加适量水以大火煮沸，转小火煎煮，滤取药汁，冲泡绿茶，放冰糖后饮用。

功效 本品适于调理胃痛、胃酸过多、泛酸引起的失眠。

锁阳参茶

材料 锁阳5克，党参3克，山药3克，覆盆子2克，红茶3克。

做法 前几味药水煎取汁，直接饮用或冲泡红茶饮用。

功效 本品可补脾益肾，适用于脾肾气虚阳痿、早泄以及带下、遗精、遗尿等症。

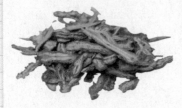

黄连

别　　名：王连、元连
性味归经：性寒，味苦。归心、肝、胃、大肠经。

黄连可清泻心、肝火，适于调理心火亢盛导致的心烦、失眠、口渴、口舌糜烂等症。

功效主治

黄连有泻火燥湿、解毒杀虫的功效。用于湿热痞满、呕吐、泻痢、高热神昏、心火亢盛所致的心烦不寐、吐衄、牙痛、痈肿疔疮、聤耳、湿疹等症。

宜	常用量1~2克。黄连宜与乌鸡或鲢鱼搭配。
忌	凡阴虚烦热、胃虚呕恶、脾虚泄泻、五更泄泻者慎服。

❤ 应用指南

1. 生川连与肉桂心同用，制成蜜丸，空腹淡盐汤下。主治心肾不交所致的怔忡、失眠等症。
2. 黄连常与阿胶、黄芩等配伍，用于治疗心火亢盛、扰动心神所致的心烦失眠、甚则狂躁不宁者，如黄连阿胶鸡子黄汤。

调养药膳

连心茶

材料 黄连0.5克，肉桂心3克，茉莉花茶3克。

做法 将黄连、肉桂心分别用清水稍微冲洗干净，与茉莉花茶一同放入杯中，加入适量沸水冲泡，加盖闷5分钟后即可饮用，反复冲泡至味淡。

功效 本品可交通心肾，适于调理心肾不交所致的怔忡、失眠等症。

合欢黄连茶

材料 合欢花5克，黄连1克，桂皮1克，夜交藤2克，花茶1克。

做法 将上述材料用清水洗净后放入锅中，加水大火煮沸，后转小火煎煮，煎10~15分钟，取汁弃渣即可饮用。

功效 本品有交通心肾、清心安神的作用，适于调理心肾不交所致的怔忡、失眠、多梦、口干等症状。

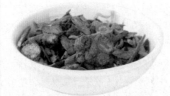

黄芩

别　　名：黄文、虹胜、经芩
性味归经：性寒，味苦。归肺、胆、胃、大肠经。

黄芩有清热、泻火的作用，适用于心火亢盛所致的心烦、失眠等症。

功效主治

黄芩有清热解毒的功效，可泻实火、除湿热、止血、安胎。主治热毒证。治燥热烦渴、肺热咳嗽、湿热泻痢、黄疸、热淋、吐衄、崩漏、目赤肿痛、胎动不安、痈肿疔疮。

♥ 应用指南

黄芩有清热泻火作用，尤善清肺热。常与栀子、黄连等配伍，用于治疗温热病以及壮热烦渴、苔黄脉数等证，如黄连解毒汤。

宜	常用量3~5克。
忌	中寒泄泻、中寒腹痛、肝肾虚而少腹痛、血虚腹痛、脾虚泄泻、肾虚溏泻、脾虚水肿、血枯经闭、气虚、肺受寒邪喘咳、血虚胎不安、阴虚淋漓者慎用。

调养药膳

黄芩生地淡竹叶饮

材料 黄芩9克，生地15克，淡竹叶15克，白糖适量。

做法 将黄芩、生地、淡竹叶分别洗净，放入砂锅中，加水煎取汤汁，调入白糖搅拌溶化即可饮用。

功效 本品具有清心泻火、安神助眠的功效。

郁芩茶

材料 郁金5克，黄芩3克，赤芍3克，枳壳3克，生地3克，花茶3克。

做法 将所有药材分别洗净，放入砂锅中，添适量清水煎煮，取汁弃渣即可饮用。

功效 本品有清热化淤、疏肝解郁、止咳化痰等功效。

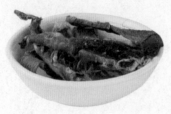

知母

别　　名：连母、水须、穿地龙
性味归经：性寒，味苦、甘。归肺、胃、肾经。

知母有清热、泻火的作用，适用于心火亢盛或阴虚火旺所致的心烦、失眠、燥热、多汗等症。

功效主治

知母有清热泻火、生津润燥的功效。主治温热病、高热烦渴、咳嗽气喘、燥咳、便秘、骨蒸潮热、虚烦不眠、消渴淋浊等症。

 常用量6~12克。

 知母性寒而滋腻，易伤脾胃而滑肠，脾胃虚弱及便溏者不宜用，有热邪或阴虚者，亦当慎用。

♥ 应用指南

1. 知母清热泻火而归肺经，滋阴生津而润肺燥。常与清肺、润燥、化痰止咳的贝母配伍，如二母散，用于肺热咳嗽、发热、痰黄不利，或阴虚肺燥、干咳无痰、口干舌燥者。
2. 知母滋阴清热，对阴虚内热者最宜。常与滋阴降火的熟地黄、黄柏配伍，如知柏地黄丸，用于阴虚内热、骨蒸潮热、五心烦热、舌红少苔者。

调养药膳

知柏茶

材料 知母5克，黄柏3克，茉莉花茶3克。
做法 知母、黄柏入锅，加250毫升水，大火煮沸后转小火煎煮，滤取药汁，冲泡茉莉花茶，后加盖闷5~10分钟即可。
功效 本品有清热除湿、养阴降火的功效。

百合知母茶

材料 百合5克，知母2克，花茶1克。
做法 百合、知母分别用清水冲洗干净，放入锅中，加入适量清水，大火煮沸，转小火煎煮，滤取汁液，直接饮用或冲泡花茶。
功效 本品有润肺、清心、安神等功效。

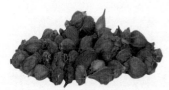

栀子

别　名：黄栀子、山栀、白蟾
性味归经：性寒，味苦。归心、肺、胃、三焦经。

栀子有明确的镇静、降压、缓解疲劳、抗惊厥作用，可用于调理热病或阴虚所致的失眠，不仅能促进睡眠，还可减轻失眠造成的疲劳感。

功效主治

栀子有清热、泻火、凉血的功效，主治热病虚烦不眠、黄疸、淋病、消渴、目赤、咽痛、吐血、衄血、血痢、尿血、热毒疮疡、扭伤肿痛等症。

宜	常用量6～10克。清热宜生用，凉血宜炒用，止血宜炒炭用。
忌	栀子可有过敏反应，大剂量可致中毒。脾胃虚寒、便溏食少者忌用。

♥ 应用指南

1. 中药栀子能泻心、肺、胃经之火，有除心烦之功。常与淡豆豉配伍，以增强清热除烦的效果，如栀子豆豉汤，用于治疗热扰胸膈之烦失眠、躁扰不宁。

2. 栀子与莲子心、甘草配伍，有清心泻火、交通心肾的功效，用于热入心包、神昏谵语、心肾不交、失眠遗精、血热吐血等症。

调养药膳

栀子香附粥

材料 栀子10克，香附6克，粳米100克。
做法 先把香附、栀子放入锅中，加入适量清水，煎煮后去渣取汁，用药汁与粳米一起煮粥，早晚分服。
功效 本品有疏肝理气、清热泻火的功效。

干烧冬笋

材料 冬笋300克，枸杞10克，麦冬10克，栀子2克，清汤、盐适量。
做法 冬笋切块，入油锅炸至呈金黄色，捞出沥干油；另起锅，放冬笋、清汤、盐、枸杞，大火煮沸后转小火，熬至卤汁干，即可装盘。
功效 本品有清肝泻火、滋阴化痰的作用。

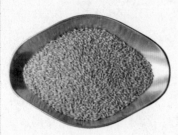

麦芽

别　　名：麦蘖、大麦芽
性味归经：性微温，味甘。归脾、胃、肝经。

麦芽有缓和的疏肝解郁作用，对肝郁气滞或肝胃不和所致的睡卧不宁、失眠有调理作用。

功效主治

麦芽有消食、和中、下气的功效，主治食积不消、脘腹胀满、食欲不振、呕吐泄泻、乳胀不消。

♥ 应用指南

麦芽常与香橼、佛手等配伍，以增其疏肝和胃之效，用于肝郁气滞所致的胸胁胀闷、嗳气少食、难以入眠等症。

宜	常用量10～15克。麦芽宜与山楂、神曲等同用，可消食健胃；宜与白术、陈皮等同用，适于脾胃虚弱、食后饱胀者。
忌	哺乳期妇女不宜使用。

调养药膳

健脾饮

材料 生麦芽15克，橘皮10克，荷叶15克，炒山楂3克，白糖适量。

做法 橘皮、荷叶洗净、浸软、切丝，和山楂、麦芽一起放入锅中，加水500毫升煎煮30分钟，取汁去渣，加入白糖搅拌溶化即可，每日1剂，代茶饮用。

功效 本品有健脾导滞、升清降浊的功效。

麦芽山楂饮

材料 炒麦芽10克，炒山楂6克，红糖适量。

做法 将麦芽、山楂用清水稍微冲洗一下，一起放入锅中，加入适量清水，大火煮沸，转小火煎煮，取汁弃渣，加入红糖搅拌均匀即可饮用。

功效 本品有和胃消食、化积导滞的效果。

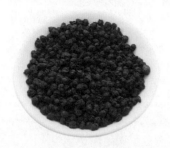

五味子

别　　名：玄及、会及、五梅子
性味归经：性温，味酸。归肺、肾、心经。

　　五味子有很好的滋补、强身作用，属养心安神药，对血虚阴亏、心脾两虚、心肾不交等造成的失眠有调理效果。

功效主治

　　五味子有敛肺、滋肾、生津、收汗、涩精的功效，主治肺虚喘咳、口干口渴、自汗盗汗、劳伤羸瘦、梦遗滑精、久泻久痢。

♥ 应用指南

　　五味子与杜仲搭配，泡茶饮用，可补益肝肾，对调理肝肾亏虚所致的腰膝无力、疲乏、失眠、健忘等症状有效。

常用量2~6克。五味子与蜂蜜制膏服用，有补肾涩精、收敛止泻的功效；与人参、麦冬同用，能生津、益气、敛汗；与麻黄根、牡蛎等同用，用于阴虚盗汗或阳虚自汗；与黄芪、天花粉等同用可治疗消渴证。

表邪未解、内有实热、咳嗽初起、麻疹初发均不宜用五味子。

调养药膳

五味子茶

材料 五味子3克，菟丝子5克，红茶3克。

做法 将菟丝子、五味子洗净，水煎取汁，用药汁冲泡红茶饮用。

功效 本品可滋补肝肾，对于肝肾不足所致腰膝酸痛、头晕眼花、遗精、遗尿、失眠健忘等症有调理效果。

参麦茶

材料 人参3克，麦冬3克，五味子5克，花茶3克，冰糖适量。

做法 将五味子、人参、麦冬洗净，放入砂锅加水煎煮，取汁弃渣，用药汁冲泡花茶，加少许冰糖调味即可饮用。

功效 本品可滋阴益气，可用于调理热伤元气所致的失眠症。

刺五加

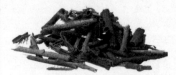

别　　名：刺拐棒
性味归经：味甘、微苦，性温。归脾、肺、心、
　　　　　肾经

刺五加可滋补、强身，属养心安神药，对血虚阴亏、心脾两虚、心肾不交等造成的失眠有调理效果。

功效主治

刺五加有益气健脾、补肾安神的功效，主治肾虚体弱、腰膝酸软、小儿行迟、脾虚乏力、气虚浮肿、食欲不振、失眠多梦、健忘、胸痹疼痛、风寒湿痹、跌打肿痛等症。

♥ 应用指南

本品能补心脾之气，并能益气以养血，安神益志，治心脾两虚，心神失养之失眠、健忘，可与制首乌、酸枣仁、远志、石菖蒲等养心、安神之品配伍。

宜：常用量9～27克。刺五加宜配伍太子参，能补脾气、益肺气，宜与五味子同用，可滋补强身；宜与酸枣仁同用，可安神助眠。

忌：阴虚火旺者慎服。

调养药膳

刺五加茶

材料 刺五加15克，五味子6克。

做法 刺五加、五味子洗净，放入茶杯沸水冲泡，加盖闷15分钟，随冲随饮，每日1剂。

功效 刺五加与五味子中的多种有效成分，可抗衰老、抗疲劳，增强体力及智力，具有调节神经系统功用。

刺五加叶蛋汤

材料 嫩五加叶150克，鸡蛋2个，盐、味精、葱花、芝麻香油各适量。

做法 鸡蛋打入碗中，搅散成蛋液，嫩刺五加叶洗净。锅内添适量清水煮沸，放刺五加叶、蛋液煮汤，加盐、味精、葱花调味，淋少许香油即可。

功效 本品可促进代谢、提高免疫力，适用于体虚、肿痛、咽痛、目赤、风疹等病症。

田七

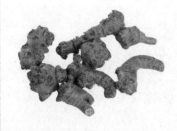

别　　名: 金不换、血参

性味归经: 性温，味甘、微苦。归肝、心、胃经。

田七有增强学习和记忆能力、镇痛、安神的功效。其地上部分可镇静、安定与改善睡眠，地下部分能提高智力和体力。

功效主治

田七有止血、散淤、消肿、止痛的功效，主治吐血、咯血、衄血、便血、血痢、崩漏癥瘕及产后血晕、恶露不下，还有跌仆淤血、外伤出血、痈肿疼痛等。

♥ 应用指南

田七与人参（或党参）、酸枣仁、鸡一同炖食，可益气活血、补髓填精、安神助眠，适于神经衰弱、失眠、健忘、头痛、疲劳者食用。

 常用量6~10克。田七宜与鸡肉、猪肉等搭配食用，可补血活血、止血定痛。

 食用大剂量田七粉（35克）可能出现毒热上攻、肺失肃降的中毒反应。田七粉易引起过敏、药疹。孕妇忌服。

调养药膳

田七沉香茶

材料 田七5克，沉香1克，花茶3克。

做法 将田七与沉香用水煎煮，取汁泡茶饮用。

功效 有降气、活血止痛、降血压、强心等功效，适于冠心病、心绞痛、高血压等病兼有气滞血淤，夜不能寐者。

田七丹参茶

材料 田七5克，丹参3克，花茶3克。

做法 田七与丹参用水冲洗后放入锅中，加水，大火煮沸转小火煎，滤取汁液，冲泡花茶饮用。

功效 本品有活血化淤、止痛的功效，适用于冠心病、心绞痛、胁肋刺痛、睡眠不安者饮用。

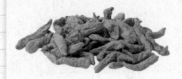

天麻

别　　名：定风草、明天麻、冬彭
性味归经：性平、味甘。归肝经。

天麻可平肝息风，适用于肝阳上亢所致的失眠、头痛。

功效主治

天麻有息风、定惊的功效，主治眩晕、头风头痛、肢体麻木、半身不遂、语言謇涩、小儿惊痫动风。天麻既息肝风，又平肝阳，为止眩晕头痛之良药。不论虚证实证，随不同配伍皆可应用，且功效显著。

♥ 应用指南

天麻与川芎、茯苓、鲤鱼一同蒸食，可平肝宁神、活血止痛，适于肝阳上亢所致头痛、失眠。

| 宜 | 常用量3～10克。天麻与半夏、白术、茯苓等同用，可治疗风痰上扰所致的眩晕、头痛；天麻与钩藤、石决明、牛膝等同用，可治疗肝阳上亢导致的眩晕、头痛。 |
| 忌 | 津液衰少、血虚、阴虚者均慎用天麻。天麻不可与御风草根同用。 |

调养药膳

天麻炖鸡

材料 天麻5克，嫩母鸡1只，水发香菇50克，鸡汤500毫升，料酒、葱、姜、味精、糖、盐各适量。

做法 天麻洗净切薄片，蒸软；鸡洗净斩块，氽烫沥干。将葱、姜用油煸出香味，加入鸡汤和调料，再倒入鸡块焖煮30分钟，加入天麻再炖5分钟即可。

功效 本品适于因高血压引起的眩晕头痛、神经性头痛、肢体麻木以及神经衰弱所致头昏、头痛、失眠等症。

延胡索

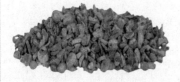

别　名：延胡、玄胡索、元胡索

性味归经：性温，味辛、苦。归心、肝、脾经。

延胡索具有活血行气、止痛安神的功效，适用于因胸胁脘腹疼痛、痛经或外伤肿痛等疼痛症状引起的失眠。

功效主治

延胡索可活血散淤、理气止痛，治心腹腰膝诸痛、月经不调、症瘕、崩中、产后血晕、恶露不尽、跌打损伤。延胡索还具有较强的镇静、镇痛作用。

♥ 应用指南

1. 延胡索与当归、川芎、香附等同用，可活血调经，用于女性月经不调、经行腹痛、睡眠不安。
2. 延胡索与当归、乳香、没药等同用，适用于跌打损伤、淤血肿痛、夜不能寐者。

宜	常用量3~10克。延胡索与瓜蒌、薤白、枳壳等同用，可缓解胸胁疼痛；与小茴香、乌药等同用，可缓解寒滞经络所致疝气疼痛。
忌	孕妇忌用。

调养药膳

延胡索玉兰茶

材料 延胡索2克，玉兰花1克，绿茶3克。

做法 延胡索洗净，水煎取汁，冲泡玉兰花、绿茶饮用。

功效 本品用于头痛、血淤型痛经、鼻塞、急慢性鼻窦炎、过敏性鼻炎等症，可缓解因不适症状引起的失眠。

延胡索当归茶

材料 延胡索5克，当归3克，花茶3克。

做法 将延胡索、当归用冲洗后，与花茶一同放入杯中，加沸水冲泡，加盖闷5~10分钟即可。

功效 本品有理气、活血、止痛的功效，可缓解女性月经不调、痛经及因此而引起的失眠。

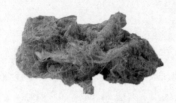

竹茹

别　　名：淡竹茹
性味归经：性微寒，味甘。归肺、胃、胆经。

竹茹可清热化痰，适用于火热和痰邪所致的失眠。

功效主治

竹茹清热化痰、除烦止呕，用于痰热咳嗽、胆火挟痰、烦热呕吐、惊悸失眠、中风痰迷、舌强不语、胃热呕吐、妊娠恶阻、胎动不安。

♥ 应用指南

竹茹配伍茯苓、橘皮、半夏等药同用，既可清化热痰，又可清热除烦，用于治疗胆火挟痰、犯肺扰心所致的烦热咳嗽、失眠惊悸、呕吐苦水等症状。

常用量5~10克。竹茹宜与橘皮、生姜、人参等药配伍，可治胃虚有热之呕吐；搭配芦根，可治头昏目涩、燥热失眠以及消化功能失调所致的食少乏力等症。竹茹生用，除烦热的效果较好。

调养药膳

健脾安神粥

材料 竹茹9克，陈皮9克，薏仁30克，珍珠母20克，红糖适量。

做法 把陈皮、竹茹、珍珠母用纱布包好，加水煎取药汁，同薏米煮粥，粥成时，加入红糖即可。

功效 本品有健脾化痰、平肝潜阳的功效，适于肝阳上亢、火热或痰邪所致的失眠。

安神茶

材料 竹茹2克，茯神3克，炒枣仁2克，远志1克，半夏2克。

做法 将所有材料洗净，放入砂锅，加适量清水煎煮，滤取汁液代茶饮用，或放入壶中沸水冲泡饮用。

功效 本品有健脾养心、清化痰热、安神除烦的功效，适用于心脾两虚、痰热内扰所致的失眠、心悸。

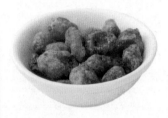

半夏

别　　名：法夏、姜夏、制半夏
性味归经：性温，辛。归脾、胃、肺经。

　　制半夏可化痰、降逆、止呕，适用于调理痰涎郁阻所致的反胃、咳喘痰多、胸膈胀满及不适引起的失眠。

功效主治

　　半夏可燥湿化痰、降逆止呕、消痞散结，主治湿痰冷饮、呕吐、反胃、咳喘痰多、胸膈胀满、痰厥头痛、头晕不眠。生半夏可外用痈肿痰核，但毒性较大，内服多为制半夏。

宜忌	常用量5~10克，水煎服。
	半夏反乌头。阴虚燥咳、血证等，当忌用或慎用半夏。

♥ 应用指南

1. 制半夏可与黄芩、干姜、人参等配伍，以寒热互用，如半夏泻心汤，具有辛散消痞、化痰散结之效，故可治胸脘痞闷。

2. 制半夏与百合、合欢花、茯苓同用，适于调理气郁痰结、胃气不和所致的神志恍惚、心悸、心烦、食欲不振等症。

调养药膳

麦冬半夏茶

材料 麦冬5克，制半夏3克，人参3克，甘草3克，绿茶5克。

做法 将麦冬、半夏、人参、甘草分别洗净，放入砂锅中添水煎汁，滤取药汁冲泡茶叶，即可饮用。

功效 本品有养阴益气、利咽喉的功效，适用于火逆上气、咽喉不利、干咳咯痰，并可缓解因不适所致的失眠。

橘红半夏茶

材料 橘红5克，制半夏3克，乌梅1枚，生姜3克，甘草3克，乌龙茶5克。

做法 橘红、半夏、乌梅、生姜放入锅中，加水煎煮取汁，冲泡甘草、乌龙茶饮用；也可直接沸水冲饮。

功效 本品具有燥湿化痰、理气和中的功效，适用于胸膈胀满、恶心呕吐、痰多色白、头眩、心悸、失眠等症及老年性慢性支气管炎、肺气肿。

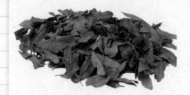

罗布麻

别　　名：红花草、红麻、盐柳
性味归经：性凉，味甘、苦。归肝经。

　　罗布麻适于调理高血压等引起的失眠、头痛、头晕等症状。

功效主治

　　罗布麻有平抑肝阳、清热、利尿、镇静、强心、降压的作用。主治高血压、眩晕、头痛、心悸、失眠、水肿等症，还可降血脂、软化血管，对预防及辅助治疗心脑血管疾病、糖尿病等都有一定效果。此外，罗布麻叶煎剂有降压作用；罗布麻根煎剂有强心作用。罗布麻叶浸膏有镇静、抗惊厥作用，并有较强的利尿、降低血脂、调节免疫、抗衰老及抑制流感病毒等作用。

♥ 应用指南

1. 罗布麻与玉竹搭配，每日3次，水煎代茶饮用，可治疗高血压所致的失眠、头痛等症状。
2. 罗布麻与钩藤、红枣一同与水煎服，可治疗高血压所致的失眠、头痛等症状。

 宜 | 常用量6～10克，煎汤或泡茶饮用。
 忌 | 不良反应有恶心、呕吐、腹泻、上腹不适，也可出现心动过缓和期前收缩。

调养药膳

罗布麻茶

材料 罗布麻9克。

做法 用清水冲洗干净后放入杯中，用沸水冲泡，加盖闷5～10分钟后，频频代茶饮用即可。

功效 本品可清热平肝、利水降压，适于高血压、头痛、眩晕、烦躁失眠等症。

罗布麻降压茶

材料 罗布麻叶6克，山楂15克，五味子5克，冰糖适量。

做法 将所有材料放入茶壶中，加入适量沸水冲泡，冲泡好后加盖稍微闷一下即可，可频频代茶饮用。

功效 本品适用于高血压、高脂血症引起的失眠及各种不适。

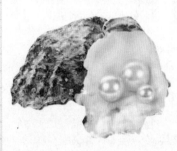

珍珠

别　　名：真珠、蚌珠
性味归经：性寒，味甘、咸。归肝、心经。

珍珠有镇静、安神的功效，适于热病或肝阳上亢引起的失眠、惊悸、怔忡、烦躁、眩晕等症。

功效主治

珍珠可镇静安神、养阴息风、清热去痰、去翳明目、解毒生肌，主治惊悸、怔忡、癫痫、惊风搐搦、烦热消渴、喉痹口疮、目生翳障、创伤久不愈合及头痛眩晕、烦躁失眠、肝虚目昏、肝热目赤等症。

♥ 应用指南

1. 珍珠可重镇安神，常与朱砂、茯苓等同用于心神不安、烦热失眠。
2. 平肝潜阳之功。用于肝阴不足、肝阳上亢所致的头痛眩晕，常与生地黄、白芍、龙齿等同用。

宜　常用量15~30克，宜先打碎煎。珍珠与半夏、钩藤、人参等配伍，可治惊悸怔忡、癫狂恍惚、神志不宁、失眠等症；珍珠与菊花、石决明等配伍，如珍珠散，可治疗肝经风热或肝火上攻引起的目赤涩痛、目生翳膜、心烦失眠。

调养药膳

珍珠养生丸

材料 珍珠粉30克，西洋参24克。
做法 研成细末，制成胶囊30粒。
功效 健康者每日服1粒，身体虚弱者每日服2~3粒，连服一月余即可不同程度地增进食欲、改善睡眠质量，使人精神饱满。

珍珠养生汤

材料 珍珠15克，枸杞10克，黄精10克，黄芪15克，蜂蜜适量。
做法 珍珠打碎入锅，加水大火煮沸，转小火煎20分钟，放入剩余材料煎煮，取汁弃渣，调入蜂蜜即可。
功效 本品适用于气血亏虚、免疫力低下、失眠、食欲差、精神不振者。

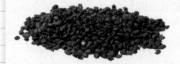

淡豆豉

别　　名：香豉、淡豉

性味归经：味辛、甘、微苦，性寒（用青蒿、桑叶发酵）或味辛，微温（用麻黄、苏叶发酵）。归肺、胃经。

淡豆豉可解表，用于治疗热病所致的心情烦乱、无法入睡。

功效主治

淡豆豉可解表除烦、宣郁解毒。主治伤寒热病、寒热、头痛、烦躁、胸闷。其发汗之力平稳，有发汗不伤阴之说。

| 宜 | 10～15克。淡豆豉常与葱白配伍，既能发散表邪，又能宣散郁热，用于外感风寒之证。 |
| 忌 | 淡豆豉有退乳作用，哺乳期妇女不宜用。淡豆豉不能与抗生素合用。 |

♥ 应用指南

1. 淡豆豉配栀子，方如栀子豆豉汤，用于治疗热病后虚烦不眠，即因发热和病后新陈代谢变化等因素刺激神经系统，致心情烦乱，不能入睡。
2. 淡豆豉与荆芥、金银花等配伍，可用于外感风热初起，发热、头痛、失眠等症。
3. 治疗阴虚感冒也十分合适，取其有轻度发汗作用且不伤阴，可配生地、玉竹等。

调养药膳

淡豆豉蒸鲫鱼

材料 鲫鱼200克，淡豆豉30克，白糖30克，料酒、葱丝适量。

做法 将鲫鱼处理干净放入蒸盘内，在鲫鱼上撒上淡豆豉、白糖、葱丝，淋上料酒，将鱼放入蒸锅，大火蒸20分钟即成。

功效 本品可清热解毒、利湿消肿，适于外感伤寒以及热病、寒热所致的头痛、烦躁、胸闷、失眠等症。

大青甘草茶

材料 大青叶5克，甘草3克，淡豆豉3克，茉莉花茶3克。

做法 将大青叶、甘草、淡豆豉、茉莉花一同放入壶中，加沸水冲泡5～10分钟即可饮用，反复冲泡至味淡。

功效 本品有清热解表、解毒除烦、生津解渴等功效，适于外感寒热、头痛、失眠、热病发斑疹、心烦口渴等症。

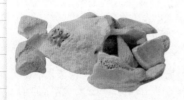

龙骨

别　　名：五花龙骨

性味归经：性平，味甘、涩。归心、肝、肾经。

龙骨属于重镇安神药，可治疗肝阳上亢所致的高血压、神经衰弱、失眠、头晕、烦躁等症状。

功效主治

龙骨具有镇惊安神、敛汗固精、止血涩肠、生肌敛疮的功效。主治惊痫癫狂、怔忡健忘、失眠多梦、自汗盗汗、遗精淋浊、吐衄便血、崩漏带下、泻痢脱肛、溃疡久不收口等症。

♥ 应用指南

龙骨常配牡蛎、钩藤、牛膝、代赭石，方如平肝息风汤，可治疗肝肾阴虚所致肝阳上亢，表现为烦躁、失眠、头晕、目眩等症状，可见于阴虚阳亢型的高血压病和神经衰弱。

宜	常用量15~30克，宜先煎。龙骨宜与远志、酸枣仁配伍，用于治疗神志不安、心悸失眠等症。
忌	非滑脱不禁而有湿热积滞者不宜用龙骨。

调养药膳

龙骨锁阳茶

材料 龙骨5克，锁阳5克，苁蓉3克，桑螵蛸3克，茯苓3克，红茶3克。

做法 龙骨放入锅中，加水煎煮30分钟，再放入锁阳、茯苓等其他药材一同煎煮，取汁弃渣，直接饮用或用药汁冲泡红茶饮用。

功效 本品可益肾补虚、壮阳涩精，适用于肝肾亏虚所致的腰膝无力、虚烦失眠、遗精、阳痿、遗尿、带下等症。

龙骨山茱萸粥

材料 龙骨30克，牡蛎30克，山茱萸10克，粳米100克。

做法 将龙骨、牡蛎打碎，煎煮30~40分钟，再加山茱萸煎半小时，滤取药汁。后再如上法煎煮提取2次，把3次药汁合在一起，加入粳米煮粥。

功效 本品有补肾、增强体质的功效。

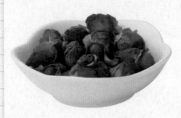

玫瑰花

别　　名：徘徊花、湖花
性味归经：性温，味甘。归脾、肝经。

玫瑰花具有理气活血的作用，可用于调理肝气不舒、气血淤滞、心烦失眠，适于轻度失眠人群。

功效主治

玫瑰花有理气解郁、养血活血、散淤调经的功效，主治肝气郁结所致胸膈满闷、脘胁胀痛、乳房作胀、月经不调、新久风痹、吐血咯血、痢疾、泄泻、带下、跌打损伤痈肿等症。玫瑰花还可治肝郁胁痛、胃脘痛。

♥ 应用指南

玫瑰花与绿萼梅搭配使用，有很好的疏肝解郁、理气和胃效果。玫瑰花味甘，有补益、和血之长，而绿萼梅疏肝解郁效果更好。二者搭配可调理肝气不舒引起的情绪不佳、两胁及乳房胀痛、月经不调、心烦失眠、色斑等多种症状。

 玫瑰花宜与薰衣草搭配，可改善情绪、安神助眠；宜与麦冬、山楂搭配，可理气解郁、滋阴清热，调理燥热、心烦、失眠症状；宜与枸杞搭配，可滋阴养血、调经。
有花粉过敏史的人和孕妇不宜食用。

调养药膳

玫瑰花粥

材料 玫瑰花15克，粳米100克。
做法 玫瑰花剥取花瓣备用。粳米洗净、稍浸泡，放入沸水锅中煮成粥，待粥熟时撒入玫瑰花瓣，搅拌均匀，稍煮一会即可。
功效 此粥可疏肝理气、调节情绪、改善睡眠质量。

玫瑰花蜜茶

材料 玫瑰花6朵，红茶1小包，柠檬1片，蜂蜜适量。
做法 将红茶包与玫瑰放入茶壶中，倒入适量沸水冲泡，加盖闷5~10分钟。放入蜂蜜和柠檬片，搅拌均匀即可饮用。
功效 本品可活血养血、养颜美容、消除疲劳、保护肝脏及胃肠。

适用于因情绪不畅导致的入睡困难

解郁安神颗粒

主要成分 柴胡、郁金、栀子（炒）、胆南星、茯苓、石菖蒲、远志（制）、百合、酸枣仁（炒）、龙齿、浮小麦、甘草（炙）。

功能主治 疏肝解郁、安神定志。用于情志不畅、肝郁气滞所致的失眠、心烦、焦虑、健忘；更年期综合征见上述证候者。

规　　格 每袋重5克。

用法用量 开水冲服。1次5克，1日2次。

注意事项 ❶少吃生冷及油腻难消化的食品。❷火郁证者不适用。❸有高血压、心脏病、糖尿病、肝病、肾病等慢性病严重者应在医师指导下服用。❹该药品不宜长期服用，服药3天症状无缓解，应去医院就诊。❺严格按用法用量服用，儿童、年老体弱者应在医师指导下服用。❻对该药品过敏者禁用，过敏体质者慎用。

用药禁忌 孕妇、哺乳期妇女禁用。

治疗因为紧张、生气导致的失眠

加味逍遥丸

主要成分 柴胡、当归、白芍、白术（麸炒）、茯苓、甘草、牡丹皮、栀子（姜炙）、薄荷。辅料为生姜。

功能主治 疏肝清热、健脾养血。用于肝郁血虚、肝脾不和、两胁胀痛、头晕目眩、倦怠食少、月经不调、脐腹胀痛。

规　　格 每袋重6克（100粒）。

用法用量 口服。1次6克，1日2次。

注意事项 ❶忌生冷及油腻难消化的食物。❷儿童、年老体弱、孕妇、哺乳期妇女及月经量多者应在医师指导下服用。❸服药3天症状无缓解，应去医院就诊。❹对本品过敏者禁用，过敏体质者慎用。❺本品性状发生改变时禁止使用。❻请将本品放在儿童不能接触的地方。❼如正在使用其他药品，使用本品前请咨询医师或药师。

用药禁忌 尚不明确。

安神补心丸

主要成分 丹参、五味子(蒸)、石菖蒲、安神膏（含朱砂、全蝎、人参、白茯苓、天麻、制附子、川芎、乳香、麝香、坯子）。

功能主治 养心安神。用于心血不足、虚火内扰所致的心悸失眠、头晕耳鸣。

规　　格 每15丸重2克。

用法用量 口服。1次15丸，1日3次。

注意事项 ❶忌烟、酒及辛辣、油腻食物。❷服药期间要保持情绪乐观，切忌生气恼怒。❸感冒发热患者不宜服用。❹有高血压、心脏病、肝病、糖尿病、肾病等慢性病严重者应在医师指导下服用。❺儿童、孕妇、哺乳期妇女、年老体弱者应在医师指导下服用。❻服药7天症状无缓解，应去医院就诊。❼对本品过敏者禁用，过敏体质者慎用。❽儿童必须在成人监护下使用。❾请将本品放在儿童不能接触的地方。

用药禁忌 尚不明确。

牛黄清心丸

主要成分 人工牛黄、羚羊角、人工麝香、人参、白术(麸炒)、当归、白芍、柴胡、干姜、阿胶、桔梗、水牛角浓缩粉等27味。

功能主治 益气养血，镇静安神。用于气血不足，痰热上扰引起：胸中郁热、惊悸虚烦、头目眩晕、中风不语、口眼歪斜、半身不遂、言语不清、神志昏迷、痰涎壅盛。

规　　格 每丸重3克。

用法用量 口服，1次1~2丸；1日2次，小儿酌减。

注意事项 ❶孕妇慎用。❷孕妇及哺乳期妇女、儿童、老年人使用本品应遵医嘱。❸运动员慎用。❹过敏体质者慎用。❺儿童必须在成人的监护下使用。❻如正在服用其他药品，使用本品前请咨询医师。❼服用前应除去蜡皮、塑料球壳及玻璃纸；本品可嚼服、也可分份吞服。

用药禁忌 尚不明确。

活力苏口服液

主要成分 制何首乌、淫羊藿、黄精(制)、枸杞、黄芪、丹参。

功能主治 益气补血,滋养肝肾。用于年老体弱,精神萎靡,失眠健忘,眼花耳聋,脱发或头发早白属气血不足、肝肾亏虚者。

规　　格 每支装10毫升。

用法用量 口服,1次10毫升,1日1次,睡前服,连服3个月为1疗程。

注意事项 ❶忌油腻食物。❷外感或实热内盛者不宜服用。❸本品宜饭前服用。❹孕妇,高血压、糖尿病患者应在医师指导下服用。❺服药2周或服药期间症状未明显改善,或症状加重者,应立即停药并到医院就诊。❻对本品过敏者禁用,过敏体质者慎用。❼本品性状发生改变时禁止使用。❽请将本品放在儿童不能接触的地方。❾如正在使用其他药品,使用本品前请咨询医师或药师。

用药禁忌 尚不明确。

同仁人参归脾丸

主要成分 人参、白术(麸炒)、茯苓、甘草(蜜炙)、黄芪(蜜炙)、当归、木香、远志(去心甘草炙)、龙眼肉、酸枣仁(炒)。辅料为赋形剂蜂蜜。

功能主治 用于气血不足、心悸、失眠、食少乏力、面色萎黄及月经量少、色淡。

规　　格 每丸重9克。

用法用量 口服。1次1丸,1日2次。

注意事项 ❶不宜和感冒类药同时服用。❷不宜喝茶和吃萝卜,以免影响药效。❸服本药时不宜同时服用藜芦、五灵脂、皂荚或其制剂。❹高血压患者或正在接受其他药物治疗者应在医师指导下服用。❺服药2周后症状未改善,或服药期间出现食欲不振、胃脘不适等症应去医院就诊。❻小儿及年老者应在医师指导下服用。❼对本品过敏者禁用,过敏体质者慎用。

用药禁忌 身体壮实不虚者忌服。

七叶安神片

主要成分 田七叶总皂苷

功能主治 益气安神，活血止痛。用于心气不足、心血淤阻所致的心悸、失眠、胸痛、胸闷。

规　　格 0.23克(含田七叶总皂苷50毫克)。

用法用量 口服，1次50~100毫克（1~2片），1日3次；饭后服或遵医嘱。

注意事项 ❶忌烟、酒及辛辣、油腻食物。❷感冒发热患者不宜服用。❸有高血压、心脏病、肝病、糖尿病、肾病等慢性病严重者应在医师指导下服用。❹儿童、孕妇、哺乳期妇女、年老体弱者应在医师指导下服用。❺服药7天症状无缓解，应去医院就诊。❻对本品过敏者禁用，过敏体质者慎用。❼请将本品放在儿童不能接触的地方。❽如正在使用其他药品，使用本品前请咨询医师或药师。

用药禁忌 尚不明确。

安神补脑液

主要成分 鹿茸、制何首乌、淫羊藿、干姜、甘草、大枣、维生素B_1。辅料为苯甲酸、苯甲酸钠、蔗糖、羟苯乙酯。

功能主治 生精补髓，益气养血，强脑安神。用于肾精不足、气血两亏所致的头晕、乏力、健忘、失眠；神经衰弱症见上述证候者。

规　　格 每支10毫升。

用法用量 口服，1次1支，1日2次。

注意事项 ❶忌烟、酒及辛辣、油腻食物。❷感冒发热患者不宜服用。❸有高血压、心脏病、肝病、糖尿病、肾病等慢性病严重者应在医师指导下服用。❹儿童、孕妇、哺乳期妇女、年老体弱者应在医师指导下服用。❺服药7天症状无缓解，应去医院就诊。❻对本品过敏者禁用，过敏体质者慎用。❼请将本品放在儿童不能接触的地方。

用药禁忌 尚不明确。

脑乐静（糖浆）

主要成分 甘草浸膏、大枣、小麦。

功能主治 养心安神。用于心神失养所致的精神忧郁、易惊不寐、烦躁。

规　　格 每瓶100毫升。

用法用量 口服，1次30毫升，1日3次。7岁以上儿童服1/2量，3~7岁服1/3量。

注意事项 ❶忌生冷及油腻难消化的食物。❷服药期间要保持情绪乐观，切忌生气恼怒。❸糖尿病患者及有高血压、心脏病、肝病、肾病等慢性病严重者应在医师指导下服用。❹儿童、孕妇、哺乳期妇女、年老体弱者应在医师指导下服用。❺服药3天症状无缓解，应去医院就诊。❻对本品过敏者禁用，过敏体质者慎用。❼本品性状发生改变时禁止使用。❽儿童必须在成人监护下使用。❾请将本品放在儿童不能接触的地方。❿如正在使用其他药品，使用本品前请咨询医师或药师。

用药禁忌 本品含蔗糖，糖尿病患者必须在医师指导下服用。

养血安神丸

主要成分 首乌藤、鸡血藤、熟地黄、生地黄、合欢皮、墨旱莲、仙鹤草。

功能主治 滋阴养血，宁心安神。用于阴虚血少心悸、头晕、失眠多梦，手足心热。

规　　格 每100粒重12克

用法用量 口服，1次6克，1日3次。

注意事项 ❶脾胃虚弱者宜在饭后服用，以减轻药物对肠胃的刺激。❷服药2周内症状未改善，应向医师咨询。❸按照用法用量服用，小儿应在医师指导下服用。❹对本品过敏者禁用，过敏体质者慎用。❺本品性状发生改变时禁止使用。❻儿童必须在成人监护下使用。❼请将本品放在儿童不能接触的地方。❽如正在使用其他药品，使用本品前请咨询医师或药师。

用药禁忌 脾胃虚寒、大便溏者忌服。

枣仁安神颗粒

主要成分 酸枣仁（炒）、丹参、五味子（醋炙）。辅料为糊精。

功能主治 补心安神。用于失眠、头晕、健忘。

规　　格 每袋装5克。

用法用量 开水冲服。1次5克，临睡前服。

注意事项 ❶孕妇慎用。❷由于消化不良所导致的睡眠差者忌用。❸按照用法用量服用，糖尿病患者、小儿应在医师指导下服用。❹服药2周症状未缓解，应去医院就诊。❺对该药品过敏者禁用，过敏体质者慎用。❻药品性状发生改变时禁止服用。❼儿童必须在成人的监护下使用。❽请将此药品放在儿童不能接触的地方。❾如正在服用其他药品，使用本品前请咨询医师或药师。

用药禁忌 尚不明确。

六味地黄丸

主要成分 熟地黄、酒萸肉、牡丹皮、山药、茯苓、泽泻。

功能主治 用于肾阴亏损、头晕耳鸣、腰膝酸软、骨蒸潮热、盗汗遗精。

规　　格 每丸重9克。

用法用量 口服。大蜜丸1次1丸，1日2次。

注意事项 ❶忌食不易消化食物。❷感冒发热患者不宜服用。❸有高血压、心脏病、肝病、糖尿病、肾病等慢性病严重者应在医师指导下服用。❹儿童、孕妇、哺乳期妇女应在医师指导下服用。❺服药4周症状无缓解，应去医院就诊。❻对本品过敏者禁用，过敏体质者慎用。❼本品性状发生改变时禁止使用。❽儿童必须在成人监护下使用。❾请将本品放在儿童不能接触的地方。❿如正在使用其他药品，使用本品前请咨询医师或药师。

用药禁忌 尚不明确。

知柏地黄丸

主要成分 知母、黄柏、熟地黄、山茱萸(制)、牡丹皮、山药、茯苓、泽泻。辅料为蜂蜜。

功能主治 用于阴虚火旺、潮热盗汗、口干咽痛、耳鸣遗精、小便短赤。

规　　格 每丸重9克。

用法用量 口服。大蜜丸1次1丸,1日2次。

注意事项 ❶忌食不易消化食物。❷感冒发热患者不宜服用。❸有高血压、心脏病、肝病、糖尿病、肾病等慢性病严重者应在医师指导下服用。❹儿童、孕妇、哺乳期妇女应在医师指导下服用。❺服药4周症状无缓解,应去医院就诊。❻对本品过敏者禁用,过敏体质者慎用。❼请将本品放在儿童不能接触的地方。❽如正在使用其他药品,使用本品前请咨询医师或药师。

用药禁忌 尚不明确。

特别适用以失眠为主症者

复方五味子糖浆

主要成分 本品为复方制剂,每毫升含五味子30毫克、液状甘油磷酸钠10毫克、液状甘油磷酸钾6毫克、甘油磷酸铁3毫克、维生素B_{11}毫克、氯化钴0.05毫克。

功能主治 用于改善神经衰弱所致头晕、头痛、乏力、心悸以及失眠等症状。

规　　格 每瓶100毫升。

用法用量 口服。成人1次10~15毫升,1日2次。

注意事项 ❶孕妇慎用。❷对本品过敏者禁用,过敏体质者慎用。❸本品性状发生改变时禁止使用。❹请将本品放在儿童不能接触的地方。❺如正在使用其他药品,使用本品前请咨询医师或药师。

用药禁忌 尚不明确。

适用于失眠伴心胸烦热、心悸不安的患者

朱砂安神丸

主要成分 朱砂、黄连、当归、生地黄、炙甘草。

功能主治 清心养血，镇惊安神。用于胸中烦热、心神不宁、失眠多梦。

规 格 每丸重9克。

用法用量 口服。大蜜丸1次1丸，小蜜丸1次9克，水蜜丸1次6克，1日2次，温开水送服。

注意事项 ❶心气不足、心神不安者勿用。❷忌食辛辣油腻及有刺激性食物、烟酒。❸因消化不良、胃脘嘈杂而怔忡不安、失眠者忌服。❹孕妇忌服。❺与碘溴化物不宜并用，因朱砂成分为硫化汞，在肠胃道遇到碘、溴化物产生有刺激性碘化汞、溴化汞，引起赤痢样大便，从而产生严重的医源性肠炎。❻不宜多服、久服，儿童尤其不宜久用。

用药禁忌 不宜多服或久服。孕妇忌服。

适用于失眠伴烦热、口干、心悸的患者

天王补心丸

主要成分 丹参，当归，石菖蒲，党参，茯苓，五味子，麦冬，天冬，地黄，玄参，远志（制），酸枣仁（炒），柏子仁，桔梗，甘草，朱砂。

功能主治 滋阴，养血，补心安神。用于心阴不足、心悸健忘、失眠多梦、大便干燥。

规 格 每丸重9克。

用法用量 口服。大蜜丸1次1丸，1日2次。

注意事项 ❶本品处方中含朱砂，不宜过量久服，肝肾功能不全者慎用。❷服用前应除去蜡皮、塑料球壳；本品可嚼服，也可分份吞服。

用药禁忌 尚不明确。

健脑补肾丸

主要成分 人参、鹿茸、狗鞭、肉桂、金樱子、杜仲、当归、远志、酸枣仁、龙骨、牡蛎、金牛草、牛蒡子、川牛膝、金银花、连翘、蝉蜕、山药、砂仁、茯苓、白术、桂枝、甘草、白芍、豆蔻。辅料为滑石粉、红氧化铁。

功能主治 用于健忘失眠、头晕目眩、耳鸣心悸、腰膝酸软、神经衰弱。

规　　格 每15粒重2克。

用法用量 口服，淡盐水或温开水送服，1次15粒，1日2次。

注意事项 ❶高血压、糖尿病患者应在医师指导下服用。❷外感或实热内盛者不宜服用。❸不宜与藜芦、五灵脂、皂荚或其制剂同时服用。❹服药2周后或服药期间症状无改善，应立即停药并去医院就诊。❺对本品过敏者禁用，过敏体质者慎用。

用药禁忌 孕妇禁用。

睡安胶囊

主要成分 酸枣仁（炒）、五味子、远志、首乌藤、丹参、石菖蒲、知母、茯苓、甘草。

功能主治 可养血安神，清心除烦。用于心烦不寐、怔忡惊悸、梦多易醒或是久卧不眠等症状。

规　　格 每粒装0.5克

用法用量 口服，1次3粒，1日3次。

注意事项 ❶本品宜餐后服。❷服用本品1周后症状未见改善或加重者，应到医院就诊。❸药品性状发生改变时禁止服用。❹儿童必须在成人监护下使用。❺请将此药品放在儿童不能接触的地方。❻如正在服用其他药品，使用本品前请咨询医师或药师。

用药禁忌 外感发热患者忌服。

越鞠保和丸

主要成分 栀子（姜制）、六神曲（麸炒）、香附（醋制）、川芎、苍术、木香、槟榔。

功能主治 可用于气郁停滞、倒饱嘈杂、胸腹胀痛、消化不良等症。

规　　格 6克×12袋。

用法用量 口服。1次6克，1日1~2次。

注意事项 ❶ 忌食生冷油腻不易消化食物。❷ 孕妇慎用。❸ 不适用于脾胃阴虚，主要表现为口干、舌红少津、大便干。❹ 有高血压、心脏病、肝病、糖尿病、肾病等慢性病严重者应在医师指导下服用。❺ 儿童、哺乳期妇女、年老体弱者应在医师指导下服用。❻ 对本品过敏者禁用，过敏体质者慎用。❼ 请将本品放在儿童不能接触的地方。❽ 如正在使用其他药品，使用本品前请咨询医师或药师。

用药禁忌 尚不明确。

同仁柏子养心丸

主要成分 柏子仁、党参、炙黄芪、川芎、当归、茯苓、远志（制）、酸枣仁、肉桂、五味子（蒸）、半夏曲、炙甘草、朱砂。

功能主治 本品补气养血安神，用于心气虚寒、心悸易惊、失眠多梦、健忘。

规　　格 每100粒重10克。

用法用量 口服。1次6克，1日2次。

注意事项 ❶ 阴虚火旺或肝阳上亢者禁用。❷ 保持精神舒畅劳逸适度，忌过度思维，避免恼怒、抑郁、惊恐等不良情绪。❸ 失眠患者睡前不宜饮用浓茶、咖啡等兴奋性饮品。❹ 宜饭后服用。❺ 本品处方中含朱砂，不可过服、久服；不可与溴化物、碘化物药物同服。❻ 孕妇及哺乳期妇女、儿童、老年人使用本品应遵医嘱。❼ 过敏体质者慎用。❽ 如正在服用其他药品，使用本品前请咨询医师。

用药禁忌 尚不明确。

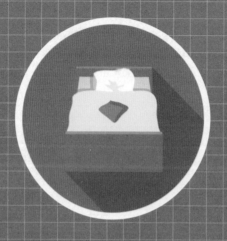

PART 6
治疗失眠的传统方法

· ·

　　失眠人群集中于中老年人、工薪阶层及学生，因为中老年人的体质逐渐衰弱，脏腑功能低下；而工薪阶层和学生则主要是由工作或学习压力大、精神紧张，导致体内代谢紊乱所致。治疗失眠应该找准病因，从根本上加以调理，而不是依赖药物。

治疗失眠的按摩疗法

一般人谈及按摩就认为只适用于腰酸背痛之类的病症，使之片面化。其实按摩的作用较广，而且手法种类也较多。但其本质，主要是通过特定的手法使身心放松而达到治疗疾病的目的。

治疗失眠的概念及手法种类

按摩是通过手或肢体其他部位作用于人体的经络和穴位，使之产生"热气"类的物质，通过经络腧穴系统，有规律地向人体内脏造成有效刺激，从而达到平衡阴阳、调和气血、祛风除湿、温经散寒、活血化瘀、消肿止痛等目的。具体的有以下手法：

推法： 用手或掌等部分着力于被按摩的部位，以腕部活动带动操作部位，屈伸往返来回不断地、有节奏地直线推动的手法为推法。

拿法： 用大拇指和其余四指对称用力，或大拇指和食、中两指对应形成钳形，捏住治疗部位的皮肤、肌肉、筋膜一起上提，稍停片刻，再让肌肤逐渐从手指尖滑出，进行一松一紧，一提一放的操作方法。

按法： 用手指、手掌、肘部按压的同时，逐渐用力，做深压捻动。要求紧贴体表，逐渐用力深压，并保持用力数秒钟。根据按压时采用的是手指还是手掌，分为指按法和掌按法。

摩法： 用手掌部或食指、中指、无名指指端螺纹面着力于体表治疗部位，同时手臂做主动摆动，带动手腕、手指在体表治疗部位做环转摩擦运动的手法。

揉法： 用手掌、掌根、手掌大鱼际、手指螺纹面、肘尖着力于体表的某一部位或穴位上，做轻柔缓和的旋转运动，以带动该处的皮下组织一起运动的方法。

搓法： 用双手的掌面或掌指夹持住肢体一定的部位，相对用力做快速搓揉、转动，同时做上下往返移动的方法。

抖法： 用一只手或双手握住患者的上、下肢远端，稍用力做连续、小幅度的上下抖动，使关节有舒松感的手法。

拍法： 按摩者用手掌平稳而有节奏地拍击患者的肌体的一种治疗方法。

治疗失眠的概念及手法种类

中医论治失眠，认为主要是肝气郁结、心火旺盛、经脉淤阻等原因引起心神失养或心神不安，从而导致不能正常入眠。而按摩对失眠者来说可以起到通经络、缓解紧张情绪、减轻压力等作用，所以用按摩方法治疗失眠效果显著。然而并不是每种方法都适合失眠者，具体的还得看失眠的严重程度。根据失眠的普遍症状，下面我们选取了最适合失眠者的几种手法，操作起来不仅方便而且疗效显著。

睛明、印堂、攒竹、鱼腰、丝竹空、太阳、头维、百会、四神聪

穴位定位

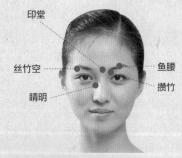

睛明 位于人体面部，目内眦角稍上方凹陷处。

印堂 位于两眉头连线的中点。

攒竹 位于面部，眉头内端凹陷中，眶上切迹处。

鱼腰 在额部，瞳孔直上，眉毛中间处。

丝竹空 位于人体的面部，眉梢凹陷处。

太阳 位于头部颞侧面，眉梢和外眼角中间向后一横指凹陷处。

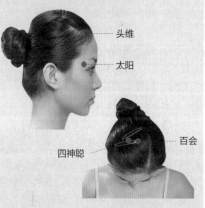

头维 额角发际上0.5寸，头正中线旁4.5寸。

百会 位于头部，当前发际正中直上5寸，或两耳尖连线中点处。

四神聪 位于百会前、后、左、右各开1寸处，共有四穴。

操作方法

患者取仰卧位，分别用拇指或中指点揉以上各穴5分钟；然后用食指、中指、无名指的指螺纹面从前额自上而下从前到后推抹整个头部，重按印堂、太阳、头维、百会穴20次；再将五指弯曲，从患者的前额发际处至后脑勺部位梳理头发2分钟；最后以两手心搓热为度，贴于患者的眼部2分钟结束。

穴位功能

本手法轻柔舒缓，可缓解患者紧张烦躁情绪以及头痛症状。其中选取的印堂，有"命宫"之称，从中医角度讲是一个人精气元神聚集的地方，有治疗头痛、头晕、失眠、高血压的作用；太阳穴，在经络学上被称为"经外奇穴"，点揉此处可以治疗头痛、偏头痛及视力疲劳；而百会穴则是经脉阳气汇聚的地方，为之巅顶，阳气极盛，点揉此处有治疗头痛、眩晕、失眠及癫证的作用。

点按法一

风池、风府、大椎、肺俞、心俞、膈俞、肝俞、胆俞、脾俞、胃俞、
肾俞、大肠俞、环跳、承扶、殷门、委中、承山、昆仑

穴位定位

风池 位于颈后面大筋的两旁与
耳垂平行处。

风府 位于颈部，在后正中线
上，发际边缘上1寸处。

大椎 位于背部正中线上，第七
颈椎棘突下凹陷中。

肺俞 位于背部，第三胸椎棘突
下，旁开1.5寸处。

心俞 位于背部，第五胸椎棘突
下，旁开1.5寸处。

膈俞 位于背部，第七胸椎棘突
下，旁开1.5寸处。

肝俞 位于背部，第九胸椎棘突
下，旁开1.5寸处。

胆俞 位于背部，第十胸椎棘突
下，旁开1.5寸处。

脾俞 位于背部，第十一胸椎棘
突下，旁开1.5寸处。

胃俞 位于背部，第十二胸椎棘
突下，旁开1.5寸处。

肾俞 位于腰部，第二腰椎棘突
下，旁开1.5寸处。

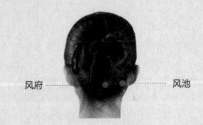

风府　　风池

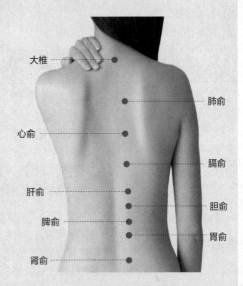

大椎

心俞

肝俞

脾俞

肾俞

肺俞

膈俞

胆俞

胃俞

大肠俞 位于腰部，第四腰椎棘突下，旁开1.5寸处。

环跳 位于臀外下部，当股骨大转子最凸点与骶管裂孔连线的外1/3与中1/3交点处。

承扶 位于大腿后面，臀下横纹的中点处。

殷门 位于承扶与委中的连线上，承扶下6寸处。

委中 位于人体腘横纹的中点。

承山 位于小腿后面正中，委中穴与昆仑穴之间，当伸直小腿或足跟上提时腓肠肌肌腹下出现尖角凹陷处。

昆仑 位于外踝后方，外踝尖与跟腱之间的凹陷处。

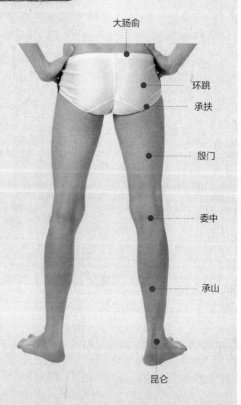

大肠俞

环跳

承扶

殷门

委中

承山

昆仑

操作方法

首先依次找出以上各穴的准确位置，然后依次按压以上各穴位5分钟，力度要适中，以按压此处出现酸胀为度，不宜给以太强刺激，以免患者出情绪过激。最后再配以足部按摩，分别点按足部放射区的脑、颈椎、甲状腺、胸椎、腰椎、十二指肠、胰腺、肝脏、肾脏、膀胱、直肠等部位共5分钟。

穴位功能

本手法采用按压法，即一松一压，松紧有度地进行，要防止出现过松而达不到效果，太紧而引起患者情绪激动的现象。其中选取的风池穴，为气血吸热化为阳热风气之处，点按此处有治疗头痛、眼睛疲劳、失眠、落枕的作用；各个腧穴为脏器在背部的体现，特别是心俞、肝俞、脾俞，点按此处能安神、健脾和胃、疏肝理气，对治疗失眠效果佳。

四肢及背部：两上肢的手三阴经及手三阳经；两下肢的足阳明胃经，足太阴脾经，足少阴肾经，足厥阴肝经，足少阳胆经；背部的足太阳膀胱经

经络循行

手三阴经　包括手太阴肺经、手少阴心经和手厥阴心包经，这3条经络分布在手臂的内侧，属里，由胸走手。

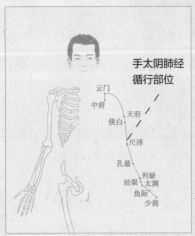

手太阴肺经
循行部位

云门
中府
天府
侠白
尺泽
孔最
经渠　列缺
　　　太渊
鱼际
少商

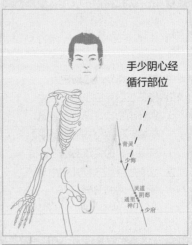

手少阴心经
循行部位

青灵
少海
灵道
阴郄
通里
神门
少府

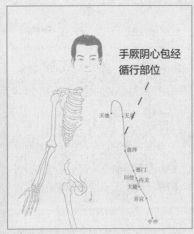

手厥阴心包经
循行部位

天池　天泉
曲泽
郄门
间使　内关
大陵
劳宫
中冲

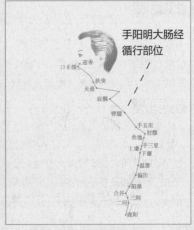

手阳明大肠经
循行部位

口禾髎　迎香
扶突
天鼎
肩髃
臂臑
手五里
肘髎
曲池　手三里
上廉　下廉
偏历
温溜
阳溪
合谷　三间
二间
商阳

推法

手三阳经 包括手阳明大肠经、手太阳小肠经和手少阳三焦经，此三条经络分别在手臂的外侧，属表，由手走头。

足阳明胃经 起于鼻翼两旁迎香穴，行于下肢后沿大腿前侧，至膝膑，沿胫骨前缘下行至足背。

足太阴脾经 起于足大趾，沿小腿内侧正中线上行，在内踝上8寸处，交出足厥阴肝经之前，上行沿大腿内侧前缘进入腹部。

足少阴肾经 起于足小趾，经小腿和大腿的内侧后缘上行。

足厥阴肝经 起于足大趾，上行沿胫骨内缘，在内踝上8寸处交出于足太阴脾经之后，上行过膝内侧，沿大腿内侧中线行走穿过腹腔，一直上行至前额巅顶。

足少阳胆经 起于目外眦，下肢行走沿大腿外侧、膝关节外缘，行于腓骨前面，直下至腓骨下端。

足太阳膀胱经：起于目内眦睛明穴，在背部沿脊柱两旁旁开1.5寸下行至腰，然后深入体腔。

操作方法

首先让患者取仰卧位，先给患者上肢施以放松的手法，如轻揉、抚摸等，让患者心情得以平静；然后根据以上的经络走行施以推法，即顺经而行，每条经络推1分钟。根据推法的需要让患者取仰卧位、俯卧位，要遵循先上肢后下肢、先近端后远端，最后推背部的原则，推时力度不要过大，以皮肤稍红为度。

本法相比以上方法要有技巧和灵活得多，需要腕关节、肘关节及肩关节的配合，所以比较轻柔，若施术者手臂僵硬，除了自身会感觉手臂酸痛外，患者也感觉到其力度不均匀，被推得不舒服，所以推的技巧较为关键。

穴位功能

本法中选取的手少阴心经，有治疗心痛、心悸、失眠、神志失常的作用；足太阴脾经，也叫脾经，而脾主运化，对维持消化功能及将食物化为气血起着重要的作用；肝经和胆经，则能止头痛，疏肝理气；肾经显然是治疗与肾相关联的疾病，中医认为，肾主骨、主水、主纳气，与五脏有着不可分割的联系，即一脏之损，累及其他脏腑。肾经主治妇科、前阴、肾、肺、咽喉病症，如月经不调、遗精、小便不利、水肿、便秘、泄泻，以及经脉循行部位的病变。

治疗失眠的针灸疗法

针灸是我国特有的治疗疾病的方法，相传远古时代就开始使用针灸治病。针灸学的意义深远，值得人们去探究，除了博大外，还夹杂着深奥，是中国传统医学的精髓。

针灸的概念

针灸是一种中国特有的治疗疾病的手段。它是一种"内病外治"的医术。针灸是针法和灸法的合称。针法是把毫针按一定穴位刺入患者体内，运用捻转与提插等针刺手法来治疗疾病。灸法是把燃烧着的艾绒按一定穴位熏灼皮肤，利用热的刺激来治疗疾病。灸法大体上可分为艾灸法和非艾灸法两大类。艾灸法又可分为艾炷灸、艾卷灸和温灸；非艾灸法可分为敷灸、灯火灸、硫黄灸、药熏蒸汽灸和电热灸等多种，具体如下：

艾炷灸：将艾炷直接或间接置于施灸部位（指腧穴和病变部位）上的灸法。

艾卷灸：也称艾条灸，是用艾条在穴位或病变部位进行熏灼的方法。

温灸：是指利用艾绒放置体表的腧穴或疼痛处烧灼、温熨，借灸火的温和热力，通过经络的传导，以温通经脉、调和气血、协调阴阳、扶正祛邪，而达到治疗疾病的方法。

敷灸：是指将艾绒加适量的水或药液加热后敷于穴区，通过湿热刺激而起到治疗作用的一种艾灸法。

灯火灸：是指用灯草蘸植物油点火后在穴位上直接点灼的灸法，又称灯草灸。

硫黄灸：是指用精制的 10 克艾绒配 2 克硫黄粉装入瓶内备用，用时将其捏成玉米粒大小，点燃后直接灸在病者的穴位上的灸法。

药熏蒸汽灸：是指采用不同的中药组方，通过中药蒸汽直接作用于患处，发挥祛风除湿、活血散淤、消肿止痛、温经通络、疏松关节的功效，从而达到防治疾病目的的方法。

电热灸：是指以电为热源的一种灸法。

针灸治疗失眠的特效方法

中医论治失眠时，普遍认为是由于经脉淤阻，而致心火旺盛、心肾不交，从而导致心神失养，引起睡眠不安、失眠。如此针灸对治疗失眠的效果显而易见，因为针灸具有疏通经络、调和阴阳、扶正祛邪的作用。但是，是不是所用的针法和灸法都适用失眠呢？当然这个我们要持怀疑态度，因为中国传统医学讲究的是因人而治、因病而治，即有时候同样的病因为个人体质不同而需采用不同的治疗方法。根据各种方法的效果统计，以下几种方法效果显著。

毫针刺法

主穴: 太冲、行间; 辅穴: 曲池、阳陵泉、神门、厉兑、太溪、内关

穴位定位

太冲 位于足背侧，第一、二跖骨结合部之前的凹陷处。

行间 位于足背侧，第一、二趾间，趾蹼缘的后方赤白肉际处。

曲池 屈肘成直角时，在肘横纹外侧端与肱骨外上髁连线中点。

阳陵泉 位于小腿外侧，腓骨头前下方凹陷处。

神门 位于腕横纹尺侧端，尺侧腕屈肌腱的桡侧凹陷处。

厉兑 位于足趾，第二趾末节外侧，距趾甲角0.1寸处。

太溪 位于足内侧，内踝后方，内踝尖与跟腱之间的凹陷处。

内关 位于前臂掌侧，曲泽与大陵的连线上，腕横纹上2寸，掌长肌腱与桡侧腕屈肌腱之间。

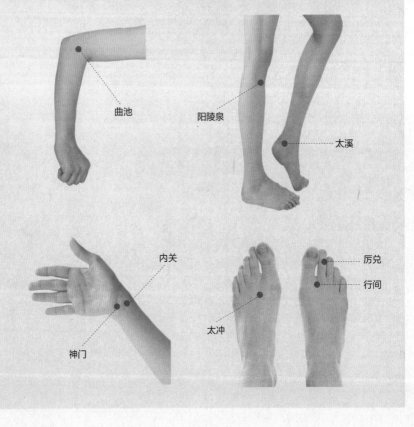

曲池　　阳陵泉　　太溪　　内关　　神门　　太冲　　厉兑　　行间

毫针刺法

操作方法

　　将毫针分别点刺以上各个穴位，留针 15 分钟，留针期间不要受寒或吹风。由于是针体直接作用于皮肤，所以注意事项较多：第一，要根据患者体形胖瘦、体质强弱与所在穴位的具体位置，选择长短、粗细适宜的针具。体壮肥者，针刺部位肌肉丰满者选用稍粗稍长的毫针，反之则选用较短较细的毫针。第二，针刺前要仔细检查针体，进针不要全部进光，以防针体折断。第三，注意选择适当的体位，精神紧张、年老体弱及血压较高的患者应采取卧位。第四，针刺部位要严格消毒。第五，掌握正确的针刺角度、方向和深度，能提高疗效。第六，有过度劳累、饥饿和精神紧张者应恢复正常后再进行针刺。

穴位功能

　　本套配方选用的主穴为太冲和行间，都归属于肝经，点刺此处具有治疗肝部疾病，疏肝解郁的作用。配上心经的神门，能安抚患者的紧张情绪，有安神的作用。所以此类主穴和配穴的搭配能疏肝解郁、清热安神，治疗肝郁化火、火热扰乱心神所致的失眠。

艾炷隔姜灸法

心俞、脾俞、膈俞、神门、足三里

穴位定位

心俞 位于背部，在第五胸椎棘突下，旁开1.5寸处。

脾俞 位于背部，在第十一胸椎棘突下，旁开1.5寸处。

膈俞 位于背部，在第七胸椎棘突下，旁开1.5寸处。

神门 位于腕横纹尺侧端，尺侧腕屈肌腱的桡侧凹陷处。

足三里 位于小腿前外侧，犊鼻穴下3寸，距胫骨前缘一横指处。

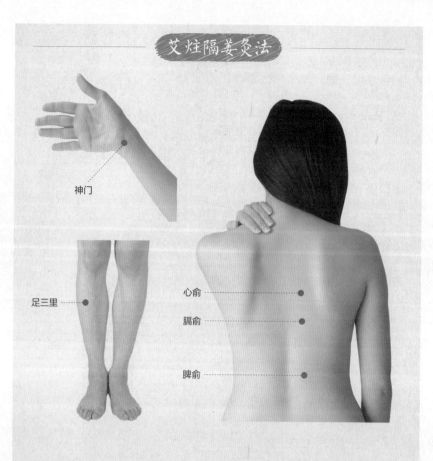

艾炷隔姜灸法

神门

足三里

心俞

膈俞

脾俞

操作方法

患者取舒适体位，将姜片放在所要施灸的穴位上。把中艾炷放在姜片的中心，点燃艾炷施灸。若患者感觉局部皮肤疼痛，可抬起姜片离开皮肤片刻，然后再放下继续施灸，如此反复操作。每穴灸 3 ~ 5 壮，以皮肤潮红为度，不能烫伤施灸部位，若出现烫伤则要停止施灸，隔几日后再治疗。

穴位功能

本套穴位选取的主要是背部的俞穴，俞穴是内在脏器疾病的外在反应点。施灸心俞和脾俞能治疗心烦失眠、脾运不化、消化不良等症，而膈俞作用较大，因为膈膜能调节人体的呼吸运动，施灸此处具有理气宽胸、活血通络的作用。施灸足三里则能提高人体的免疫力，该类穴位搭配治疗失眠疗效佳。

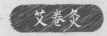

艾卷灸

涌泉、足三里、太冲、阳陵泉

穴位定位

涌泉 位于足底部，在足前部凹陷处第
二、三趾趾缝纹头端与足跟连线
的前1/3处。

足三里 位于小腿前外侧，犊鼻穴下
3寸，距胫骨前缘一横指（中
指）处。

太冲 位于足背侧，第一、二跖骨结合
部之前的凹陷处。

阳陵泉 位于小腿外侧，腓骨头前下方凹
陷处。

操作方法

在每次临睡前1小时，用温水泡完
脚后，用艾卷灸足下肢双侧的涌泉、足
三里、太冲、阳陵泉，每次30分钟，
以皮肤有温热、稍红为度，每晚1次。

穴位功能

本套穴位选取发挥主要作用的为涌
泉穴。涌泉穴为足少阴肾经的井穴，灸
之可滋阴降火、宁心安神，有引火安神
之妙，而灸足三里则能使气血源源不断
地生成。此外，搭配的太冲和阳陵泉归
属肝胆经，灸之能行气解郁、去除烦躁。

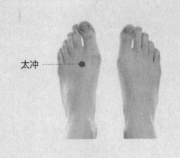

太冲

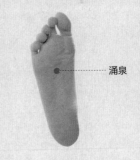

涌泉

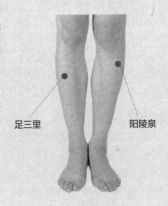

足三里　　　　　阳陵泉

治疗失眠的点穴疗法

点穴是根据经络脏腑的生理病理变化在人体相关穴位上可产生一定的反映的原理，点击其敏感部位，而达到治疗疾病的目的。

点穴疗法的概念及种类

点穴疗法，又叫指压疗法，即以手指端在受术者体表适当的穴位或部位，灵活运用点、按、掐、叩等不同手法的刺激，通过经络的作用，使体内气血运行畅通，实现疾病防治。可使用揉法辅助搭配。

压法: 一般多用食指、中指或拇指作为术指，施术时术指与穴位垂直，其余手指挟持或支撑于其末节指关节处，力气通过上臂、前臂达到指端，以每秒钟2次的频率，有节奏地一点一提。

按法: 按法为重刺激，多用于四肢或肌肉丰满部位的穴位，也叫经络循按法。多用拇指、食指的指腹。施术时指伸直，末节指关节稍后屈伸，用指端按压时，术指伸直，指端与穴位垂直，其他手指挟持或支撑于末节指关节处。

掐法: 多用拇指、食指的指甲直接切压穴位。掐法为强刺激，多用于较敏感的穴位。施术时一手握住或托住施术部位，另一手除旋术指外，也尽可能挟持于穴位附近，以保持施术部位稳定，然后对准穴位掐按。点掐以每秒1~2次的频率，有节奏地一掐一松。

叩法: 单用中指，或中指、食指、无名指并拢，对准穴位，以腕关节伸屈运动产生的力量为主，指关节屈伸运动产生的力量为辅相配合。以每秒1~2次的频率，有节奏地叩击。本法多用于头面、颈项、肩、背脊旁、四肢关节部的穴位。

揉法: 在按法基础上，以腕关节运动为主，肘关节为辅相配合作旋转动作，使穴位皮肤及其皮下组织与腕、指一同旋动的方法，本法多用于肌肉浅表部位。

点穴治疗失眠的特效方法

点穴疗法以对症治疗为主，有一定的适应范围，中医认为点穴疗法可以活血化淤，在局部产生热疗的作用。现代医学认为点穴治疗可以使动脉舒张压降低，脉压差增大，也可以降低微动脉血管的外周阻力，使心血管循环功能改善。血循通畅则能增强机体的代谢功能、提高免疫力，改善不安、烦躁等情绪，对治疗失眠有一定疗效。根据临床利用点穴治疗失眠的治愈情况，我们选取了以下几种特效方法。

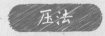

压法

百会、安眠、翳明、风府、风池、天容、天柱

穴位定位

百会 位于头部，前发际正中直上5寸，或两耳尖连线的中点处。

安眠 位于翳风穴与风池穴连线的中点处。

翳明 位于翳风与安眠连线的中点或翳风穴后1寸处。

风府 位于后发际正中直上1寸，枕外隆凸直下，两侧斜方肌之间的凹陷处。

风池 位于后颈部，后头骨下，两条大筋外缘陷窝中，相当于耳垂齐平处。

天容 位于颈外侧部，下颌角的后方，胸锁乳突肌的前缘凹陷中。

天柱 位于后头骨正下方凹处或后发际正中旁开约半寸左右。

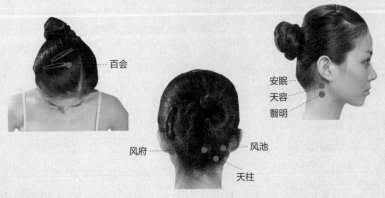

操作方法

先以食指点压颈侧上方的天容穴或翳明穴 30 次，先左后右，接着以拇、食二指叩按颈侧的大肌（胸锁乳突肌）两旁 15 次；再自上而下循按 5 遍。然后以拇指按揉百会、安眠穴各 50 次，再以拇、食二指如钳形相对点按揉风池穴各 30 次。再以拇指指端持续点掐风府穴约 1 分钟；再以拇、食二指如钳形叩掐天柱穴 30 次；最后沿颈筋旁自上而下循按 6 遍。

穴位功能

本法中选用的百会是手三阳经、足三阳经、足厥阴经、督脉的交会处，点按此处有提阳气、醒神开窍的作用，能够治疗气血不足、肝火旺盛、风邪侵袭引起的各种头昏、头疼；安眠穴，顾名思义能帮助睡眠，治疗失眠、癔症、神经衰弱等症；点按风池穴，能治疗头晕头痛、视力疲劳、失眠等症，所以该类穴位搭配治疗失眠疗效佳。

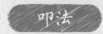

叩法

神门、内关、百会、安眠

穴位定位

神门 位于手腕部，手腕掌侧横纹的尺侧一段，尺侧的腕屈肌腱的桡侧凹陷处。

内关 位于前臂内侧，腕横纹上2寸处。

百会 位于头部，前发际正中直上5寸，或两耳尖连线的中点处。

安眠 位于翳风穴与风池穴连线的中点处。

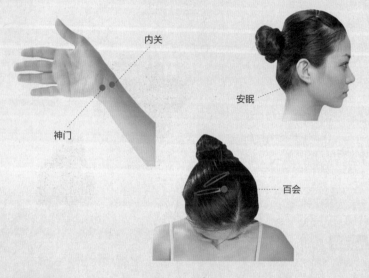

内关

安眠

神门

百会

操作方法

　　分别用中指叩击以上各个穴位，每个穴位3～5分钟，每次15～20分钟。也可以用点揉或艾条灸以上各个穴位，在每晚临睡前灸效果佳。

穴位功能

　　本法所选的四个穴位都是治疗失眠的特效穴位，单独点按、叩击或艾条温和灸某一个穴位都能起到疗效。神门穴，从字面讲，其主神，归属心经，叩击此处能治疗神志方面的疾病，如心情烦躁、失眠等；内关归属心包经，用神门配内关能宁心安神，治疗失眠；百会穴为"三阳"经络交会之处，能治疗各种头晕头痛；安眠穴，从名字上看就知道其功效，是"经外奇穴"，此类穴位配伍，治疗失眠效果显著。

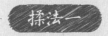

揉法一

睛明、攒竹、鱼腰、丝竹空、印堂、太阳、头维、百会

穴位定位

睛明 位于面部，目内眦角的稍上方凹陷处。

攒竹 位于面部，当眉头陷中，眶上切迹处。

鱼腰 位于额部，瞳孔直上，眉毛中。

丝竹空 在眉梢凹陷处。

印堂 位于人体的面部，两眉头连线的中点。

太阳 在耳廓前面，前额两侧，外眼角延长线的上方。

头维 位于头侧部，当额角发际上0.5寸，头正中线旁开4.5寸。

百会 位于人体的头部，头顶正中心，可以通过两耳角直上连线的中点。

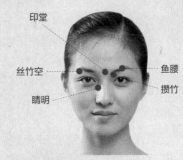

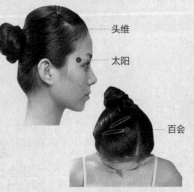

操作方法

患者取仰卧位，医者以右手食指紧并于中指，拇指指腹紧抵在中指近端指关节处，揉按位于面部的睛明穴、攒竹穴、鱼腰穴、丝竹空穴、印堂穴各30次；患者取坐位，医者用两手大拇指指尖分别放于两侧太阳穴上，其余四指附于患者的同侧脑部，力度由轻渐重揉按1～2分钟，头维穴用同样的方法和手法操作；患者取坐位，医者伸出大拇指，其余四指半握拳，将大拇指放于百会穴上，适当用力压揉1分钟左右。每晚临睡前点揉，每次30分钟。

穴位功能

本法使用的睛明穴是多条经络的交会穴，点揉此处能治疗眼疾、目眩、头痛等症；点揉印堂穴，具有安神定惊、醒脑开窍、宁心益智、疏风止痛、通经活络之功；太阳穴为"经外奇穴"，也是武术家俗称的"死穴"，点揉此处能治疗头痛和偏头痛；头维穴中维有"维护"之意，点揉此处能治疗头痛、目眩；而选取的百会穴，则是"三阳"交会穴，能治疗头晕、头痛。

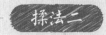

揉法二

神门、三阴交、太冲、合谷

穴位定位

神门 位于手腕部，手腕掌侧横纹的尺侧一段，尺侧的腕屈肌腱的桡侧凹陷处。

三阴交 位于小腿内侧，足内踝尖上3寸，胫骨内侧缘后方。

太冲 位于足背侧，第一、二跖骨结合部之前的凹陷处。

合谷 位于手背虎口处，第一掌骨与第二掌骨间陷中。

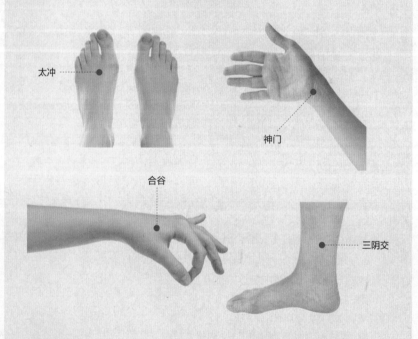

操作方法

　　用揉法依次点揉以上各穴。神门和三阴交穴位采用补法，力度要轻。平揉、压放以上各穴100次，每天1次。

穴位功能

　　本法选取的神门穴，能辅助治疗心痛、心烦、惊悸、怔忡、健忘、失眠等心与神志病症，神门配三阴交可治疗失眠、健忘；太冲能治疗头痛，配上合谷可治疗寒热痹痛。

治疗失眠的拔罐疗法

拔罐是中国一种传统的治疗疾病的方法。中医认为拔罐可以开泄腠理、扶正祛邪，其实也不无道理。

拔罐的概念及种类

拔罐疗法又名吸筒疗法,俗名拔罐子,古称角法。它是以某种杯罐作工具,借热力排去其中的空气产生负压,吸附于身体一定部位,使之产生淤血现象,而达到治疗疾病目的的一种方法。拔罐的种类较多,常用的有以下几种:

火罐法:

(1)投火法: 用小纸条点燃上端,迅速投入罐内,在火旺时立即将罐扣在应拔的部位,即可吸住。

(2)闪火法: 用止血钳或镊子夹干棉球裹紧,蘸95%酒精点燃后,在罐内迅速绕转一下再抽出,速将罐子罩在应拔的部位,即可吸住。

药罐法:

(1)煮药罐法: 把配制成的药物装入袋内,放入水中煮至适当浓度,再将竹罐投入药汁内煮10~16分钟。

(2)贮药罐法: 一是在抽气罐内事先盛贮一定量的药液(约为罐子的1/2),快速紧扣于被拔部位,然后按抽气罐法,抽出罐内空气,即可吸拔于皮肤上。另一种是在玻璃火罐内盛贮一定的药液(约为罐子的1/2),然后按火罐法快速吸拔在皮肤

上。常用的药液有辣椒水、两面针酊,生姜汁,风湿酒等。

走罐法: 又称推罐法。用闪火法将罐子吸拔在患处,并在患处周围亦涂一点润滑油脂,医者双手将罐由上而下或左右推移滑动,至皮肤潮红为度。

刺血拔罐法: 先在一定部位用三棱针、陶瓷片、小眉刀、皮肤针等点刺出血,再以闪火法将火罐拔上。如果与药罐结合,称为药罐刺血法。

针罐法: 先在穴位上针刺,待施毕补泻手法后,将针留在原处,再以针刺为中心拔上火罐即可。如果与药罐结合,称为针药罐法。

闪罐法: 罐子吸拔在皮肤上后,立即起下,反复操作多次,至皮肤潮红为度。若罐子已热,可换罐拔之。

拔罐治疗失眠的特效方法

拔罐特别是火罐疗法,是我国的医学遗产之一,历史较为悠久。其主要是通过吸拔的方法使得该处产生淤血,而达到治疗疾病的目的,具有逐寒祛湿、疏通经络、祛除淤滞、行气活血、消肿止痛、拔毒泻热,以及调整人体的阴阳

平衡、解除疲劳、增强体质的功效。由于其能促进全身血液循环，用于治疗失眠有显著疗效。根据治愈的效果，我们选取了以下几种简便、高效率的方法，具体如下。

火罐（留罐）

足三里、三阴交、神门

穴位定位

足三里 位于外膝眼下3寸，距胫骨前嵴1横指，胫骨前肌上。

三阴交 位于小腿内侧，足内踝尖上3寸，胫骨内侧缘后方。

神门 位于腕部，腕掌侧横纹尺侧端，尺侧腕屈肌腱的桡侧凹陷处。

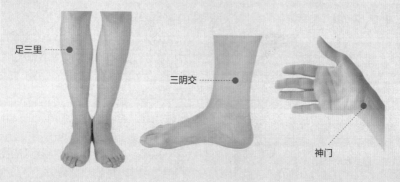

足三里

三阴交

神门

操作方法

　　患者取仰卧位，两手平放于身体两侧，掌心朝上，医者在需要拔罐的穴位上涂抹适量的经络油；医者左手持罐，右手用镊子夹住蘸有酒精的棉球，点燃棉球后，伸入罐内旋转一圈马上抽出，然后迅速将火罐扣在足三里穴（左右）上，三阴交（左右）、神门（左右）也按照同样的方法操作，留罐15分钟；15分钟后，将罐依次取下，取罐时先用一手扶住玻璃罐，另一手按压罐缘的皮肤，使空气进入罐内后再取下。

穴位功能

　　本法选取的足三里，其治疗疾病作用甚广，是防治衰老的有效穴位，吸附此处能增强人体的抵抗力、强身健体、预防疾病，还可治疗消化系统疾病等；三阴交是治疗妇科疾病的克星，能治疗男女生殖系统疾病，也能治疗失眠、神经衰弱、全身无力等症；神门归属心经，主神志，吸拔此处能治疗情志方面的疾病。

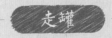

背部脊柱两旁和腰腿部：足太阳膀胱经

经络循行

肺俞 位于背部，在第三胸椎棘突下，旁开1.5寸处。

心俞 位于背部，在第五胸椎棘突下，旁开1.5寸处。

膈俞 位于背部，在第七胸椎棘突下，旁开1.5寸处。

肝俞 位于背部，在第九胸椎棘突下，旁开1.5寸处。

脾俞 位于背部，在第十一胸椎棘突下，旁开1.5寸处。

殷门 位于大腿后面，当承扶与委中的连线上，承扶下6寸。

承山 位于小腿后面正中，委中与昆仑之间，当伸直小腿或足跟上提时，腓肠肌肌腹下出现尖角凹陷处。

昆仑 位于足部外踝后方，当外踝尖与跟腱之间的凹陷处。

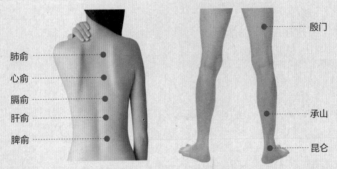

操作方法

采用走罐法的操作方法。将器材准备好，先在罐口或吸拔部位涂上一些凡士林；用镊子夹1~3个95%的乙醇棉球，点燃后在罐内绕1~3圈再抽出，并迅速将罐子扣在应拔的部位上，然后用右手握住罐子上下往返推移；起罐时先用左手握住火罐，右手拇指在罐口旁边按压一下，使空气进入罐内，即可将罐取下。走罐至皮肤潮红为度。

穴位功能

本法是根据经络循行部位而游走，具有温经活络、行气活血的功能。该条经络能主治呼吸、消化、泌尿生殖等系统的疾病，还能治神志方面的疾病，如失眠、头痛等，其作用较为广泛。其中经过的一些穴位是治疗失眠的重要穴位，如心俞、肝俞、脾俞、承山、昆仑等，此类方法对治疗失眠的效果佳。

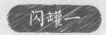

闪罐一

肝俞、内关、神门、太冲

穴位定位

肝俞 位于背部，第九胸椎棘突下旁开
1.5寸处。

内关 位于前臂内侧，腕横纹上2寸处。

神门 位于手腕部，手腕掌侧横纹的尺
侧一段，尺侧的腕屈肌腱的桡侧
凹陷处。

太冲 位于足背侧，第一、二跖骨结合
部之前的凹陷处。

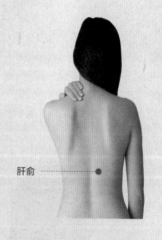

肝俞

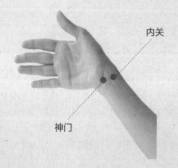

内关

神门

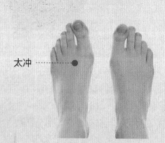

太冲

操作方法

让患者取坐位，用闪罐法，依次吸拔以上各个穴位，吸附后立即取下，反
复操作多次，至皮肤潮红为度，操作时要谨慎小心，特别是在用闪火罐法的玻
璃罐时。要防止烫伤，若玻璃罐出现了裂口则要换取好的玻璃罐。

穴位功能

本法选取的肝俞穴是体内肝脏的外在反应点，有疏肝理气、利胆、降火、
止痉、退热、益肝明目、行气止痛的功效，而太冲属于肝经，此二者搭配，更
有利于其功能发挥。内关归属心包经，可调节心脏的功能，是心脏的保护神，
神门，归属心经，主治心病、心烦、惊悸、怔忡、健忘、失眠等疾病，内关与
神门配穴是宁心安神的绝佳选择。

闪罐二

心俞、脾俞、内关、神门

经络循行

心俞 位于背部，在第五胸椎棘突下，旁开1.5寸处。

脾俞 位于背部，在第十一胸椎棘突下，旁开1.5寸处。

内关 位于前臂内侧，腕横纹上2寸处。

神门 位于手腕部，手腕掌侧横纹的尺侧一段，尺侧的腕屈肌腱的桡侧凹陷处。

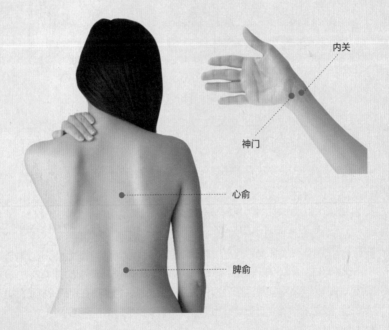

内关

神门

心俞

脾俞

操作方法

与上一种操作方法类似。

穴位功能

选取的心俞能治疗心脏方面的疾病，是心脏的保护神，与内关和神门配穴能治疗失眠健忘。而脾俞能健脾和胃，辅助治疗失眠。

治疗失眠的刮痧疗法

刮痧是使体内的痧毒，即体内的病理产物得以外排的一种方法。根据手持刮痧板的方法不同，可以将刮痧手法分为面刮法、角刮法、点按法、拍打法、厉刮法、按揉法。

刮痧的概念和正确方法

刮痧是指用边缘光滑的羊角、牛角片，或嫩竹板、瓷器片、小汤匙、铜钱、硬币、纽扣等工具，蘸润滑油，或清水，或药液、药油在体表部位进行反复刮动以达到治疗疾病目的的方法。在刮痧时，根据人体部位的不同，其手法和顺序也各有差异，刮痧的具体操作手法有：

头部： 头部有头发覆盖，须在头发上面用面利法刮拭。不必涂刮痧润滑剂。为增强刮拭效果，可使用刮板薄面边缘或刮板角部刮拭，每个部位刮30次左右，刮至头皮有发热感为宜。

太阳穴： 太阳穴用刮板角部从前向后或从上向下刮拭。

头部两侧： 刮板竖放在头维穴至下鬓角处，沿耳上发际向后下方刮至后发际处。

头顶部： 头顶部以百会穴为界，向前额发际处或从前额发际向百会穴处，由左至右依次刮拭。

后头部： 后头部从百会穴向下刮至后颈部发际处，从左至右依次刮。风池穴处可用刮板角部刮拭。头部也可采取以百会穴为中心，向四周呈放射状刮拭。

全息穴区： 额顶带从前向后或从后向前刮拭。顶枕带及枕下旁带从上向下刮拭。顶颈前斜带或顶颞后斜带及顶后斜带从上向下刮拭。额中带、额旁带治疗呈上下刮拭，保健上下或左右方向刮拭均可。全息穴区的刮拭采用厉刮法。

面部： 由内向外按肌肉走向刮拭。面部出淤影响美观，因此手法须轻柔，忌用重力大面积刮拭。眼、口腔、耳、鼻病的治疗须经患者同意，才可刮出痧。刮拭的按力、方向、角度、次数均以刮拭方便和病患局部能耐受为准则。

背部： 背部由上向下刮拭。一般先刮后背正中线的督脉，再刮两侧的膀胱经和夹脊穴。肩部应从颈部分别向两侧肩峰处刮拭。用全息刮痧法时，先对穴区内督脉及两侧膀胱经附近的敏感压痛点采用局部按揉法，再从上向下刮拭穴区内的经脉。

胸部： 胸部正中线任脉天突穴到膻中穴，用刮板角部自上向下刮拭。胸部两侧以身体前正中线任脉为界，分别向左右（先左后右）用刮板整个边缘由内向外沿肋骨走向刮拭，注意隔过乳头部位。中府穴处宜用刮板角部从上向下刮拭。

腰部： 腹部由上向下刮拭。可用刮板的整个边缘或1/3边缘，自左侧依次向右侧刮。有内脏下垂者,应由下向上刮拭。

四肢: 四肢由近端向远端刮拭,下肢静脉曲张及下肢浮肿患者,应从肢体末端向近端刮拭,关节骨骼凸起部位应顺势减轻力度。

刮痧治疗失眠的特效方法

刮痧主要是运用手法强刺激经络,使局部皮肤发红充血,从而起到醒神救厥、解毒祛邪、清热解表、行气止痛、健脾和胃的作用。刮痧不仅可以用于保健,还可以用于治疗疾病,而且治疗疾病的种类较多,如可以治疗感冒、内外耳病、月经不调、通经、头痛、咳嗽、失眠多梦、健忘及神经官能症等病症,但是要遵循"急则治标,慢则治本"的原则。通过一些临床治愈情况来看,刮痧治疗失眠的效果较为显著,其中速效方法有以下几种。

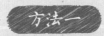

方法一

四神聪、安眠、风池、肩井、心俞、脾俞、肾俞、神门、三阴交

经络循行

四神聪 位于百会穴前、后、左、右各旁开1寸处,共有四穴。

安眠 位于翳风穴与风池穴连线的中点处。

风池 位于后颈部,后头骨下,两条大筋外缘陷窝中,相当于耳垂齐平处。

肩井 位于大椎穴与肩峰连线中点,肩部最高处。

心俞 位于背部,在第五胸椎棘突下,旁开1.5寸处。

脾俞 位于背部,在第十一胸椎棘突下,旁开1.5寸处。

肾俞 位于腰部,在第二腰椎棘突下,旁开1.5寸处。

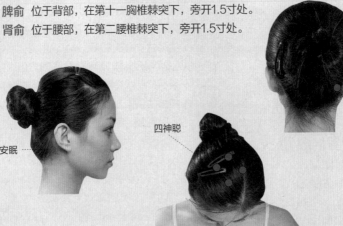

安眠

四神聪

风池

神门 位于手腕部，手腕掌侧横纹的尺
侧一段，尺侧的腕屈肌腱的桡侧
凹陷处。

三阴交 位于小腿内侧，足内踝尖上3
寸，胫骨内侧缘后方。

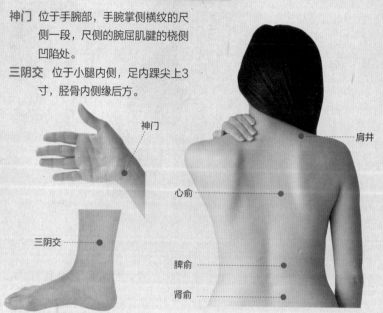

神门

三阴交

肩井

心俞

脾俞

肾俞

操作方法

❶ 受术者取坐位，施术者站在后面，如果受术者毛发较少，可以涂抹一些刮痧介质。施术者按照自上而下的顺序对四神聪、安眠、风池进行厉刮法的刮拭，刮拭过程中手法要轻，以免损伤头皮，直至有酸胀感为止。

❷ 受术者取俯卧位或坐位，施术者向其需要刮拭的部位均匀地涂抹刮痧介质，然后自上而下对肩井、心俞、脾俞、肾俞进行刮拭。其中肩井采用斜刮法，其他穴位采用平刮法，直至局部出现痧痕为止。

❸ 受术者仰卧位，施术者先向其需要刮拭部位均匀地涂抹刮痧介质，然后从上肢开始进行刮拭，再到下肢，对神门和三阴交均采用角刮法，直至出现痧痕为止。

穴位功能

本法中选取的四神聪，能治疗头痛、失眠、健忘等症；安眠顾名思义能帮助睡眠，治疗失眠；风池能治疗头痛、视力疲劳、失眠；肩井治疗头痛、落枕；心俞、脾俞及肾俞则能养心安神、健脾和胃、养肝益肾；神门能治疗神志疾病，三阴交则为足三阴经的交会处，对肝、脾、肾有保健作用。

方法二

百会、印堂、大杼、膏肓、神门、三阴交

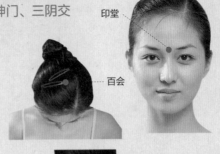

印堂
百会

经络循行

百会 位于人体的头部，头顶正中心，可以通过两耳角直上连线的中点。

印堂 位于面额部，在两眉头连线的中点。

大杼 位于背部，第一胸椎棘突下，旁开1.5寸。

膏肓 位于背部，第四胸椎棘突下，旁开3寸。

神门 位于手腕部，手腕掌侧横纹的尺侧一段，尺侧的腕屈肌腱的桡侧凹陷处。

三阴交 位于小腿内侧，足内踝尖上3寸，胫骨内侧缘后方。

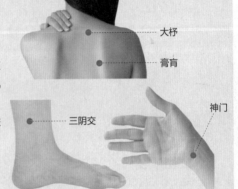

大杼
膏肓
神门
三阴交

操作方法

❶ 用面刮拭的手法刮拭头部的百会、印堂，宜采用力度大、速度快、时间短的泻刮法，直至皮肤出现痧痕为止。

❷ 用刮拭板面刮拭背部的大杼、膏肓，刮压时力度要大，速度要快，以皮肤出现紫色痧痕为宜。

❸ 用刮痧板的平角，点揉上肢部的神门，力度要稍轻，以出现痧痕为度。

❹ 最后用刮痧板的平角点揉下肢的三阴交，力度要轻。

穴位功能

本方选取的百会能治疗头痛、目眩、失眠、焦躁等症；印堂，为经外奇穴之一，能清头明目，通鼻开窍，具有安神定惊、醒脑开窍、宁心益智、疏风止痛、通经活络的功效；大杼能治疗咳嗽、头痛、颈项痛等病症；膏肓能治疗健忘、失眠；神门则能治疗心痛、心烦、惊悸怔忡、失眠等症，最后配合的三阴交为"足三阴经"的交会处，对肝、脾、肾有保健作用，此类穴位搭配治疗失眠效果佳。